TRAITÉ

DES

CONNAISSANCES MÉDICALES

OU

ÉTUDE DE L'HOMME.

IMPRIMERIE DE A. HENRY,
rue Gît-le-Cœur, n° 8.

TRAITÉ

DES

CONNAISSANCES MÉDICALES,

NÉCESSAIRES AUX GENS DU MONDE,

OU

ÉTUDE DE L'HOMME,

CONSIDÉRÉ A L'ÉTAT DE SANTÉ, A CELUI DE MALADIE, ET DANS SES
RAPPORTS AVEC LES DIFFÉRENS ÊTRES DE LA NATURE.

PAR P. OLLION,

MÉDECIN, A ENGHIEN-MONTMORENCY.

> Quelque intérêt que nous ayons à
> nous bien connaître nous-mêmes, je ne
> sais si nous ne connaissons pas mieux
> tout ce qui n'est pas nous.
> BUFFON, *Histoire naturelle de*
> *l'Homme.*

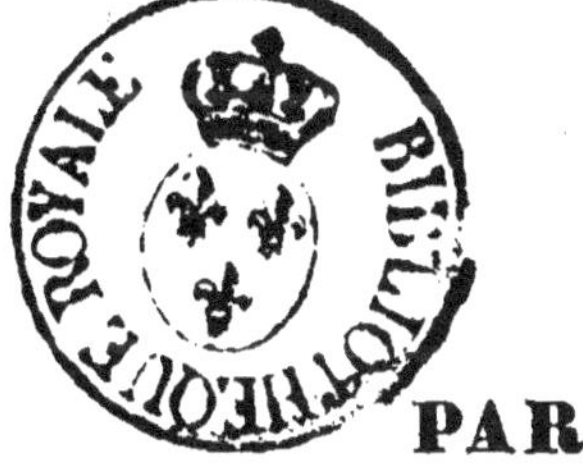

PARIS,

Chez { VILLERET et COMP., RUE DE L'ÉCOLE DE MÉDECINE, N° 13.
SAUTELET et COMP., PLACE DE LA BOURSE.
JULES RENOUARD, RUE DE TOURNON, N° 6.

1828.

DISCOURS PRÉLIMINAIRE.

La science de l'homme est la première des sciences, et celle que les sages de tous les tems ont le plus recommandée, a dit Barthez. En effet, rien ne saurait être plus digne de nous inspirer de l'intérêt que les connaissances relatives à notre espèce. Elles nous sont en même tems nécessaires pour nous rendre compte des fonctions dont l'ensemble donne lieu aux phénomènes de la vie, et pour nous guider dans l'usage que nous devons sagement faire de nos organes et de nos facultés.

Combien n'importe-t-il pas à notre conservation, à notre bonheur, que nous sachions éviter tout ce qui peut troubler une organisation aussi compliquée, aussi belle et qui mérite, à tant de titres, notre sollicitude? Cependant, bien qu'à notre époque nous soyons généralement avides de connaissances, nous sommes encore plus enclins à expliquer ce que nous n'avons pas pris la peine d'étudier. C'est surtout dans les sciences médicales que cette proposition est d'une vérité presque générale. Chaque jour le médecin questionnant son malade, reçoit de lui, non des réponses qui tendent à faire connaître son état, mais un torrent d'explications incohérentes; mélange monstrueux de toutes les opinions qui se sont succédées en médecine, au milieu desquelles, néanmoins, l'humorisme prédomine toujours. Si l'on ne rencontrait jamais ces erreurs grossières, ces préjugés funestes et absurdes, ces définitions de maladies qui seraient parfois plaisantes si elles ne lassaient la patience trop souvent exercée du médecin; si l'on ne rencontrait, disons-nous, tous ces travers de la raison que chez les personnes à esprit faux, dépourvues d'éducation, et qui déraisonnent tout aussi bien sur toutes les matières, on ne pourrait en être surpris : mais il n'est que trop vrai que des hommes d'esprit, fort instruits, et dont le jugement est d'ailleurs sensé, paraissent, lorsqu'il s'agit de discourir sur leur état de santé ou de maladie, perdre tous les avantages qu'ils ont sur le commun de leurs semblables, et ne raisonnent pas mieux.

A quoi attribuer un pareil état de choses? La cause est évidente : c'est que la science qui nous est la plus nécessaire est précisément celle qui n'entre dans presque aucune éducation. Nous consacrons bien des années de notre vie pour savoir ce qui se passa chez les peuples qui se sont succédés , et nous n'accordons pas quelques instans pour apprendre ce qui se passe en nous-mêmes. Nous avons des milliers de livres, dont plusieurs sont de la plus haute antiquité, qui traitent de l'homme moral et qui renferment des hypothèses de toutes espèces ; les philosophes grecs ont beaucoup exercé leur imagination pour créer des systèmes sur la métaphysique, sur la formation et l'organisation de la matière ; mais la physiologie est une science presque de nos jours. Concluons donc que cette science , la plus intéressante et la plus utile peut-être, par les lumières qu'elle répand sur la connaissance des maladies, a été de tout tems la plus négligée [1].

Si la physiologie est une science nouvelle , elle a marché à pas de géant. Il y a deux cents ans, on

[1] « La plus utile et la moins avancée de toutes les connaissances humaines me paraît être celle de l'homme.

« J.-J. Rousseau. »

1.

ignorait encore la circulation , et aujourd'hui on sait comment s'exercent la plupart de nos fonctions [1]. Dans le dernier siècle encore, la physiologie presque dédaignée par les médecins eux-mêmes , était mise au rang des sciences accessoires ou de pure spéculation. Aujourd'hui elle est la base sur laquelle repose toute idée solide en médecine; et nous ne craignons pas de le prédire, bientôt il n'existera pas de médecin qui conçoive la possibilité d'exercer cette belle, mais trop pénible profession, sans être constamment guidé par la connaissance des lois qui président à notre organisation et aux fonctions de nos organes.

Mais suffit-il que la physiologie soit étudiée par ceux qui se livrent à l'art de guérir ? N'est-il pas à désirer que tout homme accessible à l'instruction étudie, au moins assez pour avoir des idées saines sur son organisation , cette science si intéressante [2] ? Lorsque tout tend à la perfectibilité

(1) Nous ne voulons pas dire que l'on soit arrivé à connaître la nature intime des phénomènes de la vie; il est probable, au contraire, que l'on ignorera toujours ce qui se passe dans l'action moléculaire du corps vivans.

(2) « L'étude de l'homme physique est également inté-

humaine; lorsque les sciences et les arts deviennent familiers à un aussi grand nombre, et sont portés aussi loin vers la perfection, le médecin ne peut-il pas désirer que son malade lui explique ce qu'il éprouve, sans se jeter dans des divagations insipides qui ne peuvent que lui nuire en fatigant l'attention du premier ? Si le malade connaît de quelle manière s'exerce la fonction confiée à un organe qui le fait souffrir, s'il sait le nom et la position de cet organe, il saura mieux définir ce qu'il ressent. S'il sait ce que l'état de la science permet de connaître, il saura s'abstenir de chercher à expliquer ce qu'il n'est pas donné à l'homme de savoir, ou au moins ce qui n'est pas encore connu.

Ce n'est pas un faible mérite que de savoir ignorer [1]. Dans les derniers siècles, on voulait tout expliquer en médecine, et la science n'a jamais fait moins de progrès. Les systèmes se succédaient; leurs auteurs qui cherchaient moins la vérité que l'honneur d'être chefs de sectes, ne s'atta-

ressante pour le médecin et pour le moraliste : elle est presque également nécessaire à tous les deux. » « CABANIS. »

(1) Voltaire a dit d'un de ces docteurs qui expliquent tout : « Il faut que cet homme soit un grand sot, car il répond à toutes les questions qu'on lui adresse. »

chaient qu'à faire des prosélytes. On marchait de
l'humorisme au solidisme, du mécanisme au chi-
misme ; et pour mieux dire, au lieu d'avancer, on
reculait. De nos jours, on réfléchit et surtout on
observe ; et des faits seuls on tire les conséquences.
Aussi, on n'explique pas tout ; mais ce que l'on sait
on le sait bien , et l'expérience guide pour ce' que
l'on ne peut raisonner.

Ces considérations nous ont amené à penser
qu'il serait à désirer que la connaissance du corps
humain et des fonctions de ses organes , entrât dans
toute bonne éducation, et ce sont elles qui nous
ont engagé à publier l'ouvrage que nous offrons
aujourd'hui au public.

Que pourrait-on opposer à notre manière de voir?
Serait-ce la crainte que sa lecture fît de ces demi-
savans qui, parce qu'ils ont appris quelque chose,
se persuadent qu'ils n'ignorent plus rien ? Elle nous
paraîtrait peu fondée ; d'abord parce que notre
livre ne contenant rien de ce qui se classe si facilement dans les petits esprits, comme les définitions sentencieuses, les recettes, les spécifiques, etc.,
fait envisager la science sous un aspect trop impo-
sant pour que le lecteur puisse penser qu'une

étude rapide suffise pour avoir pénétré dans ses profondeurs, et qu'il en apprend assez pour que l'on puisse apprécier l'existence des connaissances qui n'ont pu entrer dans le cercle que nous nous sommes tracé. Ensuite s'il n'existait aucun ouvrage de médecine destiné au public; si ceux qui ont été publiés n'étaient pas écrits d'après des vues surannées et ne consacraient pas des erreurs, le nôtre pourrait n'avoir pour but que d'offrir aux personnes studieuses un moyen d'instruction; mais dans l'état actuel des choses, il en a un encore plus important, celui de détruire les idées erronées, accréditées par des publications faites avant les progrès de la science, ou dictées par la mauvaise foi.

Il a été loin de notre pensée de composer un livre qui promit toute la science médicale. Cette chimère qui ne peut entrer dans la tête d'un homme sensé et de bonne foi, nous paraîtrait au moins ridicule, si elle n'était dangereuse. Comment est-il possible qu'un auteur fasse tout à coup participer ses lecteurs aux fruits de son expérience? comment peut-il se persuader qu'il va en faire autant de médecins? car il faut se flatter de cela pour croire avoir enseigné l'art de se traiter soi-

même, puisque les difficultés de la médecine consistent beaucoup moins dans la connaissance des
principes sur lesquels elle est fondée, que dans le
génie de leur application [1].

Il est une affection morale qu'éprouvent presque
tous ceux qui commencent leurs études médicales,
c'est celle de se croire atteint de la plupart des maladies qu'ils étudient. Cela tient à ce qu'il est rare
que l'on ne ressente pas un symptôme isolé, qui
se rattache à ceux de quelques maladies; mais
bientôt l'élève s'aperçoit que ce n'est pas d'un seul
symptôme que la connaissance de celle-ci est dé-
duite, mais bien de leur réunion. Supposons maintenant une personne malade, armée d'un manuel
de santé, d'une médecine populaire, ou de tout
autre ouvrage de ce genre; croit-on qu'il va lui être
facile de définir sa maladie?

---

(1) « Pour appliquer à propos au lit des malades les vérités
» les plus simples, les médicamens les plus énergiques, les
» découvertes les plus utiles et les méthodes les mieux dé-
» crites, il faut, outre les connaissances, du jugement et
» souvent même beaucoup de génie; qualités qui ne peuvent
» pas se communiquer par les livres. Il n'y a cependant
» aucune science, aucun métier, où il soit moins permis, et
» où il soit plus dangereux d'être *médiocre,* que dans la
« pratique de la médecine. »   « SWEDIAUR. »

D'abord, pour qu'elle en reconnût les symptômes, il faudrait qu'elle en sût le nom, et alors
elle n'aurait plus besoin de chercher si ceux qui
sont décrits se rapportent à ce qu'elle éprouve. Si
elle ignore le nom de son mal, elle cherchera au
hasard, s'arrêtera sur la première maladie qui
lui offrira un ou deux des symptômes qu'elle ressent, et le champ des erreurs sera vaste. Si à présent on veut supposer qu'il est possible que le malade parvienne à connaître sa maladie, par une
recherche aussi incertaine, nous ne le trouverons
pas plus avancé, puisque le but de ses recherches
n'était pas de savoir le nom de son mal, mais bien
d'en trouver le remède. En conséquence, si c'est
un sot, il adoptera le premier moyen de traitement qui lui sera offert; mais s'il a du sens, il con-
cevra que, dans la même maladie, il faut, suivant
sa période, employer des remèdes divers, et souvent opposés; et dans cette occurrence, plus sage
que l'imprudent auteur, et ayant de la science
une meilleure opinion que celui qui a pensé que
quelques pages suffisaient pour l'inculquer, il ap-
pellera un homme plus digne de sa confiance [1].

(1) Nous citerons, à l'appui de notre opinion, ce passage

Nous ne nous flattons pas que cet ouvrage paraîtra utile aux yeux de tout le monde; nous croyons, au contraire, qu'il devra ne pas plaire à ces méde-

extrait d'un article fort spirituel, comme tous ceux du même auteur, inséré dans une feuille quotidienne. « Malgré les » Tissot, malgré les Buchan, malgré les Rouvière, malgré » les Laigneau de Langellerie, il faut opter entre le mé- » decin et la nature. Je ne reconnais pas plus de médecine » domestique que de médecine de bonnes femmes. Sans » le médecin, toute la pharmacie du *Codex* n'est qu'un » magasin de poisons. Si vous craignez le médecin, livrez- » vous à la nature, et mettez tout votre espoir dans la diète • et la patience. Mais gardez-vous de vous prescrire des » drogues; gardez-vous de céder aux conseils des amis et ,» des parens qui vous entourent. Ils ne manqueront pas » de vous indiquer des remèdes *infaillibles*, ils vous ci- » teront un oncle, une tante, un petit-cousin guéris comme » par miracle; chassez-les comme des empoisonneurs. Si » vous croyez que les médecins se trompent malgré leurs » longues études, quelle confiance pouvez-vous avoir dans » des ignorans qui ne sauront connaître ni le caractère de » votre maladie, ni le remède qui lui convient, ni le tems » opportun pour l'administrer? L'*Avis au Peuple,* de Tissot, » ne vous sera d'aucun secours. En vous accordant que ce » médecin ne s'est jamais trompé ni dans ses descriptions, » ni dans ses prescriptions, comment reconnaîtrez-vous que » telle maladie décrite est précisément celle dont vous » souffrez? Par les symptômes, allez-vous me dire; mais » plusieurs symptômes semblables peuvent appartenir à des » maladies très-différentes; comment apercevrez-vous les » nuances quelquefois très-délicates qui les distinguent? » D'ailleurs, Tissot lui-même vous aurait prescrit d'autres

cins amateurs, vrais Tartufes de philanthropie, à
qui la sottise ou l'amour-propre a persuadé qu'ils
sont appelés à traiter leurs semblables, et qui, sans
autre science que la recette informe d'un purgatif
baroque, qu'ils administrent dans tous les cas, envoient leurs crédules victimes déclamer chez les
morts contre la médico-manie; ou bien, lorsque la
force de la constitution résiste à leur drogues homicides, détermine des affections organiques qui font
traîner une vie languissante que rien ne peut prolonger, au moment où, dans des organes usés, la nature cesse de triompher de la cause de destruction [1].

» remèdes s'il avait connu votre tempérament, vos habi-
» tudes, si seulement il avait pu vous voir; et dans son
» *Avis au Peuple,* il vous renvoie souvent au médecin,
» quoiqu'il ait prétendu faire de la médecine sans médecin.
» Je ne puis trop le répéter, craignez la médecine populaire
» ou domestique. »

(1) Nous ne saurions résister au désir de placer ici le passage suivant du même auteur que nous venons de citer.

« Tout le monde veut être médecin; et tel qui affecte de
» ne pas croire à la médecine ne laisse pas de prescrire des
» remèdes à tous les malades. Vous plaignez-vous de la fièvre
» et de quelques douleurs? Vite une femme veut vous faire
» vomir. Ce n'est pas cela, dit une autre, il faut vingt-
» quatre sangsues où vous savez. Vous vous trompez, s'é-
» crie une troisième : ce sont les nerfs; la fleur de tilleul
» suffira. Une servante vous conseillera d'avaler une gousse

Il est une autre classe d'hommes à laquelle ce n'est pas rendre un bon service que de chercher à détruire les préjugés à l'aide desquels ils en imposent à la multitude; nous voulons parler de ces hommes dont quelques-uns ont un titre légal, qui prétendent connaître toutes les maladies à l'inspection de l'urine; comme s'il était possible qu'il existât pour eux seuls un savoir refusé aux médecins les plus studieux et à ceux chargés de l'enseignement; de cette autre espèce de spéculateurs qui, à l'aide d'une effrontée dormeuse, trompent journellement le peuple trop crédule [1].

On peut être surpris que ces abus soient encore tolérés, et le siècle doit s'étonner de leur existence choquante.

» d'ail à jeun, ou de l'appliquer sur votre poignet gauche;
» et si, dans cette foule, il se trouve un soldat, il vous dira
» que, pour *couper la fièvre*, il n'y a rien de mieux que de
» de la poudre à canon délayée dans de l'eau-de-vie. Dans
» ce cahos de médecine populaire, n'écoutez pas plus la
» duchesse que la servante, quoique la première déraisonne
» d'un meilleur ton, etc. »

(1) Il est loin de notre pensée d'avoir en vue de désigner ici les hommes instruits et de bonne foi qui s'occupent du magnétisme; leurs recherches au contraire nous paraissent louables puisqu'elles tendent à décider une question importante, et leurs opinions, lors même qu'elles seraient pré-

Il est encore douteux que cet ouvrage soit ac-
cueilli favorablement par ceux qui, n'ayant du vrai
médecin que le nom , et dont le savoir ne consiste
qu'en une routine empirique et aveugle , ne peuvent fonder leurs succès que sur l'ignorance et les
préjugés du public. Ceux-là, qui ne raisonnent
pas avec eux-mêmes, ne sauraient désirer que
leurs malades raisonnassent avec eux. Chaque jour
ils caressent les erreurs sur lesquelles est fondée
leur pratique meurtrière ; heureusement leur
nombre diminue de plus, en plus, et nous ne
sommes sans doute pas éloignés de l'époque où la
médecine ne sera plus exercée que par des hommes
dignes de leur profession [1].

Mais laissons la sottise, l'ignorance et la mauvaise
foi, terminer comme elles pourront une existence
que tout tend à abréger. Les hommes instruits,

maturées et paraîtraient plutôt établies sur l'enthousiasme
que sur des faits positifs, devraient être respectées. Nous
ne voulons parler que de ces gens étrangers à toute instruction, qui font du somnambulisme comme les marchands
d'orviétan font de la médecine.

(1) Dispensons-nous de parler de cette tourbe de charlatans de places qui volent publiquement l'argent des imbéciles, si ce n'est pour déplorer l'aveuglement ou l'indifférence
qui les tolère.

ceux qui aiment la vérité et qui ne spéculent pas sur la faiblesse et l'erreur, sauront, nous l'espérons, apprécier le but de cet ouvrage, étant eux-mêmes pénétrés des vues qui nous l'ont fait entreprendre : leur approbation sera pour nous la plus flatteuse récompense.

Nous n'avons pas la prétention d'offrir un Traité contenant des vues nouvelles en physiologie, mais un résumé de ce qui a été écrit sur cette science, rédigé de manière à pouvoir être compris par les personnes étrangères aux sciences médicales. Pour atteindre ce but, et aussi parce que nous avons pensé que la connaissance de la structure du corps humain devait intéresser, nous avons donné la description anatomique des tissus qui composent nos organes. Avant de faire l'histoire des fonctions de ceux-ci, nous les avons décrits en cherchant toujours à être intelligible pour des lecteurs qui n'ont aucune connaissance en anatomie.

Il est impossible de faire apprécier les consé-quences, si l'on ne fait d'abord connaître les prin-cipes d'où elles émanent. Voulant inculquer des connaissances exactes sur les phénomènes vitaux, il fallait nécessairement faire connaître préalable-

ment l'organisation. Il ne nous a pas paru qu'il suffirait de dire : telle chose se passe ainsi, pour en
convaincre; nous avons pensé qu'il était préférable que l'on sût pourquoi elle a lieu de cette manière, parce que l'on comprend mieux et l'on croit
plus facilement ce que l'on apprend, lorsque l'on
peut s'en rendre compte. Si, voulant faire connaître
ce qu'il faut admettre et rejeter, nous nous fussions
bornés à l'énoncer, c'eût été imposer à nos lecteurs
une croyance aveugle; ou agir avec eux comme si
nous leur eussions refusé l'intelligence nécessaire
pour comprendre et juger.

Ne nous étant pas seulement proposé de traiter
des fonctions de la vie, mais aussi de donner les
notions qu'il convient que chacun ait sur la nature
des maladies, les systèmes d'après lesquels on les a
envisagées, et surtout de combattre les préjugés
qu'il importe de détruire, nous sommes entrés,
sous ces rapports, dans les détails suffisans, non
dans des articles spéciaux, mais au fur et à mesure
que nous y avons été amenés, soit par la description des organes, soit par celle des fonctions qui
leur sont confiées, ou enfin en parlant des fluides
qui s'y rattachent. Cette marche nous a paru pré-

férable sous tous les rapports ; ainsi , on trouvera l'article *humorisme* après celui où nous traitons des humeurs ; l'effet des vomitifs et des purgatifs arrivera naturellement dans le chapitre de la *digestion,* en traitant de l'action de l'estomac et des intestins dans cette fonction ; ainsi du reste.

Nous avons dû supposer que, dans le nombre de nos lecteurs, il s'en trouverait qui n'eussent pas les notions de physique nécessaires pour bien comprendre certaines de nos fonctions, telles que la vue, l'ouïe, etc. : avant d'en faire l'histoire, nous avons cru devoir donner sur la lumière, le son, etc., les détails nécessaires pour faciliter l'étude et accroître l'instruction.

Sans doute, nous sommes, plus que ceux qui nous ont précédé, fondé à dire que le mérite de notre ouvrage appartient à l'époque à laquelle nous écrivons. Nous avons puisé dans les auteurs les plus estimés les matériaux qui nous ont servi à le composer ; c'est à leurs travaux que nous devons de pouvoir l'offrir au public , c'est donc à eux qu'appartient l'honneur de la découverte des faits qu'ils renferment : nous sommes trop reconnaissant pour ne pas le témoigner ici publiquement.

Nous avons souvent donné des opinions diverses lorsqu'elles avaient de l'importance, en ayant soin de faire connaître à quels auteurs elles appartiennent. Lorsque nous en avons émis qui nous sont personnelles, et lorsque nous avons fait connaître notre jugement sur les dissidences qui existent entre les physiologistes, nous avons eu soin d'en prévenir le lecteur. Enfin nous nous sommes efforcé de mettre notre travail à la hauteur des connaissances, en évitant les discussions scolastiques.

Dans la première partie, après avoir jeté un coup d'œil rapide sur tous les êtres de la nature, et avoir précisé la place que l'homme occupe parmi eux, nous commençons son étude par l'histoire des tissus qui le composent. Cette partie de notre ouvrage paraîtra peut-être un peu aride à nos lecteurs, néanmoins nous les engageons à ne pas la négliger, car les connaissances qu'ils y puiseront leur rendront bien plus facile l'intelligence de la description des organes et celle de leurs fonctions.

L'étude des fonctions commence la deuxième partie, qui contient toutes celles qui sont relatives à la vie intérieure de l'individu, ou *fonctions de nutri-*

tion. La troisième est composée des fonctions par le moyen desquelles il étend son existence hors de lui, et reçoit les impressions extérieures, ainsi que de ses facultés morales: *fonctions de relation.* La quatrième partie comprend les fonctions qui concourent à perpétuer l'espèce : *fonctions de reproduction.* Dans la cinquième, nous traitons des âges, des tempéramens, des variétés de l'espèce humaine, de la vie et de la mort.

ÉTUDE
DE L'HOMME.

PREMIÈRE PARTIE.

SECTION PREMIÈRE.

INTRODUCTION.

CONSIDÉRATIONS GÉNÉRALES.

Avant de nous occuper spécialement de l'Étude de l'homme, jetons un coup d'œil rapide sur l'ensemble des êtres.

Aristote et les anciens en avaient fait quatre divisions, sous le nom d'élémens, ou d'êtres considérés comme simples et servant à la composition de tous les corps.

Quand les sciences naturelles furent basées sur quelques connaissances solides, ces prétendus élémens ayant été analysés et reconnus comme étant eux-mêmes très-composés, le nombre des corps simples devint alors beaucoup plus considérable.

Avant le quinzième siècle on reconnaissait déjà l'existence de sept corps simples; depuis, les immenses progrès de la chimie ont fait admettre cinquante-trois corps pondérables, comme principe constituans de tous les êtres, plus trois fluides impondérables [1]. Ce nombre pourra augmenter à mesure que la science fera les progrès que nous laissent espérer les travaux des savans de notre époque.

Les corps composés ont été, dès la plus haute antiquité, divisés en trois grandes classes nommées les règnes de la nature. Linnée a distingué leurs propriétés respectives ainsi qu'il suit : Les *minéraux* croissent, les *végétaux* croissent et vivent, les *animaux* croissent, vivent et sentent. Ces distinctions,

---

(1) Les corps pondérables sont : l'oxygène, l'hydrogène, le bore, le carbone, le phosphore, le soufre, l'iode, le phtore ou fluor, le chlore, l'azote, le silicium, le zirconium, l'aluminium, l'yttrium, le thorinium, le glucynium, le magnesium, le calcium, le strontium, le baryum, le sodium, le potassium, le lithium, le manganèse, le zinc, le fer, l'étaim, l'arsenic, le molybdène, le chrôme, le tungstène, le columbium, le selenium, l'antimoine, l'urane, le cerium, le cobalt, le titane, le bismuth, le cadmium, le cuivre, le tellure, le plomb, le mercure, le nickel, l'osmium, l'argent, l'or, le platine, le palladium, le rhodium, l'iridium et le vodanium. Les trois corps inpondérables sont : le calorique, la lumière, le fluide électro-magnétique.

bien qu'elles soient extrêmement judicieuses, et qu'elles ne démentent pas le génie de leur auteur, ne sont cependant pas tout-à-fait satisfaisantes, en ce que les divisions sur lesquelles elles reposent ne sont pas précisément admissibles. La chaîne des êtres est, pour ainsi dire, une succession non interrompue d'anneaux qui, pour être fort dissemblables aux extrémités, n'en forment pas moins un tout continu.

Dans les tems modernes, les savans n'ont cru devoir admettre que deux divisions, celle des corps *organisés*, végétaux et animaux, et celle des corps *inorganiques*, les minéraux. Il paraît exister une grande lacune entre les premiers et ceux-ci; cependant, combien ne trouve-t-on pas de points de contact? Le corail, par exemple, n'offre-t-il pas des rapprochemens avec les trois règnes? les enveloppes calcaires des crustacés ne sont-elles pas des productions minérales unies au règne animal? Quant aux rapports que nous présentent les animaux et les végétaux, ils sont encore plus nombreux; exemple, les éponges. Admettons cependant la division reçue de nos jours, qui offre au moins l'avantage de faciliter l'étude, et faisons connaître les caractères qui appartiennent aux êtres qui les composent.

Tous les corps de la nature obéissent à des lois générales ou spéciales; les lois générales ou physiques auxquelles sont soumis les corps inorgani-

ques, sont : la *gravitation*, les *affinités chimiques* et
la dilatation produite par le calorique ; les lois
spéciales ou physiologiques sont celles qui appartiennent aux corps organisés doués de la vie, dont
elles sont un phénomène inséparable, qui les soustrait, au moins en grande partie, pendant sa durée , aux lois générales de la matière.

CORPS INORGANIQUES.

Les êtres inorganiques ont une origine accidentelle, et due aux seules lois physiques et chimiques; ainsi, c'est en obéissant à la gravitation, aux
affinités et à la force de cohésion que leurs principes constituans, toujours peu nombreux [1] se réunissent pour les produire. Leur forme est généralement droite ou angulaire ; leur volume est indé-
terminé et peut augmenter autant que dure la
cause de leur formation ; leur accroissement a lieu
par juxta-position, c'est-à-dire, par couches qui,
se superposant successivement à celles déjà existantes , en augmentent la masse ; leur durée est
indéterminée , et ne peut cesser que par une force
d'affinité supérieure à celle de cohésion qui unit
leurs molécules. Chacune de leurs parties est homogène et indépendante des autres. Ils sont privés
de la vie et de toute sensibilité.

----

(1) Ils sont plus ordinairement binaires : ils est rare qu'ils
soient formés de plus de quatre principes.

CORPS ORGANISÉS.

Les êtres organisés et vivans naissent par germe, ou proviennent d'une portion d'un être semblable à eux, qui a besoin, pour se développer, de conditions diverses mais indispensables.

Leurs principes constituans, plus ou moins nombreux, selon que l'individu est plus ou moins parfait, le sont généralement davantage que dans les corps inorganiques [1] ; leurs formes, leur volume et leur durée sont déterminés ; les premières sont plus généralement arrondies. Leur accroissement a lieu par des matériaux divers qu'ils ont la propriété d'assimiler à leur substance, et par intussusception, c'est-à-dire du dedans au dehors.

Observons cependant que les végétaux, et quelques animaux très-simples, qui sont l'intermédiaire entre les êtres organisés et ceux inorganiques, ont un développement qui participe de celui des uns et des autres. Chez les premiers ce ne sont pas des superpositions tout-à-fait extérieures ; et bien que la physiologie végétale ait fait reconnaître l'existence de nombreux vaisseaux destinés à faire circuler les fluides des parties centrales à la circon-

[1] L'oxygène, l'hydrogène, l'azote, le carbone, le soufre, le phosphore, le fer, le calcium, le sodium, le potassium, le magnesium, le silicium, le manganèse, l'or, le chlore, le fluor et d'autres corps que la chimie végétale découvre tous les jours.

férence, toujours est-il vrai que leur accroissement a lieu par couches demi-extérieures. En effet, c'est par la couche centrale du liber qui est produit chaque année, que successivement celles du bois sont formées. Chez les animaux vésiculeux et sans ouverture, la nutrition ne paraît avoir lieu que par une absorption extérieure des molécules nutritives, contenue dans le milieu dans lequel vit l'animal.

Observons encore que si les végétaux et les animaux sont pourvus d'organes d'assimilation, les premiers éliminent fort peu des matériaux qu'ils ont absorbés, au lieu que les derniers rejettent une proportion considérable de ceux qui contenaient les principes qui leur étaient nécessaires. Mais laissons au lecteur le soin de faire les rapprochemens et de saisir les dissemblances qui existent entre les êtres, en nous bornant à l'exposé de leur propriété respective.

DES VÉGÉTAUX.

Les végétaux, cette classe si intéressante des êtres qui peuplent notre globe, ont une origine qui présente beaucoup d'analogie avec celle des animaux. Ils naissent par germes et par boutures; ils ont besoin, pour leur développement germinal et d'accroissement, de conditions particulières, et de matériaux divers; ainsi, l'humidité, la chaleur, la lumière, l'air, et peut-être d'autres fluides, leur sont plus ou moins indispensables. Le mode de reproduction de quelques-uns n'est pas encore connu, mais celui du plus grand nombre exige le concours des fonctions de deux sexes distincts. Cependant, comme leur organisation est encore assez simple, la plupart peuvent se reproduire par des fragmens qui ont toutes les qualités nécessaires pour former de nouveaux individus.

Cette simplicité de composition permet aussi des mutations dans leurs différentes parties; ainsi, suivant les circonstances, certaines portions peuvent se transformer en d'autres : la tige placée en terre peut produire des racines, les étamines peuvent se changer en pétales, etc.

Le plus grand nombre des végétaux est hermaphrodite; beaucoup cependant ont les sexes portés par des individus différens, ou offrent des fleurs à organes mâles et d'autres à organes femelles. Chez eux, la fécondation a lieu sans acte volontaire, mais chez quelques-uns, non sans une action manifeste et les phénomènes les plus curieux. Leurs élémens moins nombreux que ceux des animaux, le sont plus que ceux des êtres inorganiques. La proportion des solides prédomine beaucoup sur celle des liquides, au moins chez un grand nombre; aussi sont-ils alors moins altérables que les animaux qui sont dans une condition opposée [1].

---

[1] Les végétaux et les animaux sont d'autant plus putrescibles, que la proportion des liquides est plus considérable

Les végétaux naissent, vivent et meurent. Leur organisation déjà plus complexe les rend aussi sujets à quelques maladies. Ils ont des organes divers qui remplissent des fonctions assez multipliées; chez eux : absorption par les racines, les tiges et les feuilles, des fluides nécessaires à leur nutrition; perspiration par des porosités nombreuses ; circulation dans plusieurs espèces de vaisseaux ; respiration, décomposition de l'air et rejet du principe inutile, par les trachées et les feuilles; sécrétions diverses au moyen de glandes très-multipliées; reproduction par des organes mâles et femelles, au moins chez les végétaux parfaits; mouvemens bornés, mais très-remarquables dans certaines plantes; enfin il en est plusieurs qui semblent ne pas être entièrement dépourvus de sensibilité [1].

Les végétaux sont au moins doués de cette sensibilité nécessaire à leur conservation, qui leur fait diriger constamment leurs racines du côté où la nutrition doit être plus abondante, ou mieux appropriée à leur espèce; leurs branches et leurs feuilles du côté le plus éclairé [2]. Quel que soit le

dans leur organisation ; cependant l'azote qui domine dans les matières animales en rend la décomposition plus prompte.

(1) Il est des auteurs qui leur ont accordé un appareil nerveux, mais on regarde généralement cette opinion comme erronée.

(2) Il est beaucoup de plantes qui n'ouvrent leurs fleurs que lorsqu'elles reçoivent un certain degré de lumière ou de chaleur; d'autres à certaines heures de la journée, phéno-

sens dans lequel une graine est placée, constamment la tige se dirige de manière à sortir de terre, et la racine en sens inverse. Toujours les plantes grimpantes se contournent dans le sens qui leur est propre, de droite à gauche, ou de gauche à droite; tous les soins que l'on prendrait pour changer leur direction naturelle, seraient infructueux. Les plantes à vrilles semblent être dirigées par une sorte d'instinct, dans la route qu'elles prennent pour joindre les corps auxquels elles peuvent s'accrocher.

Il est des végétaux qui possèdent une irritabilité qui les rend sensibles à d'autres impressions; c'est ainsi que la sensitive se retire à l'approche du corps qui va la toucher; que l'attrape-mouche ferme subitement sa fleur et retient l'insecte qui vient de l'irriter par sa présence. De combien de phénomènes remarquables, et d'actions presque instinctives l'acte de la fécondation n'est-il pas accompagné ? Plusieurs plantes aquatiques développent leurs tiges tournées en spirales pour venir opérer la fécondation à la surface de l'eau, après laquelle, les deux individus retournent vers leur ancienne demeure [1].

mène d'après lequel Linnée a composé son horloge botanique. D'autres enfin suivent le cours du soleil en tournant leurs feuilles et leurs fleurs vers cet astre.

(1) On a observé que certaines plantes sont plus agitées lors du tems de la fécondation. M. Lamarck a remarqué, dans

Les végétaux possèdent donc les premiers rudimens de la sensibilité, ou si l'on aime mieux, de
l'irritabilité et de la locomotilité, même à un degré supérieur à celui qui est dévolu aux animaux
les plus simples. Si nous ne craignions de nous laisser entraîner trop loin de notre sujet, par le charme
attaché à leur étude, que de choses du plus haut
intérêt n'aurions-nous pas à dire sur ces êtres qui
satisfont à tant de nos nombreux besoins, en même
tems qu'ils sont une source si abondante de nos
sensations les plus douces?

DES ANIMAUX.

C'est surtout entre les végétaux et les animaux,
que l'on ne trouve pas de nuances bien tranchées
à leur point de contact, puisqu'il en est, tels que
les zoophytes, dont il est difficile de déterminer
la nature. On a admis comme caractère distinctif de
l'animalité, l'existence d'un tube digestif; mais
il est des animaux qui en sont dépourvus, et qui se
nourrissent par une imbibition extérieure, et il en
est d'autres chez lesquels on ne peut en constater l'existence (les animaux microscopiques).
Admettra-t-on la locomotilité comme une pro-

les chatons d'une espèce d'*arum* une chaleur assez considérable, à une époque qui est sans doute celle de la fécondation. Il est des végétaux chez lesquels les organes sexuels se
rapprochent pour l'opérer.

priété qui leur est spéciale? Beaucoup d'animaux
sont fixés au lieu où ils ont pris naissance, et ont
des mouvemens plus bornés que ceux de certains
végétaux. Sera-ce la reproduction exclusive par
germes? Chez quelques espèces dont l'organisation
est très-simple, comme les polypes, l'animal
coupé en plusieurs morceaux peut se régénérer, et
former autant d'individus qu'il a été fait de divisions; ou, chez les animaux vésiculeux, des espèces
de bourgeons se développent à la surface de l'animal, croissent, se détachent, et donnent lieu à
des êtres semblables, qui auront la même propriété. Les végétaux et les animaux forment donc
une série continue, dont les différences ne sont bien
distinctes que lorsqu'on les observe sur des êtres
assez éloignés.

Les anciens croyaient à des générations spontanées. Nous trouvons cette opinion dans Virgile,
Aristote, et de nos jours, la plupart des auteurs la
partagent. Mais s'il n'est pas douteux que les animaux infusoires et beaucoup d'autres, ont une origine qui n'est déterminée que par des circonstances telles que l'électricité, la chaleur, l'humidité
ou toute autre condition, cela n'infirme pas d'une
manière positive la croyance à des germes préexistans ou introduits dans les corps où se développent
ces générations. Il ne répugne pas à croire qu'il
existe dans chaque fragment de matières décom-
posables, une multitude de germes qui n'auront

jamais la vie si les conditions nécessaires n'ont pas
lieu, puisque nous savons parfaitement que les
germes manifestes sont dans le même cas. Le gland
que nous conserverions dans un lieu sec, ne de-
viendrait jamais un chêne; et l'œuf qui ne serait
pas soumis à l'incubation ne saurait produire un
nouvel être.

Il serait néanmoins bien téméraire à nous, de
conclure défavorablement aux générations spontanées, dans les êtres les plus inférieurs, lorsqu'elles sont admises par des savans tels que
Cabanis, MM. Geoffroy-Saint-Hilaire, Lamark et
plusieurs autres. Les anciens se trompaient assurément, lorsqu'ils croyaient que du cadavre d'un
taureau, pouvait naître un essaim d'abeilles; mais
l'opinion des auteurs que nous venons de citer, et
qui est la plus généralement admise, n'est pas basée sur de simples et trompeuses apparences : elle
repose sur les considérations les plus profondes,
et des expériences nombreuses. Celle de Wiegmann
sur la poudre de corail, le développement des
vers intestinaux, de ceux que l'on rencontre dans
le tissu de nos organes et le long de la colonne vertébrale, fournissent encore des argumens en faveur de ces générations.

M. Lamarck pense que la cause qui vivifie la
matière existe dans les fluides tels que la lumière
et l'électricité. Que ces principes rencontrant une
masse gélatineuse, dans les conditions nécessaires

de température et de fluidité, la transforme en tissus cellulaires, l'organise, l'anime enfin. La nature ne produit ainsi que les êtres les plus simples;
lesquels une fois créés, ont la faculté de se reproduire par eux-mêmes. M. Lamarck pense en outre,
que ces êtres se perpétuant continuellement, sous
l'influence de circonstances plus ou moins favorables, sous celles qu'exercent les besoins et les habitudes, sur le développement des organes, peuvent
au bout de périodes très-longues, se perfectionner
insensiblement, et donner lieu à des espèces
beaucoup plus parfaites. On voit que non-seulement les générations spontanées, sont admises
par cet auteur profond, mais encore que les
êtres plus élevés, pourraient n'être que le résultat
fort éloigné de ces générations.

Les anciens au contraire, ayant vu que la décomposition des animaux donnait lieu à la naissance d'une multitude de corps vivans, avaient
conclu que celle des êtres supérieurs produisait
d'autres êtres d'un ordre inférieur. Cette croyance,
fausse sous plusieurs rapports, l'est évidemment en
ce que, de la décomposition des végétaux, résulte
la génération de beaucoup d'animaux qui, bien
que forts simples, sont néanmoins supérieurs à
l'être qui a donné lieu à leur formation.

De nos jours, tout en admettant que la plupart
des générations qui se manifestent, lors de la décomposition des êtres, sont dues à des germes pré-

existans, ou introduits, on croit que , la chaleur, l'humidité, l'électricité, etc., peuvent déterminer des générations spontanées.

Les auteurs qui soutiennent que les lois de l'analogie s'opposent à admettre ces sortes de générations, assurent que les germes peuvent exister quelles que soient les circonstances que l'on suppose. Spallanzani prétend que plusieurs résistent au feu de réverbères, le même auteur a fait sécher et revivre onze fois un *rotifère;* on a observé le même phénomène sur la *tardigrade, l'anguille de toit*, etc. Mais ces faits ne prouvent-ils pas seulement que la nature peut animer plusieurs fois le même individu, en reproduisant les conditions de sa première existence ?

C'est assez, et peut-être trop nous occuper de ces opinions diverses; énumérons les modes de reproduction les plus évidens.

Après celui dont il vient d'être traité, nous trouvons la reproduction *fissipare,* dans laquelle l'animal se divise en plusieurs fragmens, qui forment autant d'individus (les *infusoires*). Vient ensuite la génération *gemmipare,* externe ou interne, suivant qu'il se forme à la surface ou à l'intérieur de l'animal, des bourgeons qui, se détachant, produisent des êtres nouveaux. Après ces modes de reproductions nous trouvons toujours en nous élevant des animaux les plus simples aux plus parfaits, la classe des *hermaphrodites* qui peuvent se féconder

seuls. Viennent ensuite les *hermaphrodites* qui s'ac-
couplent et se fécondent mutuellement.

Dans les animaux dont les sexes sont séparés ,
nous trouvons les nuances suivantes : d'abord la fécondation a lieu sans accouplement, le mâle féconde
les œufs après qu'ils ont été pondus par la femelle
(*les poissons*). Ou bien le mâle s'accouplant à elle,
répand la liqueur spermatique sur les œufs à mesure
qu'ils sont pondus.

Enfin nous arrivons au mode de fécondation dans
lequel le fluide fécondant est porté à l'intérieur de
la femelle par un organe génital.

A la suite de cette fécondation, l'œuf, dans certaines espèces, est aussitôt pondu et réclame une
incubation (les *ovipares*); ou bien l'œuf, cheminant
lentement, éclôt au moment de sortir (*ovo-vivi-
pares*). Enfin, chez les *vivipares*, l'œuf fécondé se
détache aussitôt de l'ovaire, séjourne plus ou moins
long-tems dans un organe particulier (la *matrice*),
où il se développe en recevant de la mère la nutrition qui lui est nécessaire, et naît avec sa forme
propre. Nous ne pouvons pas admettre, en thèse
générale, que les principes constituans soient plus
nombreux chez les animaux, et que leur organisation soit plus complexe; puisqu'il en est dont la
composition est tellement simple, qu'ils sont pour
ainsi dire homogènes. Les hydatides, par exemple,
ne sont qu'une vésicule remplie d'un liquide,
n'offrant aucune trace d'organisation; il en est

d'autres qui en présentent à peine les premiers rudimens, et chez lesquels la sensibilité et la contractilité sont tout aussi peu remarquables.

La nutrition se fait d'abord seulement par imbibition, et par conséquent d'une manière beaucoup plus simple que dans les végétaux; bientôt
elle a lieu dans un tube intestinal, qui n'a qu'une
seule ouverture par laquelle les alimens sont introduits et rejetés après avoir été élaborés [1]. Le
canal digestif n'a d'abord que la longueur de l'individu; mais dans les classes plus élevées, il se contourne sur lui-même et finit par en avoir douze à
quinze fois la longueur dans les *herbivores*, trois à
quatre fois dans les *carnivores*, et cinq à six fois dans
l'*homme*.

Nous avons vu qu'il est des animaux qui, étant
coupés, peuvent se reproduire par les divisions qui
en sont faites (les *polypes*, les *vers*); d'autres, un
peu plus compliqués, ont encore la faculté de reproduire certaines parties qui leur ont été retran-
chées; les lézards, les écrevisses sont de ce nombre.

Passant des animaux à sang blanc, à ceux à
sang rouge et froid, nous voyons ces reproductions
devenir de plus en plus imparfaites; et chez ceux
à sang rouge et chaud, rien ne se reproduit; si une

(1) Le tube digestif, dans le polype, est d'une texture si
simple que l'on peut le retourner et rendre intérieur la partie
externe de l'animal; sans que cela empêche la nutrition de
continuer à avoir lieu.

partie est retranchée, il se formera une cicatrice, mais jamais une véritable reproduction.

Enfin nous trouvons, toujours en passant des êtres les plus simples aux plus composés : d'abord les premiers rudimens de la fibre contractile ; une circulation de plus en plus complexe ; les organes de la respiration, ceux de la sensibilité qui, se développant successivement, finissent par nous offrir les appareils nombreux que nous présentent les mammifères.

Nous verrons que la plupart des auteurs ont admis un principe différent, des lois générales de la physique [1], comme étant la cause qui entretient l'existence ; quel qu'il soit, nous devons l'accorder à tous les animaux qui se rapprochent de notre espèce : ils possèdent les mêmes organes que nous ; les fonctions qui leur sont confiées sont semblable, et beaucoup sont exercées d'une manière plus parfaite. Mais dans les autres classes, où s'arrête ce principe vital? Est-il le même pour tous les animaux? Existe-t-il dans tout ce qui a vie? Laissons aux travaux et au génie des Cuvier, des Geoffroy de Saint-Hilaire le soin de répondre à ces questions difficiles, les raisonnemens, probablement infructueux que nous offririons au public, nous éloigneraient trop de notre sujet.

[1] Ce principe n'a rien de commun avec l'émanation divine (l'âme), et ne doit pas être confondu avec elle.

DE L'HOMME.

L'homme que nous plaçons au rang le plus élevé parmi les animaux, et qui mérite à tant de titres cette prééminence, est-il, sous tous les rapports, l'être le plus parfait? c'est ce qu'il convient d'examiner. Sans doute, le but de sa création, la disposition de ses organes, la perfectibilité dont il est susceptible ne permettent pas de le confondre avec le reste des êtres et lui en assurent la souveraineté; néanmoins il faut bien convenir que cette supériorité n'est pas sans exception; que, sous plusieurs rapports, il est inférieur à d'autres espèces, et qu'il le serait peut-être quelquefois sous celui de l'intelligence, si elle n'était développée par l'éducation.

Il est trop constant, pour qu'il soit nécessaire d'en multiplier les preuves, que du côté de l'instinct et de la perfection des sens, un très-grand nombre des espèces que nous appelons brutes nous sont supérieures. On a pu objecter, avec raison, que la civilisation qui a porté si loin notre intelligence, avait pu être la cause qui ait diminué la perfection de nos sens. Assurément, il est plus que probable que le régime, les habitudes, et tout les avantages de la vie que nous avons su nous procurer, ont dû faire dégénérer les facultés que la vie sauvage eût développées. Il n'est pas douteux que nous ne fussions susceptibles par elle de plus de force digestive, d'une plus grande aptitude à la fatigue, d'une célérité plus considérable, d'une longévité d'autant plus probable que nous eussions été moins sujets aux maladies; et comment ne pas croire que, chez des hommes dont la constitution se serait rapprochée de celle des autres animaux, les maladies ne fussent aussi rares qu'elles le sont chez eux? Ne jugeons pas de la disposition maladive des brutes, par le nombre des affections qui frappent nos animaux domestiques. Dans l'état de servitude auquel nous les condamnons, pourraient-ils ne pas se ressentir de notre tyrannie? Est-ce lorsque nous assujétissons toutes leurs facultés à notre cupidité et à nos caprices, que leurs organes peuvent conserver l'exercice toujours libre de leurs fonctions, et une harmonie toujours parfaite? Rousseau a dit : tout dégénère dans les mains de l'homme. Si cette assertion n'est pas d'une vérité générale, elle a au moins de l'exactitude sous quelques rapports.

Les exemples d'individus de notre espèce, ayant vécu dans la vie sauvage absolue, sont trop rares pour qu'il soit possible de préciser ce que nous pourrions être par elle; néanmoins, comme il en existe, et que d'ailleurs le raisonnement nous y force, nous pouvons conclure que quelques-uns de nos sens pourraient être plus parfaits, et notre organisation plus robuste.

Nous sommes loin de penser que nous ayons été destinés à la vie sauvage absolue; l'homme nous paraît au contraire, de tous les animaux, celui qui

est le plus particulièrement destiné à vivre en société. Pour avoir une idée exacte de la perfectibilité
dont nos organes sont susceptibles, bornons-nous
donc à voir ce qu'elle est chez les hommes privés de
notre civilisation et de notre industrie ; chez lesquels les besoins et les habitudes tendent à produire
les conditions les plus favorables au développement
des facultés physiques ; ou chez ceux qui, parmi
nous, se sont efforcés d'atteindre à son plus haut
degré. Buffon, Rousseau, et la plupart des voyageurs, citent des faits extraordinaires relatifs au
développement des facultés de relation chez les
sauvages : mais sont-elles jamais dans l'homme,
aussi parfaites que chez certains animaux? La
disposition anatomique des organes auxquels ces
fonctions sont confiées chez nous permet d'en
douter.

Quant à l'instinct, nous n'oserions décider s'il est
entièrement refusé à l'homme, ou s'il n'en est privé
que par suite de l'imperfection de ses sens. Arrivons
à l'intelligence, que nous avons peut-être, un peu
par amour-propre, refusée aux brutes. De bonne
foi, pourrions-nous ne pas reconnaître que celles-ci
nous en offrent souvent des exemples qui contrastent d'une manière très-désavantageuse pour nous
avec la stupidité de certains hommes. Laissons au
lecteur le soin des applications ; certes, il ne sera
pas embarrassé, si, comme nous, il a souvent des
rapports avec ces êtres que Voltaire appelait des

sauvages et qui ne sont pas des Caffres ni des Hottentots [1].

Il est difficile de donner une bonne définition de l'homme à cause des rapports qui existent entre lui et les autres animaux. Hoffmann l'a dit être une substance douée d'intelligence et de la faculté d'agir librement, qui se trouve unie à un appareil d'organes. M. de Bonnal le définit, une intelligence servie par des organes. Ces définitions n'appartiennent pas plus à l'homme qu'aux autres animaux, qui ont aussi une sorte d'intelligence et des organes. Sans nous arrêter à la définition ridicule de Platon, bornons-nous à reconnaître que l'homme est un animal mammifère, bipède, occupant le premier rang parmi les êtres par le nombre de ses facultés, son intelligence et la perfectibilité dont il est susceptible [2].

Après avoir assigné la place qu'il occupe dans le tableau des êtres ; après avoir entrevu que son organisation est la plus complexe, et ses facultés les plus multipliées, nous devons en commencer l'étude particulière.

(1) *Essai sur les Mœurs*, discours préliminaire.

(2) Cette définition serait incomplète si nous avions à nous occuper de l'homme sous les rapports moraux et religieux ; mais nos lecteurs voudront bien se souvenir que nous n'en traitons que sous celui physiologique.

SECTION DEUXIÈME.

COMPOSITION DU CORPS HUMAIN.

GÉNÉRALITÉS.

Les principes constituans chimiques de notre organisation, sont les mêmes que ceux qui concourent à la formation des végétaux et des minéraux ; mais ils sont réunis en plus grand nombre ; ainsi on y trouve : l'azote, l'oxigène, l'hydrogène, le carbone, le phosphore, le soufre, le fer, la chaux, la potasse, la soude, la magnésie, la silice, l'alumine, le manganèse, l'ammoniaque, l'or, le chlore le fluor, etc.

Ces corps simples n'existent pas en nous, dans un état de simple cohésion, comme dans les minéraux. Ils doivent, avant d'être appropriés à notre organisation, subir des combinaisons préalables ; et c'est dans les végétaux que se passe cette première disposition des corps simples, à l'animalisation. Les végétaux sont donc encore sous ce rapport, les intermédiaires entre les êtres de la nature. Ce sont eux qui élaborent, qui combinent les matériaux primitifs ; qui nous les offrent ensuite avec les conditions nécessaires à notre organisation, et déjà même ayant une certaine analogie avec nos élémens organiques.

On entend par *élémens organiques*, les principes qui, ayant déjà subi certaines combinaisons, forment nos tissus et nos humeurs. Ces élémens, que nous retrouvons presque identiques dans les végétaux, sont : *la gélatine, la fibrine, l'albumine,* l'huile, l'osmazôme et le mucus.

La *gélatine*, dont le fœtus est entièrement composé , dans les premiers tems de la conception, ne se rencontre plus dans les humeurs, dès que l'organisation est plus avancée; mais elle existe dans toutes les autres parties. Les os en contiennent à peu près moitié de leurs poids ; elle est aussi très-abondante dans les cartilages , les tendons , les tégumens , les membranes.

La gélatine existe dans la plupart des végétaux ; elle est très-abondante dans quelques-uns.

La *fibrine*, substance élastique quand elle est humide , dure et cassante quand elle est sèche, est la plus abondante de celles qui nous composent. C'est elle qui forme, en grande partie, la chair musculaire; elle est dans le sang en très-grande proportion, ainsi que dans le chyle. Le gluten que l'on trouve dans plusieurs céréales, offre beaucoup d'analogie avec elle.

L'*albumine* est aussi très-abondamment répandue dans notre économie. On la trouve solidifiée dans un grand nombre de nos organes, mais elle fait surtout partie de nos humeurs; le sérum du sang, la sérosité, la sinovie, le chyle, en contiennent beaucoup.

L'*huile* ou *graisse* plus ou moins abondante, suivant les individus, existe plus particulièrement et sous des aspects différens, dans certaines parties : on la trouve communément en plus grande quantité sous la peau, aux environs des reins, dans les épiploons, à la base du cœur, dans l'intérieur des os, etc.; il s'en trouve encore dans quelques-unes de nos humeurs.

La graisse est formée, d'après M. Chevreul, de stéarine et d'élaïne, en différentes proportions.

Il est à peine besoin de rappeler que beaucoup de végétaux fournissent de l'huile.

L'*osmazôme.* La matière animale à laquelle M. Thénard a donné le nom d'osmazôme, existe dans les muscles des animaux qui ont acquis leur entier développement; on en trouve aussi de légères quantités dans la substance cérébrale et dans le sang.

C'est à l'osmazôme qu'est due la saveur et l'odeur des bouillons; et peut-être, est-ce ce principe qui rend les viandes rouges plus réparatrices. MM. Vauquelin et Braconnot en ont constaté l'existence dans quelques champignons.

Le *mucus* est extrêmement abondant, dans les humeurs sécrétées par les membranes *muqueuses.* On le trouve aussi dans les exsudations qui se font à la surface de la peau ; il compose la presque totalité de l'épiderme , et entre dans une très-grande proportion , dans les ongles, les cornes , les durillons, les cheveux, les poils, la laine, la plume, etc. On le trouve encore dissous dans l'urine, la salive, la bile, le sperme, les larmes, etc.

Le mucus animal a la plus grande analogie avec le mucilage des végétaux, mais il contient de plus que celui-ci, de l'azote.

Indépendamment des élémens organiques dont nous venons de parler, il entre dans la composition de nos tissus et de nos humeurs, des élémens *chimiques*; les os contiennent du phosphate de chaux, le sang contient différens sels, etc.

Les principes constituans de notre organisation, existent en nous sous forme liquide, et sous forme solide ; l'état gazeux, sous lequel quelques-uns pénètrent ou se dégagent, ne leur est plus propre dès qu'ils font partie intime de notre être , et tant qu'ils concourent à notre composition.

Les liquides sont en nous dans la proportion de neuf dixièmes sur les solides si, l'on entend seulement par solide, ce qui resterait de nos parties si elles avaient été entièrement privées d'humidité ; mais en se formant une idée plus relative la proportion est beaucoup moins considérable. On entend généralement par solide, tout ce qui offre une certaine consistance ; tels sont : les os, les muscles, les tendons, les viscères, les glandes, les vaisseaux, les nerfs, etc. Les liquides ne sont plus alors que les humeurs qui circulent, ou qui sont sécrétées; c'est-à-dire : le sang, la lymphe, le chyle et les sécrétions diverses.

Avant de faire partie de nos solides, les élémens de composition dont nous venons de parler, existent dans les humeurs qui, portées par la circulation vers tous les organes, leur fournissent continuellement les matériaux de composition et de sécrétion.

En même tems qu'il se fait un travail général de composition dans toutes nos parties, il s'opère une décomposition continuelle. Ce sont encore les humeurs qui reçoivent les matériaux de cette décomposition, et qui les portent vers les différens émonctoires que la nature a destinés à leur élimination. Donnons quelques développemens à ces propositions importantes.

Dans les premiers tems de la formation du fœtus, il ne consiste qu'en une masse gélatineuse. Bientôt cette gélatine se change en un tissu qui peut être considéré comme le canevas dans lequel viendront se déposer les matériaux organiques. On nomme tissu cellulaire cette base première de tous nos organes.

Ce tissu cellulaire se dispose diversement, prend toutes les formes des parties qui doivent en résulter; et, se trouvant doué d'une organisation vitale différente suivant les organes qu'il est destiné à former, il s'approprie, dans les humeurs qui lui sont fournies par la mère ; les élémens divers qui conviennent à la production de chacun de ces organes. Ainsi le tissu cellulaire destiné à former les os, se laisse pénétrer de gélatine, s'incruste de phosphate de chaux et acquiert la solidité que nous leur connaissons ; les mailles de celui qui doit produire les muscles se remplissent de fibrine. Il en est de même pour les cartilages qui reçoivent la gélatine et pour tous les autres tissus.

Plus tard les choses se passent de même. Les organes trouvent dans le sang les élémens qui doivent réparer les pertes qu'ils font continuellement par la décomposition, et pour fournir aux sécrétions, et se les approprient par suite d'un mode de sensibilité particulier à chacun d'eux.

L'action de décomposition dont nous venons de parler, a donné lieu à une croyance que nous devons combattre. Plutôt que de voir en nous un mouvement constant de composition et de décomposition, on a cru à un changement presque subit, ayant lieu à des époques déterminées ; et on a même gratuitement fixé à sept ans ces périodes de rénovation.

Effectivement, non seulement les molécules qui nous composent changent sans cesse, aussi bien que notre tempérament, notre idiosyncrasie éprouvent des modifications ; mais ces changemens n'ont pas lieu d'une manière subite, et sauf l'époque de la puberté et celle du retour chez les femmes, où il s'opère parfois un changement assez brusque, les mutations de la matière et les changemens que l'âge amène en nous n'ont lieu que lentement et d'une manière continue.

DES FLUIDES OU HUMEURS.

Nous avons entrevu l'importance des humeurs dans les fonctions de la vie, puisque nous avons vu que se sont elles qui contiennent les matériaux de composition ; que c'est par elles qu'ils parviennent à toutes les parties du corps ; enfin que ceux de dé-composition sont reçus et portés aux organes chargés de les séparer et de les rejeter hors de l'économie. Indépendamment de cela, elles servent à l'exercice de la plupart des fonctions de nos organes, tant par leur propriétés physiques que par la diversité de leur composition.

Les anciens admettaient quatre humeurs princi-pales, de la prédominance d'une desquelles ils fai-saient dépendre les différens tempéramens. Le sang, la bile, et ce qu'ils nommaient le phlegme ou pi-tuite, et qui est l'humeur que nous nommons la *lymphe*, étaient les trois humeurs qu'ils reconnais-saient avec raison ; quant à la quatrième, l'atra-bile, elle était tout-à-fait imaginaire. Ils avaient établi d'autres rapports entre ces quatre humeurs, les âges et les saisons ; mais nous ne devons pas nous en occuper ici.

Les auteurs modernes, et parmi eux M. Adelon, les divisent en trois classes :

Humeur d'absorption destinés à faire le sang ;

Humeur de nutrition, le sang artériel ;

Humeur de sécrétion ou provenant du sang.

1°. Dans les humeurs d'absorption sont compris : le chyle, la lymphe et le sang veineux, qui contiennent tous les fluides absorbés soit à l'intérieur soit à l'extérieur.

2°. La réunion de ces humeurs, jointe à l'action vivifiante de l'air, lors de leur contact avec celui-ci dans le poumon, donne lieu au sang artériel, seul agent de nutrition et de calorification.

3°. Enfin, ce sang artériel, et pour le foie seulement, le sang veineux, fournissent les matériaux de toutes les sécrétions glandulaires, folliculaires ou exhalées.

Les humeurs glandulaires sécrétées par des organes parenchymateux appelés glandes, sont l'humeur : 1° lacrymale, 2° salivaire, 3° pancreatique, 4° la bile, 5° l'urine, 6° le sperme, 7° le lait.

Les humeurs folliculaires sont fournies par de petits organes vésiculeux, simples ou agglomérés, situés dans l'épaisseur de la peau et des membranes muqueuses ; telles sont : l'humeur sébacée de la peau, le cérumen des oreilles, l'humeur ciliaire, celle fournie par les amygdales, par la prostate.

Les humeurs exhalées sont fort nombreuses et divisées en récrémentitielles et excrémentitielles, c'est-à-dire qui sont reportées dans la circulation, ou rejetées au dehors.

Les premières sont produites par les diverses membranes séreuses synoviales et le tissu cellulaire.

Les secondes sont fournies par la peau sous forme de perspiration insensible ou de transpiration, et par les surfaces des membranes muqueusés. Les règles ou menstrues doivent être rangées parmi celles-ci. Nous traiterons des humeurs en particulier lorsque nous ferons l'histoire des sécrétions et des fonctions auxquelles elles se rattachent ; mais nous devons ici combattre les préjugés nombreux et trop funestes auxquels elles ont donné lieu.

DE L'HUMORISME.

On doit entendre par humeurs, comme on l'a vu, tous les fluides qui entrent dans notre composition. Mais ce n'est pas ainsi que l'on comprend ce mot, lorsque l'on veut désigner ce que les anciens nommaient *humeurs peccantes*. Il serait assez difficile de définir ce que l'on entend alors ; car aux yeux des physiologistes, le mot humeur, pris dans une autre acception que la véritable, est vide de sens et surtout de raison.

Le public, à qui l'étude du corps humain n'est pas familière, à force d'avoir entendu parler de ces prétendues humeurs comme étant la cause de ses maladies, a fini par s'en former une idée encore plus fausse que les raisonnemens des médecins humoristes. Il a cru qu'il existait en nous quelque chose de fluide, analogue à ce qui sort des émonctoires artificiels et des plaies, du pus enfin, ou quelque saleté semblable.

On a tant répété que les exutoires sont destinés à débarrasser l'économie des humeurs qui troublent la santé; les médecins ont si long-tems prétendu nettoyer l'estomac et les intestins, par les vomitifs et les purgatifs, qu'il a bien fallu qu'à la fin on se persuadât, en voyant couler le pus d'un vésicatoire, ou en s'extasiant devant le résultat d'une médecine, que le médecin perspicace qui avait préjugé l'existence de toutes ses ordures, était un oracle fidèle, digne de toute croyance.

Le langage de la médecine humorale devait d'ailleurs faire aisément fortune dans le public; c'était un raisonnement tout matériel, à la portée de toutes les intelligences. On admettait l'existence d'une substance nuisible; quoi de plus naturel que de chercher à la faire sortir? Dans toutes les circonstances de la vie, quand une chose nuit, on doit chercher à s'en débarrasser; et ici la réalité de l'humeur nuisible n'était-elle pas assez prouvée par le beau résultat des moyens employés pour la chasser?

Cependant que l'on ne pense pas que l'humorisme n'a régné si généralement dans le public que

4

parce qu'il était adopté par tous les médecins. Des systèmes nombreux et les plus opposés les ont divisés sans qu'il soit sorti de son indifférence pour des points de doctrine, plus ou moins éloignés de la vérité, mais qui reposaient toujours sur des considérations scientifiques ; au lieu que l'humorisme, qui paraît fondé sur des apparences accessibles aux sens de chacun, a dû être généralement adopté.

Telle est la profondeur de ses racines dans la société, que de nos jours, malgré les progrès de la science qui ont écarté l'erreur en découvrant la vérité ; malgré les efforts des médecins de bonne foi, qui ne fondent pas leurs succès sur l'ignorance de la multitude, et le mensonge qui flatte ses goûts ; on le retrouve encore dans toutes les classes de la société. J'ai de l'humeur, vous dit encore la personne qui a perdu l'appétit, ou chez laquelle se montrent quelques boutons ; et alors de réclamer du médecin tous les moyens qu'un empirisme aveugle est dans l'usage de prodiguer pour chasser l'humeur prétendue.

L'humorisme date de l'enfance de la médecine. Galien, qui en fut un zélé partisan, a voulu s'appuyer de l'autorité d'Hippocrate pour le défendre ; mais c'est moins dans les écrits de ce grand homme qu'il faut en chercher l'origine, que dans ceux de ses successeurs. Voyons comment l'humorisme était entendu par ces médecins.

Les uns admettaient gratuitement l'existence

d'humeur morbifique, qu'ils désignaient sous le nom d'*atrabile*, de *pituite*, ou *d'humeur peccante*, et croyaient que c'était à la présence de ces humeurs de leur invention que les maladies étaient dues. D'autres les attribuaient aux humeurs qui existent réellement, et faisaient voyager dans tout le corps, le pus, le lait, l'urine qui allaient çà et là, produire toutes sortes de maux.

On conçoit que, dans des tems où il se faisait peu d'ouvertures de cadavres, et où d'ailleurs celles qui étaient faites ne donnaient lieu qu'à des recherches très-superficielles, on conçoit, disons-nous, que l'on ait pu supposer ce dont on ne prenait pas la peine de constater l'existence. Mais ce que l'on comprend difficilement, c'est la durée de ces erreurs, après que de nombreux travaux anatomiques eurent fourni des preuves multipliées de leur grossièreté.

Des humoristes, sans admettre des êtres chimériques, ni même croire à cette ambulance vagabonde de nos humeurs, ont pensé que celles-ci peuvent, dans certaines circonstances, subir des altérations, acquérir une acrimonie, une consistance d'où les maladies doivent provenir. Enfin, il en est qui se sont bornés à supposer nos affections dues à la surabondance ou à l'insuffisance de certains de nos fluides, c'est-à-dire à la prédominance des uns sur les autres.

Toutes ces opinions ont dû produire des traitemens conséquens aux principes sur lesquels elles étaient fondées. Aussi, les uns n'ayant en vue que de chasser leurs chimériques humeurs, les évacuans de toutes sortes furent prodigués; les exutoires furent employés, non pour produire une révulsion salutaire, mais pour évacuer des matières que jamais l'anatomiste ne trouva dans les cadavres de ceux chez lesquels on en supposait davantage. Les autres cherchèrent des médicamens aussi subtils que les humeurs qu'ils devaient aller poursuivre dans tous les recoins de l'économie. Les *antiglaireux*, les *antilaiteux* furent chargés du soin d'aller détruire le lait et les glaires partout où il aurait plu à ceux-ci de se réfugier; les *vulnéraires* durent aller arracher le sang épanché; d'autres médicamens eurent même mission pour diminuer la quantité de ce fluide, lorsque surabondamment porté vers la tête, il causait des céphalalgies; beaucoup eurent le privilége d'aller rassembler la bile qui donnait à la peau une teinte désagréable; enfin, des effets vraiment merveilleux furent attribués aux médicamens employés par ces zélés croyans.

Ceux qui crurent devoir modifier nos humeurs, ne manquèrent pas de trouver des drogues qui, sous les noms fastueux de *dépuratifs*, de *délayans*, d'*incisifs*, *désobstruans*, etc., furent chargés de les nettoyer, diviser, cuire, diminuer, augmenter, atténuer, etc., etc. Enfin, à force de rêveries, on trouva les moyens les plus variés et les plus ridicules de remédier à nos maux. Nous eûmes des poudres *universelles,* de joie, des trois diables; des tablettes mâles, des mains de Dieu, des catholiques double et simple, des drogues magnanimes, sympathiques, etc., etc., etc.

Les plus grandes saletés furent mises à contribution; les excrémens de chien, d'hirondelles, d'éléphans, de poule; les crottes de rats, et tout ce qu'il est possible d'imaginer de plus sale et de plus dégoûtant fut en possession d'opérer des prodiges. Une médecine simple autant qu'éclairée, a bien moins d'attraits pour les ignorans. Il leur faut des absurdités, des merveilles, des prodiges. Leur goût en médecine est en harmonie avec celui qui leur fait préférer les contes bleus, les récits de revenans et de sorciers.

Dans le tableau de l'humorisme que nous venons de tracer, nous n'avons malheureusement pas rappelé seulement des erreurs oubliées. S'il n'est plus question aujourd'hui de *l'atrabile*; si l'on n'ose plus, peut-être grâce à Molière, parler des *humeurs peccantes,* tout le reste existe encore dans le public, et dans certaines têtes médicales. Le charlatanisme surtout, cherche encore à exploiter cette source féconde; chaque jour ne nous offre-t-on pas, sous les noms les plus fastueux et les plus ridicules, des médicamens dont le moindre inconvénient est de n'avoir aucune propriété, mais qui ont souvent une action trop réelle sur nos organes, et dont les conséquences homicides sont des plus déplorables?

Il y a lieu d'espérer, sans doute, que bientôt le mal sera détruit parmi ceux qui exercent l'art de guérir ; mais combien ne faudra-t-il pas d'années avant d'avoir arraché ses dernières racines de la société ? Nous sortirions des bornes et du plan de cet ouvrage, si nous entreprenions de déduire les raisons qui prouvent l'absurdité de l'humorisme, dans le sens dont nous venons d'en parler. Cependant nous étant moins proposés de satisfaire la curiosité du public que de fixer son opinion sur un sujet aussi important, nous ne résisterons pas au désir de l'éclairer. Il ne suffit pas d'avoir ridiculisé les travers de l'esprit que nous cherchons à combattre, il faut prouver contre eux ; il faut que nos lecteurs soient à même de reconnaître combien ils sont funestes et peu fondés ; alors, seulement, nos efforts n'auront pas été infructueux.

Ces considérations nous font un devoir de ne pas nous attacher à réfuter ici l'humorisme, en traitant par anticipation des humeurs en particulier, et en donnant de longs détails sur le mode d'action des médicamens, ce qui serait hors de notre sujet ; mais en faisant l'histoire des fonctions de la vie, nous donnerons au delà de ce qui doit suffire pour éclairer des esprits justes, des hommes de bonne foi.

DES SOLIDES.

Le tissu cellulaire a été long-tems considéré

comme la base primordiale de tous nos tissus; mais les anatomistes modernes ont admis quatre fibres primitives, savoir : la *cellulaire* ou *lamineuse*, la *musculaire*, la *nervale* et l'*albuginée*; cette dernière, admise par M. Chaussier, est considérée, par les autres anatomistes, comme étant la fibre cellulaire très-condensée. Enfin les travaux les plus récens donnent lieu à n'admettre que deux principes immédiats de la forme organique, les *globules* et la *lymphe coagulable*.

Les globules, sur lesquels les recherches microscopiques de Meckel, MM. Milne Edwards, Prevost et Dumas ont répandu des connaissances plus précises, paraissent être de forme et de grandeur analogue, quel que soit le tissu à la formation duquel ils concourent. Ils sont disposés en série dont l'arrangement diffère selon les tissus ; on estime leur grosseur à $\frac{1}{300}$ de millimètre.

La lymphe coagulable dans laquelle les globules se sont interposés donne lieu à deux formes principales, la *lamellaire* et la *fibreuse;* et la réunion des fibres et des lames forme tous les tissus que nous allons bientôt étudier.

Nos divers tissus ont reçu de Bichat le nom de systèmes; le premier il en a fait une étude approfondie et en a donné une classification méthodique qui sera toujours un monument impérissable de son génie. Bichat admettait vingt-un systèmes, que, de nos jours, on nomme plus communément tissus, et dont le nombre a été réduit plus ou moins, suivant les auteurs, à cause de l'analogie qui existe entre quelques-uns; ce sont : les *systèmes cellulaire, nerveux* de la vie animale; *nerveux* de la vie organique; *artériel, veineux, exhalant, absorbant, osseux, médullaire, cartilagineux, fibreux, fibro-cartilagineux, musculaire* de la vie animale; *musculaire* de la vie organique; *muqueux, séreux, synovial, glanduleux, dermoïde, épidermoïde, pileux.*

Dans l'exposé des tissus que nous allons donner, nous croyons devoir modifier cette classification et celles qui l'ont suivies en réunissant ceux qui offrent une analogie manifeste de texture, de forme et de fonctions. Nous sommes loin de croire que notre classification ne laisse rien à désirer; mais jusqu'à ce jour il n'en a pas été proposé qui offrissent cet avantage. S'il existe entre nos tissus des points de contact, il existe aussi des dissemblances; et, pour éviter celles-ci, il faudrait les isoler tous, et en reconnaître, comme Bichat, un grand nombre; ce qui présente l'inconvénient de ne pas conserver les rapports qui existent. Cet auteur a fait des systèmes séparés, de tissus qui n'ont que quelque différence dans leur mode d'action; c'est ainsi qu'il a séparé les muscles et les nerfs de la vie animale, de ceux de la vie organique, qui ont été rapprochés avec raison, par d'autres physiologistes. Bichat a aussi présenté les exhalans et les absorbans comme des systèmes particuliers ; cependant, ces vaisseaux dont l'existence n'est pas encore démontrée, ne doivent être considérés que comme les dernières ramifications des capillaires artériels, veineux ou lymphatiques. On ne sait pas auquel de ces trois ordres de vaisseaux, on doit attribuer l'exhalation et l'absorption, qui peuvent n'être que des propriétés non explicables de nos tissus, de même que les sécrétions. Enfin on ignore si ces propriétés n'appartiennent pas exclusivement au tissu cellulaire, qui peut très-bien, comme on l'a long-tems pensé, exister dans toutes nos parties ; toujours est-il que ces fonctions importantes de notre organisation , ne peuvent être considérées, jusqu'à présent, comme des systèmes, mais seulement comme des propriétés de tissus.

Le système médullaire de Bichat et la graisse eussent pu être rapprochés pour former une division distincte, si nous eussions pu voir dans les différentes graisses du corps, une organisation , une texture qui permît de les considérer comme tissu particulier ; mais comme ce ne sont, en effet , que des substances exhalées qui séjournent dans les os et le tissu cellulaire, nous avons dû être détournés de les classer autrement qu'avec les tissus qui les produisent ou les contiennent.

Les mêmes motifs qui ont engagé d'autres physiologistes à rapprocher les divers ordres de vaisseaux, nous ont conduits à réunir aussi les membranes. Il nous a semblé que cette marche était plus uniforme ; car il n'existe pas de différences plus grandes entre les premiers, qu'entre ces dernières. Des considérations que nos lecteurs pourront bientôt apprécier, nous ont fait préférer réunir la peau aux membranes, plutôt que de la raprocher du tissu fibreux. Nous sommes loin de prétendre que les tissus que nous réunissons, soient de textures semblables ; et, pour éviter l'équivoque, nous nommerons systèmes les divisions principales, lesquelles seront composées de différens tissus. Ces systèmes sont : le 1° *cellulaire,* 2° *vasculaire,* 3° *nerveux,* 4° *osseux,* 5° *cartilagineux,* 6° *fibreux,* 7° *musculaire,* 8° *membraneux,* 9° *glanduleux* et *parenchymateux.*

De ces systèmes, il en est qui existent dans presque tous nos organes, dont ils forment la trame ; on les nomme générateurs. Ce sont les systèmes cellulaire, vasculaire et nerveux.

Une propriété particulière, un principe de vie inconnu, réunit à cette trame, les matériaux divers qui donnent lieu aux *tissus* secondaires.

La réunion d'un plus ou moins grand nombre de tissus, forme les *organes* destinés à remplir une ou plusieurs des fonctions de la vie. La réunion de plusieurs organes concourant au même but, à la même fonction, constitue un *appareil.* On nomme *viscères* les organes ou appareils d'organes qui remplissent les principales fonctions de la vie.

ARTICLE PREMIER.

SYSTÈME CELLULAIRE.

Le tissu cellulaire est le plus répandu. Il existe comme base de la plupart des autres tissus. C'est lui qui les unit, qui en remplit tous les interstices. Dans certaines régions, ses mailles sont remplies par la graisse, il prend alors le nom de tissu *adi-veux*, et donne lieu à ces formes gracieuses qui charment nos regards.

Ce tissu, dont nous ne pouvons donner une idée plus exacte, qu'en rappelant ces masses perméables, que les viandes de boucheries nous offrent, après que l'animal abattu a été insuflé, est composé de mailles à lames blanchâtres, de forme et de dimensions variables, qui communiquent entre elles. Il est doué d'une grande extensibilité.

Le tissu cellulaire exhale une sérosité albumineuse, qui est résorbée par une propriété d'absorption qui, dans l'état de santé, égale la faculté d'exhalation, mais qui, dans certaines conditions maladives, étant moindre, donne lieu aux infiltrations (*leucophlegmatie*). Le tissu cellulaire a la faculté de se reproduire, et c'est à lui que l'on doit les bourgeons qui forment les cicatrices des plaies. Lui seul produit le véritable pus.

ARTICLE II.

SYSTÈME VASCULAIRE.

Si nous réunissons les quatre ordres de vaisseaux qui existent dans le corps humain, ce n'est pas que leur texture soit la même, mais bien à cause de leur analogie de forme et de fonction. On distingue les vaisseaux *artériels, veineux, lymphatiques et capillaires.*

A. *Tissus artériels.*

Les artères ont été long-tems confondues avec les veines. Hippocrate n'eut aucune idée de leur fonction, puisqu'il regardait leur pulsation comme un phénomène accidentel. Erasistrate en eut une très-fausse; car il pensait qu'elles étaient destinées à conduire l'air du poumon au cœur, et de celui-ci dans toutes les parties du corps. Ce ne fut qu'après qu'Harvey eut découvert la circulation du sang, que l'on fut fixé sur les fonctions des artères, dont nous aurons à nous occuper plus tard.

Les artères peuvent être figurées comme un arbre dont le tronc est au cœur, et dont les ramifications vont en se multipliant, jusqu'aux divisions les plus imperceptibles, se répandre dans presque tous nos tissus.

Les divisions artérielles réunies présenteraient un

calibre plus considérable que les troncs d'où elles proviennent. Cette disposition était nécessaire pour faciliter la circulation qui se fait dans ces vaisseaux du cœur vers les ramifications. Ces divisions ont presque toutes lieu à angle droit.

Les artères ont des branches qui les font communiquer entre elles, au moyen desquelles elles se suppléent dans certains cas. On nomme *anastomoses* ces communications.

La texture des artères a donné lieu à beaucoup de recherches qui ont produit des opinions variées. De nos jours, on les considère comme étant formées de trois tuniques : la plus intérieure, de nature muqueuse, exhale, selon M. Dumas, un fluide qui favorise la circulation du sang; la deuxième, que l'on a nommée *membrane propre des artères*, et formée de fibres circulaires jaunes; celle-ci est dense, élastique, mais très-fragile ; c'est sa rupture qui donne lieu aux anévrismes de ces vaisseaux. Enfin la troisième nommée tunique *celluleuse*, est formée de lames serrées, très-résistantes; c'est la seule qui existe dans les tumeurs anévrismales. C'est sa densité qui fait que les artères ne s'affaissent pas dans l'état de vacuité, comme les autres vaisseaux.

Les artères reçoivent des artérioles pour leur nutrition, et de nombreuses ramifications du nerf grand sympathique. Elles sont destinées à transmettre le sang rouge ou réparateur, à toutes les parties du corps. Celles qui sont d'un certain calibre sont entourées d'un cercle cartilagineux lorsqu'elles traversent les muscles, pour éviter l'effet compressif de la contraction de ceux-ci.

La texture des artères, et les efforts qu'elles sont destinées à supporter, rendent leurs lésions extrêmement graves ; aussi la nature a-t-elle disposé ces vaisseaux, de manière à ce qu'ils fussent, autant que possible, garantis de l'action des agens extérieurs. Elles sont presque toujours recouvertes par des os et des muscles ; et il n'y a que *la carotide externe, la faciale, la temporale, l'axillaire, la brachiale, la radiale, la crurale* et la *poplitée* qui offrent des portions de leur trajet, placée superficiellement ; comme on le voit à la radiale, qui sert communément à tâter le pouls.

B. *Tissu veineux.*

Les veines sont destinées à reporter au cœur, de toutes les parties du corps, le sang que les artères y ont transmis. Ici, ce n'est plus par une impulsion unique et énergique, mais par un mouvement lent, par une propriété particulière, que nous examinerons en traitant de la circulation, que le sang parcourt ces vaisseaux. On conçoit qu'il n'était pas nécessaire que leur texture fût la même que celle des artères, qui ont à résister à l'effet des contractions du cœur ; aussi les tuniques des veines, bien qu'en nombre égal, présentent une

organisation différente. La membrane interne est
fort mince, extensible, et n'est pas sujette à s'ossifier, comme cela arrive quelquefois à celles des artères; la tunique moyenne est formée de fibres longitudinales, peu denses, plus extensibles et moins
fragiles; enfin la dernière couche est celluleuse,
mais d'un tissu moins serré que dans les artères;
ce qui fait que les veines peuvent être dilatées par
le sang qu'elles contiennent, sans que leur texture en souffre; elles sont peu extensibles dans le
sens de leur longueur.

La circulation est active et prompte dans les
artères; elle est, pour ainsi dire, passive et n'a
lieu que lentement dans les veines. Pour que le
retour du sang vers le cœur, fût proportionné à
son départ, il a fallu que le nombre des veines fût
beaucoup plus considérable que celui des artères.
On pense que les premières, par leur nombre,
offrent plus du double de capacité que celles-ci.

Nous ne devons pas entrer ici dans les détails
qui appartiennent spécialement à la circulation;
mais nous devons indiquer, comme faisant partie
de la structure des veines, les valvules dont elles
sont pourvues de distance en distance. Ces valvules sont des espèces de cloisons incomplètes, mobiles, fournies par la membrane interne, et qui s'en
détachent en forme de goussets; de telle sorte que
la colonne de sang ne trouve aucun obstacle dans
son mouvement d'ascension, tandis qu'elle est sou-

tenue par ces valvules, qui rompent cette colonne et détruisent le désavantage de sa pesanteur, qui se trouve réduite à fort peu de chose. C'est ainsi que la soupape d'un corps de pompe permet le passage d'un liquide dans un sens, et s'y oppose dans l'autre. Que l'on suppose des soupapes très-multipliées, qui agissent toutes dans la même direction, et on aura une idée de cette disposition des veines.

Les veines accompagnent ordinairement les artères; mais indépendamment de leurs vaisseaux profonds, il en est de superficielles sous-cutanées, qui sont, comme on le voit, fort exposées aux lésions extérieures, que leur texture et le mode de circulation qui leur est propre, rend sans danger; c'est sur elles que l'on pratique les saignées.

Les anastomoses des veines sont très-multipliées.

D. *Tissu lymphatique.*

Les vaisseaux lymphatiques sont de deux ordres; les uns destinés à porter le résultat nutritif de la digestion (*le chyle*) vers le centre de la circulation (*V. chylifères*); les autres chargés de puiser dans toutes les parties du corps [1] un liquide diaphane, légèrement visqueux, peu sapide, que l'on nomme lymphe. Ceux-ci se réunissent aux pre-

(1) On excepte le cerveau, la moelle épinière, l'œil et l'oreille interne, où il n'en a pas été reconnu.

miers qui, hors le tems de la digestion, charrient le même fluide.

La plus grande analogie existe dans les fonctions des vaisseaux lymphatiques et celles des veines ; comme elles, ils sont pourvus de nombreuses valvules, et le mode de circulation du fluide qu'ils contiennent, est le même que celui du sang veineux.

Les vaisseaux lymphatiques offrent aussi deux plans distincts, l'un profond, l'autre superficiel ; l'externe accompagne les veines sous-cutanées, l'interne suit les artères et les veines profondes ; l'un et l'autre se réunissent vers certaines parties, comme les aisselles, les plis des aines. Dans leur trajet, les vaisseaux lymphatiques suivent une marche moins flexueuse, elles ne sont pas aussi généralement répandues que les veines ; leur calibre est moins considérable, mais leur nombre est fort grand dans certaines régions.

Les vaisseaux lymphatiques sont formés de deux membranes ; l'extérieure, plus solide, est de nature celluleuse, l'interne est mince, délicate, transparente, analogue à celle des veines.

Il existe, sur le trajet des vaisseaux lymphatiques, de petits corps glandiformes (*ganglions lymphatiques*) dans lesquels ces vaisseaux pénètrent en nombre plus ou moins considérable, et se ramifient à l'infini. Après s'être réunis de nouveau, ils en ressortent par leur surface supérieure pour continuer leur trajet.

Ces ganglions sont fort nombreux [1] ; il en existe beaucoup à l'origine des lymphatiques chylifères qui les traversent plusieurs fois. Leur grosseur est variable depuis un dixième de ligne jusqu'à celle d'une noisette; leur forme est ronde ou ovale. Ils sont tantôt disséminés sur le trajet des vaisseaux qui nous occupent, ou réunis en assez grand nombre à certaines régions. Leurs fonctions paraissent être de faire subir à la lymphe une sorte d'élaboration; cependant, jusqu'à ce jour, on n'a pas reconnu de différence entre la lymphe prise avant et après son passage dans les ganglions.

Ces ganglions sont rougeâtres dans l'enfance ; ils prennent, chez l'adulte, une teinte grise qui devient jaunâtre chez le vieillard. Ils reçoivent de nombreuses artérioles et sont recouverts par une membrane séreuse brillante.

Les vaisseaux lymphatiques, après avoir pris naissance dans presque toutes les parties du corps, et avoir formé des vaisseaux apparens, s'anastomosent fréquemment, mais ne se réunissent pas pour former des troncs successivement plus considérables : cependant ils finissent par aboutir à des troncs principaux dont deux surtout sont plus remarquables.

(1) On évalue leur nombre à 6 ou 700.

1. Le *canal thoracique*, qui reçoit les vaisseaux chylifères, les lymphatiques de l'abdomen, ceux des membres inférieurs et du côté gauche du corps, traverse le diaphragme, par l'ouverture aortique, monte le long de la colonne vertébrale, se recourbe de droite à gauche et va s'ouvrir dans la veine sous-clavière de ce côté.

2. La grande *veine lymphatique* droite, étendue obliquement de la dernière vertèbre cervicale, est destinée à ceux de la moitié droite et supérieure du corps; elle s'ouvre ordinairement dans la veine sous-clavière de ce côté.

La lymphe se mêle au sang veineux qui est alors bien près d'arriver au cœur. Voyez *Circulation*, *Digestion*, *Respiration*.

D. *Tissu Capillaire.*

Ces vaisseaux, dont le nom exprime une ténuité semblable à celle des cheveux, sont bien autrement fins que ceux-ci; et ceux qui offrent une grosseur qui rende cette comparaison exacte, peuvent encore très-bien être classés dans un des genres de vaisseaux précédens. Les vaisseaux que l'on désigne plus spécialement sous le nom de capillaires, sont d'une si grande ténuité, que nos moyens d'investigation ne permettent pas de les apercevoir; mais on doit en supposer l'existence d'après ce qu'il nous est possible d'observer.

5.

Que l'on prenne une feuille d'un végétal, de lilas par exemple, et qu'on la regarde en la plaçant dans la direction de la lumière ; on verra d'abord aisément les premières ramifications ou nervures qui partent de la côte ; celles-ci donnent lieu à une infinité de veinules, et l'œil nu pourra encore distinguer une subdivision ; mais si on l'arme d'une loupe, on en apercevra une quatrième, et il n'est pas douteux qu'il en existe bien d'autres, qui sont les capillaires de cette feuille. Si nous sommes piqués par l'aiguille la plus aiguë, il sort toujours un peu de sang, or, ce sang est contenu dans des vaisseaux et n'est pas épanché ; il faut donc que ces vaisseaux soient bien multipliés et bien rapprochés. La coloration des joues, celle des lèvres et de bien d'autres surfaces à l'état sain, la rougeur de la peau, à l'état inflammatoire, sont encore des preuves de l'existence et de l'innombrable division des capillaires.

Il est une autre opinion qui infirme l'existence des vaisseaux capillaires ; c'est celle qui admet un tissu non vasculaire, comme intermédiaire entre les vaisseaux afférens et ceux efférens. Ce tissu aurait toutes les propriétés et jouerait les mêmes rôles dans notre organisation que ceux attribués aux vaisseaux capillaires. Mais que l'on admette ces derniers, ou tout autre tissu, ce qui importe peu, puisqu'il n'est pas plus facile de prouver l'existence des uns que des autres, il n'en demeure pas moins bien constant que c'est dans les capillaires ou ce tissu, que se passent les phénomènes les plus intéressans de la vie, ce que nous aurons souvent occasion de développer.

Les capillaires, que nous admettons avec Bichat et la plupart des physiologistes, ne fût-ce que comme êtres .de raison, forment un réseau dont les mailles sont en communication entre elles, aussi bien qu'avec les artères, les veines, les vaisseaux lymphatiques et toutes les surfaces.

Quelques physiologistes n'ont considéré les vaisseaux capillaires que comme les points de contact entre les artères et les veines, en se fondant sur la facilité avec laquelle les injections poussées dans les unes passent dans les autres. Néanmoins, comme on fait aussi, par le même moyen, parvenir les injections dans les lymphatiques et sur certaines surfaces, il ne paraît pas douteux, et l'autorité de Bichat, que l'on retrouve toujours quand on étudie nos tissus, est conforme à cette croyance, que les capillaires ont tous les rapports que nous venons de leur assigner.

Les capillaires doivent être divisés en deux ordres. Le premier comprend ceux répandus dans toutes les parties du corps; le second est formé des capillaires du poumon.

Les capillaires généralement répandus reçoivent des dernières ramifications artérielles, le sang contenant tous les matériaux de nutrition, de sécrétion etde vivification. Ce sang , pendant son séjour dans cet ordre de vaisseaux, perd une partie de ses propriétés et sa couleur vermeille ; c'est dans les capillaires du poumon où il est mis en contact avec l'air athmosphérique, après avoir reçu le chyle , qu'il recouvre ses qualités premières. Nous devons renvoyer aux articles *Circulation*, *Respiration*, *Nutrition*, *Sécrétion*, pour tout ce qui se rattache aux fonctions des capillaires, afin d'éviter de nous répéter.

ARTICLE III.

SYSTÈME NERVEUX.

De tous les systèmes qui entrent dans notre organisme , celui-ci, le moins connu dans son mode d'action, est le plus important. Plus développé dans l'homme que dans les autres animaux, c'est à lui qu'il doit ces facultés admirables qui le rendent supérieur à tous les autres êtres et quelquefois sublime.

C'est par l'influence nerveuse que les fonctions internes s'exécutent sans que nous en ayons la conscience ni que nous y participions par la volonté , et que nous accomplissons les actes instinctifs qui tendent à notre conservation; c'est par elle que nous exerçons volontairement toutes nos facultés de relation ; que nous recevons les impressions intérieures, pénibles et agréables, et celles perçues par les sens ; par elle aussi nous les comparons, nous en conservons le souvenir et nous imaginons : *Perception, Jugement, Mémoire, Idées.*

Le système nerveux a pour centre spécial des sensations le cerveau, lequel, s'il n'est le siége des perceptions, est au moins indispensable pour que nous en ayons le sentiment. A ce centre aboutissent, par la moelle épinière et la moelle allongée, les nerfs, dont les ramifications proviennent de toutes les parties du corps, et qui servent de communication entre elles et le cerveau, pour lui transmettre les impressions qu'ils sont destinés à recevoir et faire exécuter ses déterminations : nerfs de *relation sensoriaux et locomoteurs;* nerfs de la *vie animale* de Bichat.

Nous avons dit que les fonctions de la vie intérieure ou organique, s'exécutent par le moyen des nerfs, sans que nous en ayons la conscience ; c'est qu'il existe un ordre particulier de nerfs qui ne communiquent pas aussi directement avec le cerveau et qui président à ces fonctions : nerfs grand *sympathique,* nerfs de la *vie organique* de Bichat.

On a supposé long-tems une origine commune aux nerfs, que l'on a attribuée tantôt au cerveau, tantôt à la moelle épinière. Dans la première supposition, on se fondait sur la continuité de la moelle et des nerfs avec le cerveau, et sur leur dépendance plus ou moins intime de cet organe. En effet, dans beaucoup d'espèces, et dans l'homme surtout, si le cerveau est lésé, ou s'il cesse de communiquer avec la moelle épinière, les fonctions de relation sont d'abord arrêtées, et peu après celles de la vie organique cessent aussi. Mais la moelle épinière préexiste au cerveau lors de la formation de l'individu, et son développement est dans un rapport inverse avec celui de l'encéphale; dans l'homme, la moelle est peu développée relativement au volume du cerveau; tandis que, dans d'autres espèces, le contraire a lieu. Les animaux privés d'encéphale ont des nerfs qui remplissent parfaitement leurs fonctions; il en est auxquels on peut le retrancher sans que les fonctions de nutrition soient suspendues; enfin, il en est d'autres qui sont dépourvus de cerveau et de moelle épinière, et qui ont un système nerveux qui suffit à leur organisation. On ne doit donc pas considérer cet organe comme étant l'origine, mais seulement un développement, une complication du système nerveux, qui donne lieu à de nouvelles facultés accordées aux espèces qui ont une organisation plus complexe. Cette manière de voir, professée par M. Lamarck, est la plus généralement adoptée et la plus satisfaisante.

Les idées émises par Winslow, Reil et Bichat ont été modifiées par suite des travaux ultérieurs.

Les physiologistes de nos jours, guidés par l'anatomie comparée, ont établi la pluralité des centres nerveux; en sorte qu'on ne se borne plus aujourd'hui à isoler le grand sympathique des autres divisions du système nerveux; on en reconnaît presque autant qu'il y a de fonctions. Ne pouvant traiter ici convenablement un sujet auquel les progrès de la science ajoutent tous les jours, bornons-nous à admettre avec M. Gall, quatre divisions principales, savoir : 1° Les nerfs du thorax et de l'abdomen ou grand *sympathique*, qui existent dans le premier degré d'organisation; 2° les nerfs des mouvemens volontaires et des sensations tactiles, ou ceux de la moelle épinière; 3° les nerfs des sens, ou de la moelle allongée; 4° l'organe des facultés de l'esprit, ou le cerveau et le cervelet. Ce savant établit ensuite, que chacune de ces divisions est composée d'organes distincts, présidant à des fonctions diverses.

Nous n'entrerons pas dans le développement des considérations sur lesquelles se fonde cet auteur; nous nous bornerons à donner une idée de son système, relativement au cerveau, lorsque nous traiterons des fonctions de cet organe.

Nous croyons aussi devoir nous abstenir de donner les opinions de MM. de Blainville, Bally, Lamark et Magendie, malgré tout l'intérêt qui se rattache aux travaux de ces physiologistes; mais nous ne devons pas perdre de vue, que notre ouvrage n'est pas destiné aux personnes qui veulent

approfondir la science, et bien à celles qui désirent
en avoir une idée exacte et concise.

A. *Tissu cérèbro-spinal.*

Cet ordre comprend : le cerveau, le cervelet, la
moelle allongée et la moelle épinière.

1°. Le *cerveau* ou *encéphale* constitue l'homme
moral, comme toutes les autres parties constituent
l'homme physique. Cet organe très-peu développé
chez certains animaux, et qui manque chez d'autres, le devient d'autant plus, à mesure qu'on l'observe chez ceux dont l'intelligence est plus grande;
enfin, chez l'homme il est extrêmement volumineux, proportionnellement au reste du corps.

Malgré qu'il soit d'une texture presque homogène, l'étude anatomique du cerveau est fort difficile, surtout lorsqu'à la description de ses diverses parties, n'est pas jointe la démonstration.
Aussi renoncerons-nous à faire connaître cet organe, autrement que d'une manière générale.

Le cerveau remplit chez l'homme, la cavité du
crâne, qui est moulé sur lui, et présente intérieurement des impressions qui répondent aux émi-
nences arrondies qui existent à la surface de l'encéphale. Sa forme est celle d'un ovoïde légèrement
comprimé sur les côtés, et aplati en dessous, plus
gros en arrière qu'en devant. Sa consistance varie
selon l'âge ; presque fluide chez le fœtus, il devient d'autant plus dense que le sujet est plus âgé.

Il est formé de deux substances : l'une grise , appelée *corticale*, molle, spongieuse et comme vasculaire, existe à la périphérie et dans quelques autres parties. L'autre (*substance médullaire*), plus ferme, de couleur blanche, se trouve en beaucoup plus grande proportion.

Le cerveau est enveloppé par trois membranes. La plus extérieure (*la dure-mère*) résistante, de nature fibreuse, est en rapport, d'une part, avec le crâne, de l'autre, avec l'*arachnoïde*, membrane de nature séreuse qui, à son tour recouvre la *pie-mère*, membrane toute celluleuse, immédiatement en rapport avec le cerveau.

Le cerveau est partagé d'avant en arrière, en deux hémisphères, réunis inférieurement, et séparés dans le reste de leur étendue, par un repli de la dure-mère (*faux du cerveau*). Chacun de ces hémisphères présente à sa base, trois saillies que l'on nomme *lobes*. La face supérieure de cet organe présente de nombreuses *circonvolutions*. La dure-mère forme, entre le cerveau et le cervelet, une cloison que l'on nomme *tente du cervelet*. Les deux autres membranes sont les seules qui pénètrent dans les *anfractuosités*.

2°. Le *cervelet* est placé à la partie postérieure, inférieure du crâne, et présente des dispositions qui ont quelques analogies avec celles du cerveau: comme lui il est partagé par un repli de la dure-mère (*faux du cervelet*). Il offre un assemblage de

lames grises, épaisses d'une ligne à une ligne et
demie, placées de champ, les unes à côté des autres, concentriques, régulières et séparées par des
sillons que tapisse la pie-mère. Sa face supérieure
est convexe et en rapport avec la tente du cervelet ; sa face inférieure présente, sur la ligne
médiane, un enfoncement profond, qui loge en
devant le commencement de la moelle vertébrale.
Le volume du cervelet est moins du tiers de celui
du cerveau, et son poids en est la huitième ou
neuvième partie.

3°. La *moelle allongée*, portion la moins volu-
mineuse, est située entre le cerveau et le cervelet, avec lesquels elle a des connexions au
moyen de forts prolongemens. Elle se continue
en bas, avec la moelle épinière, au grand trou
occipital.

4°. La *moelle épinière* ou *vertébrale*, consiste en
un gros et long cordon, irrégulièrement cylindrique, qui descend de la base du crâne jusqu'au
niveau de la deuxième vertèbre des lombes.
Dans ce trajet, la moelle épinière présente des
renflemens et des rétrécissemens; elle offre aussi
en avant et en arrière deux sillons qui la
divisent profondément dans toute sa longueur,
surtout antérieurement.

Les deux substances que l'on remarque dans le
cerveau, entrent encore dans la composition de la
moelle épinière, mais dans un ordre inverse,

c'est-à-dire, que la substance blanche est externe et enveloppe la matière grise.

Les membranes qui enveloppent le cerveau accompagnent la moelle vertébrale.

Le prolongement rachidien fournit dans son trajet trente paires de nerfs, qui sortent par des trous ménagés entre les vertèbres; en bas, elle se termine par un tubercule ovale.

B. *Tissu nerveux en général.*

Les nerfs sont des agens arrondis, quelquefois aplatis, de couleur blanchâtre, de grosseur variable, suivant qu'on les examine plus ou moins loin de leur origine; se divisant dans leur trajet jusqu'à une ténuité inappréciable, pour se répandre dans tous les autres tissus, et y porter, si ce n'est le principe de la vie, au moins la sensibilité qui les rend propres à en recevoir l'action.

C'est de la substance grise que naissent presque tous les nerfs, à des distances plus ou moins éloignées du point où ils se détachent. Ils sont formés d'un plus ou moins grand nombre de cordons, résultant de la réunion de filamens extrêmement déliés, formés par une membrane nommée *névrilème*, qui est remplie par la substance médullaire, analogue à la matière blanche du cerveau et de la moelle épinière. Le névrilème enveloppe aussi les cordons et les nerfs, du tissu cellulaire les unit.

Les nerfs reçoivent des artérioles nombreuses, des veinules les accompagnent.

Les nerfs du même ordre, ceux qui ont une origine différente, fournissent et reçoivent des branches qui établissent des communications très-multipliées entre eux. On nomme *anastomose* ces communications, qui font, de tous ces organes de la sensibilité, un tout continu : ce qui explique les nombreux rapports qui existent entre toutes les parties du corps, et surtout les sympathies que l'on remarque entre beaucoup d'organes fort éloignés les uns des autres.

Dans certaines régions, les nerfs se réunissent et forment une sorte de réseau qui a reçu le nom de *plexus ;* d'où ils se divisent de nouveau en rameaux plus ou moins nombreux.

Au col, à la poitrine, à l'abdomen, les nerfs traversent et se ramifient dans de petits organes, de couleur grise-rougeâtre, nommés *ganglions nerveux,* qui sont un assemblage de filamens divisés à l'infini et réunis par un tissu lamineux très-fin.

On ne sait pas comment les nerfs se distribuent dans nos tissus : si c'est en se dépouillant de leur névrilème et se répandant sous forme membraneuse, comme ceux de l'ouïe, de l'odorat et de la vue; ou bien s'ils sont, comme Reil le suppose, environnés d'une atmosphère, d'un fluide particulier, analogue au fluide électro-magnétique, lequel étendrait son influence et leur action.

Il est des organes qui reçoivent beaucoup de nerfs, d'autres qui paraissent n'en point recevoir. Les organes des sens sont ceux qui en ont davantage ; après eux viennent les tégumens, les membranes muqueuses, les muscles, etc.

Bichat a divisé les nerfs en deux ordres : l'un auquel appartiennent les nerfs des sens et de la locomotion , destinés à transmettre au cerveau les impressions extérieures d'une part, de l'autre à servir de conducteurs aux volitions de cet organe : nerfs de la *vie animale*. L'autre, présidant aux fonctions intérieures et formant un système à part qui, dans l'état naturel, ne transmet pas de sensations au cerveau : nerfs de la *vie organique*.

Malgré les modifications que les travaux des physiologistes modernes ont apportés à cette classification, et le désir que nous avons d'offrir à nos lecteurs le résultat des connaissances les plus récentes, nous croyons devoir nous en tenir à la division de Bichat, afin d'éviter des considérations trop abstraites pour qui n'est pas familier avec l'étude de l'anatomie.

C. *Nerfs des sens et du mouvement, nerfs de la vie animale de Bichat.*

Ces nerfs proviennent de la moelle allongée et de la moelle épinière. Le cerveau et le cervelet n'en fournissent aucun, bien que, jusqu'à ces derniers tems on ait pensé que les nerfs olfactifs et optiques avaient leur origine au cerveau. Les uns sortent du crâne par des trous qui existent à la base de cette cavité ; les autres sortent par des ouvertures ménagées entre les vertèbres que l'on nomme trous de *conjugaisons ;* les uns et les autres sortent par paires et sont symétriques comme tous les organes de la vie animale.

Nerfs Crâniens.

Les nerfs qui sortent du crâne, d'avant en arrière, sont :

Première paire. —Nerfs *olfactifs,* nerfs de l'odorat : mous et pulpeux, ils sortent par un grand nombre de trous et viennent se ramifier sur la membrane muqueuse nasale, et particulièrement sur celle qui tapisse la cloison et les parois du nez.

Deuxième paire. —Nerfs *optiques,* nerfs de la vision : plus volumineux que les précédens, et que la plupart de ceux qui sortent du crâne, après s'être réunis, s'écartent et sortent, en se dirigeant en avant, pour pénétrer dans l'œil, sur les parois intérieures duquel ils s'épanouissent sous forme d'une pulpe membraneuse, la *rétine*.

Troisième paire. — Nerfs *moteurs oculaires communs*, se divisent en deux branches qui se rendent à la plupart des muscles de l'œil.

Quatrième paire. — Nerfs *oculo-musculaires internes* ou *pathétiques*, pénètrent dans l'orbite et se distribuent au muscle grand oblique de l'œil.

Cinquième paire.—Nerfs *trifaciaux*. Ces nerfs naissent par un nombre considérable de filets, quatre-vingt à cent, et se divisent en trois branches; la première, *nerf ophtalmique*, qui fournit à la glande lacrymale, à la paupière supérieure, au front, aux fosses nasales, au dehors de l'orbite, au nez et à ses tégumens. La deuxième, *nerf maxillaire supérieur*, fournit un rameau *orbitaire* qui donne des filets au muscle orbiculaire des paupières et à la peau d'une part; de l'autre se répand dans la fosse temporale et se perd dans la peau des tempes et de la tête; inférieurement elle fournit les nerfs de la paupière inférieure du sac et de la caroncule lacrymale; elle donne aussi des filets au nez, aux tégumens des joues, à plusieurs muscles de la face, et fournit les nerfs dentaires de la mâchoire supérieure. La troisième, *nerf maxillaire inférieur*. Cette branche, la plus grosse des trois, fournit à l'oreille, à plusieurs muscles de la face superficiels et profonds, aux amygdales, aux muscles du pharynx, aux glandes sous-maxillaires et parotides; donne quelques filets à la langue et produit les nerfs dentaires de la mâchoire inférieure.

Sixième paire.—Nerfs *moteurs oculaires externes.* Ces nerfs se distribuent au muscle droit externe de l'œil.

Septième paire.—*Nerfs faciaux,* envoient des filets dans l'oreille interne, au pavillon de l'oreille, sur la tempe, au front et à presque toutes les parties de la face.

Huitième paire. —Nerfs *acoustiques,* nerfs de l'audition se distribuent dans l'oreille interne aux organes de l'audition.

Neuvième paire. —Nerfs *glosso-pharyngiens,* se rendent à la langue, au pharynx, aux amygdales.

Dixième paire. —Nerfs *pneumo-gastriques,* donnent des rameaux au pharynx, au larynx, à la trachée-artère, aux artères carotides, à l'aorte, à l'œsophage, à l'estomac, au cœur, au poumon, etc.

Onzième paire.—Nerfs *hypo-glosses* se distribuent à la langue et à plusieurs muscles qui y ont rapport, aux veines jugulaires et à plusieurs muscles de cette région.

Douzième paire. — Les *nerfs spinaux crâniens.* Ceux-ci ont manifestement leur origine dans la moelle épinière, à la région cervicale; ils remontent pour entrer dans le crâne par le trou occipital, d'où ils ressortent par des ouvertures nommées *trous déchirés postérieurs,* pour se distribuer à quelques muscles du cou.

Nerfs spinaux ou *vertébraux*.

Il y en a trente paires que l'on distingue, d'après la région de la colonne vertébrale d'où elles sortent, en : *cervicaux*, au nombre de 7 ; *dorsaux*, au nombre de 12 ; *lombaires*, au nombre de 5, et *sacrés* au nombre de 6. .

Tous ces nerfs proviennent de deux branches, l'une antérieure, l'autre postérieure qui se réunissent et forment un renflement nommé ganglions.

Les découvertes et les expériences de M. Magendie et de Béclard prouvent que les faisceaux antérieurs sont les agens du mouvement, et que ceux postérieurs président aux sentimens ; les faisceaux antérieurs sont plus déliés.

Sortis des trous de conjugaison, les nerfs se réunissent en certain nombre pour former des entrelacemens inextricables, nommés *Plexus*. Tels sont : le *plexus cervical*, formé par les trois premières paires cervicales, qui fournit les nerfs de plusieurs organes du cou, qui en donne à la tête, à la poitrine, au diaphragme, etc. Le *plexus brachial* formé par les branches antérieures des quatre dernières paires cervicales et la première dorsale, fournit les nerfs des muscles de la poitrine, de l'épaule et du bras.

Les *nerfs dorsaux* ne forment pas de plexus, ils se divisent en deux branches, antérieure et posté-

rieure, qui se distribuent aux muscles et aux tégumens de la poitrine, du dos, du ventre, etc.

Les nerfs *lombaires* fournissent les filets qui se
rendent aux muscles de cette région, et ceux des
tégumens de la partie supérieure des cuisses. Leurs
branches antérieures forment le *plexus lombaire* qui
envoie ses nerfs à l'anus, aux tégumens des parties
génitales, à quelques muscles de la cuisse, etc.

Le *plexus sciatique* ou sacré est spécialement formé
par la branche antérieure de la cinquième paire
lombaire, et par celles des quatre premiers nerfs
sacrés; il donne des filets à quelques portions du
gros intestin, à la vessie, au canal de l'urètre, à
l'utérus, au muscle grand fessier, au périnée, à la
verge, à la cuisse, à la jambe, etc.

D. *Nerfs grand-sympathiques, trisplanchniques,
nerf ganglionnaire, nerf de la vie organique de
Bichat.*

Cet ordre de nerfs forme un appareil très-compliqué, situé à l'intérieur du corps, destiné à présider aux fonctions des organes de la vie intérieure,
et à établir des rapports entre eux.

L'origine de ces nerfs a été, et est encore aujourd'hui un sujet de diversité dans les opinions.
M. Chaussier l'attribue au cerveau; M. Legalois à
la moelle spinale; Bichat pensait qu'ils ne tiraient
leur origine ni de l'un ni de l'autre. « D'où naî-

» trait, dit-il, le grand sympathique de la sixième
» paire? mais tous les nerfs vont en diminuant,
» du cerveau vers les organes : or, celui-ci présente-
» rait alors une disposition toute opposée, il gros-
» sirait en distribuant des branches. Naîtrait-il de
» la moelle épinière? mais alors les branches qu'il
» fournit dans une région, viendraient donc de
» celles qu'il reçoit de la moelle dans cette région.
» Ainsi le grand et le petit splanchnique, naîtraient
» de certaines paires intercostales; or ils sont ma-
» nifestement plus gros, le premier surtout, que
» la somme des branches dont ils tireraient leur
» origine. »

Quoi qu'il en soit de l'origine de ces nerfs, ils
existent de chaque côté de la face antérieure de
la colonne vertébrale, depuis la base du crâne
jusqu'à l'extrémité inférieure du tronc, se distribuent aux organes de la nutrition, et, destinés à
leur donner la sensibilité nécessaire à l'exercice de
leurs fonctions, ils n'en ont qu'une fort peu développée, et ne paraissent pas servir, au moins dans
l'état normal, à transmettre les impressions qu'ils
reçoivent au cerveau.

Les nerfs formant le grand sympathique, traversent un grand nombre de renflemens rougeâtres nommés *ganglions* qui existent de chaque
côté à la base du crâne, à la face au cou, au
thorax, au lombes et dans le bassin.

Des opinions nombreuses ont été émises sur les

fonctions de ces ganglions; les uns les ont crus destinés à augmenter l'action du fluide nerveux, ou à accélérer son cours; d'autres ont supposé qu'ils empêchaient l'âme de percevoir les sensations des organes intérieurs; Winslow voyait en eux autant de petits cerveaux; Bichat et d'autres leur supposant une action propre, admirent que par les ganglions les nerfs de la vie animale étaient isolés du cerveau, et pouvait présider aux fonctions de ce genre, sans sa participation. Malheureusement dans l'état actuel de la science, il nous est impossible d'offrir quelque chose de satisfaisant sur le rôle que jouent les ganglions dans notre organisation.

Les cordons qui sortent des ganglions, fournissent des filets qui communiquent en s'anastomosant avec quelques-uns des nerfs encéphaliques et rachidiens; mais le plus grand nombre de leurs rameaux pénètrent dans les viscères où entourent les artères.

La cavité abdominale paraît être le centre des nerfs trisplanchniques; au moins est-ce dans cette région où existent les *plexus* formés par ces nerfs, dont le principal est le plexus *solaire*, situé profondément dans la région épigastrique, derrière l'estomac, et qui semble être le centre d'où partent les branches qui vont former les plexus stomachique, cœliaque, hépatique, splénique, mésentérique, rénaux, spermatique, etc.

Nous ne sentons pas la nécessité de suivre la distribution des rameaux nerveux dans les organes; ces détails en pure perte pour l'instruction de nos lecteurs, fatigueraient leur attention, et augmenteraient beaucoup l'étendue d'un article peut-être déjà trop long.

ARTICLE IV.

SYSTÈME OSSEUX.

C'est celui qui forme la charpente du corps, fournit les points d'appuis nécessaires aux mouvemens, et ceux d'attaches aux muscles. Les os servent aussi d'enveloppe solide aux organes d'une texture délicate, et qui sont indispensables à la vie.

La gélatine et la graisse forment plus de la moitié du poids des os, l'autre moitié est due en très-grande partie à l'incrustation du sous-phosphate de chaux. MM. Vauquelin, Fourcroy, Berzélius et d'autres chimistes ont constaté l'existence de plusieurs autres sels, tels que le sous-carbonate de chaux, le phosphate de magnésie, l'alumine, la silice, l'oxide de fer, de manganèse, etc.

Les os sont, chez l'adulte, au nombre de 252, savoir : 63 à la tête, 55 au tronc, 68 aux membres supérieurs ou thoraciques, et 66 aux inférieurs ou pelviens. Quelques-uns n'existent pas encore dans l'enfance.

Ils sont pairs ou impairs symétriques ou irréguliers. Les os impairs se trouvent à la partie médiane du corps, ce sont eux qui sont symétriques.

Les os présentent des formes très-variées ; ils sont longs, courts, plats ou arrondis, etc. Leurs couches externes sont composées d'un tissu compact, celles interne sont formées d'un tissu réticulaire. L'extrémité des os longs est remplie par un tissu spongieux.

Aux os se rattache le système médullaire de Bichat, qui en occupe le centre. Leurs surfaces articulaires sont recouvertes de cartilages, et celles de leurs corps est tapissée par un tissu fibreux nommé *périoste*.

Des vaisseaux sanguins, artériels veineux et lymphatiques, des nerfs entrent dans leur composition.

Les os acquièrent d'autant plus de densité que l'individu est plus avancé en âge.

ARTICLE V.

SYSTÈME CARTILAGINEUX.

Celui-ci, bien moins répandu, est d'un blanc laiteux, demi-transparent ; le tissu cellulaire en forme la base.

Les cartilages contiennent une grande proportion de gélatine ; ils sont d'un tissu très-serré, peu extensible, mais compressible et très-élastique. On n'y découvre aucuns vaisseaux, sans doute parce que leur ténuité empêche de les apercevoir. Ils ne paraissent recevoir que des fluides blancs dans l'état ordinaire.

Les cartilages recouvrent toutes les surfaces articulaires, mobiles, dont ils facilitent les glissemens. Ils servent d'intermédiaire entre quelques os qui sont peu susceptibles de mouvement, et de prolongement à d'autres, tels que les côtes, le sternum ; ils forment le larynx, une partie du nez, ils existent aux oreilles, aux paupières, etc.

Quelques cartilages s'ossifient avec l'âge. La membrane qui les recouvre se nomme *périchondre*.

ARTICLE VI.

SYSTÈME FIBREUX.

Il existe sous des formes variées, se présente sous des aspects différens et fait partie d'organes fort dissemblables. C'est à lui qu'appartient l'enveloppe des os (*le périoste*), celle des cartilages non-articulaires (*périchondre*), les moyens d'union des articulations, tels que les ligamens et les capsules articulaires. Dans les muscles il forme les tendons qui s'implantent aux os : les enveloppes qui les contiennent et les séparent (*les aponévroses*). Il forme aussi d'autres membranes consistantes qui entourent certains organes, telles que la tunique albuginée des testicules, la sclérotique, la dure-mère,

le péricarde, etc. Enfin le tissu fibreux existe encore dans les vaisseaux sanguins et lymphatiques,
les conduits excréteurs, les voies aériennes, etc,

Le tissu fibreux est tântôt d'un blanc mat ou
nacré, tantôt jaunâtre ; il est d'une texture très-
serrée et résiste aux efforts qui tendraient à le
rompre ; il est composé de fibres unies à une faible
quantité de gélatine et d'albumine.

Il existe un tissu mixte, qui participe du
fibreux et du cartilagineux, auquel on a donné
le nom de *fibro-cartilagineux*. Ce tissu offre la
réunion de composition et de propriétés des tissus
dont il porte le nom. Il se trouve entre certains
os, tels que ceux du bassin, les vertèbres ; il
entoure certaines articulations ; il forme des
gaînes et des poulies tendineuses, qui facilitent
le glissement des tendons ; comme au poignet,
à l'œil, etc.

ARTICLE VII.

SYSTÈME MUSCULAIRE.

Les muscles qui forment la plus grande partie
de la masse du corps, sont les organes actifs de
tous les mouvemens que nous avons la faculté de
produire volontairement, et de ceux qui ont lieu
sans le concours de notre volonté. C'est d'après
cette différence, que Bichat les avait divisés en
deux classes ; l'une formée par les muscles sou-

mis à l'influence des nerfs du cerveau et de la moelle épinière, et par conséquent à celle de la volonté (*muscles de la vie animale ou de relation*); l'autre composée de ceux qui sont mus par l'influence du grand sympathique, et dont l'action a lieu sans que nous puissions la modifier, etmême souvent que nous en ayons la conscience. (*Muscles de la vie organique ou de nutrition.*)

Les muscles communément appelés chair, fournissent à l'analyse de l'albumine de la fibrine, une matière extractive, l'osmazôme, de la graisse, une substance susceptible de passer à l'état de gélatine, un acide que l'on croit être l'acide lactique, et différens sels.

Leur texture est formée par du tissu cellulaire très-fin, et des fibres réunies en faisseaux. Ces faisseaux mous, peu extensibles, sont naturellement blancs ; la couleur rouge qu'ils nous présentent tient seulement au sang dont ils sont imprégnés.

On s'est livré à des recherches très-multipliées, sur la nature des fibres musculaires; mais nos lecteurs, sans doute, peu jaloux de pénétrer dans les profondeurs d'une anatomie trop minutieuse, nous en dispenseront : bornons-nous à leur faire connaître que la ténuité des dernières fibres que l'on parvient à séparer est telle, que bien que ne formant pas la neuvième partie d'un cheveu, elles contiennent cependant encore cent filamens.

Le nombre des muscles est de trois à quatre cents. Leurs formes sont variées ; ils sont longs, larges, cylindriques, triangulaires, carrés, aplatis, membraneux.

La direction des fibres de ceux qui sont destinés aux mouvemens volontaires est droite. Ces muscles sont, la plupart, terminés par une expansion tendineuse qui s'attache aux os qu'ils sont destinés à mouvoir. Les fibres musculaires sont alors implantées à ce tendon, comme les barbes d'une plume ; d'autres ont leurs fibres immédiatement fixées aux os ; enfin il en est qui, n'étant destinés qu'à produire le mouvement des parties tégumentaires ou membraneuses, leur sont unis sous forme de membranes.

La plupart des muscles longs appartiennent aux membres [1] ; ils sont généralement plus gros à leur centre qu'à leur extrémité. Ils sont revêtus d'aponévroses qui les maintiennent dans leurs situations ou fournissent des points d'insertion à leurs fibres.

Les muscles de la vie organique offrent des formes moins variées que ceux de relation ; il en est de coniques, comme le cœur, mais plus souvent membraneux, comme à la vessie, aux intestins : la direction de leurs fibres est droite ou arrondie. Des nerfs, des vaisseaux artériels, veineux et lym-

---

[1] Il y a aussi des muscles longs antérieurement et postérieurement de la colonne vertébrale.

phatiques existent abondamment dans leurs tissus.

Nous aurons à revenir sur les muscles, sous le rapport de leur action, dans le cours de cet ouvrage; ce que nous en dirons alors sera le complément des généralités que nous venons de donner.

ARTICLE VIII.

SYSTÈME MEMBRANEUX.

On donne le nom de membrane à des tissus larges, minces et de textures différentes, destinés à envelopper les viscères, tapisser les cavités, recouvrir l'extérieur du corps, et secréter des fluides divers.

Nous ne reviendrons pas sur les motifs qui nous ont fait rapprocher les diverses membranes et y réunir les tégumens; nous nous abstiendrons d'énumérer les classifications diverses qui en ont été faites; nous en reconnaîtrons trois genres : les membranes *séreuses*, les membranes *muqueuses*, et la membrane *dermoïde* ou *tégumentaire*.

A. *Tissu séreux.*

Les membranes séreuses tapissent les grandes cavités du corps, et se réfléchissent sur les organes que ces cavités contiennent; de la même manière qu'un bonnet de coton replié sur lui-même, est d'une part, en rapport avec la tête qu'il recouvre, de l'autre a deux surfaces en rapport entre elles;

enfin une dernière qui représente ici celle qui est
appliquée sur les parois de la cavité.

Ces membranes existent aussi aux articulations
sous le nom de membranes *synoviales;* Bichat en
avait fait un système séparé, mais qui ne présentant que des différences très-légères avec les
autres membranes séreuses, doit être réunis à
celles-ci.

On distingue, *l'arachnoïde,* membrane qui recouvre le cerveau et tapisse la dure-mère ; celle qui
recouvre le cœur et le péricarde, son enveloppe
fibreuse; les *plèvres* qui tapissent la poitrine et
les poumons ; le *péritoine* qui présente les mêmes
dispositions à l'égard de l'estomac, du foie, des intestins, des reins, de la vessie, de la matrice et des
parois abdominales; et la *tunique vaginale* qui est
une expansion de la dernière, qui offre les mêmes
rapports avec les testicules et les bourses.

Les membranes séreuses n'ont pas d'ouverture
qui les fassent communiquer au-dehors, si ce n'est
par les *trompes* de *Fallope* chez la femme; elles
n'ont pas non plus de communication entre elles,
sauf de très-légères exceptions.

Leur texture est pour ainsi dire identique avec
celle du tissu cellulaire, et n'en diffère que par la
condensation plus grande des mailles qui les composent et leurs formes membraneuses : comme lui
elles sont douées de la faculté exhalante et absorbante à un haut dégré; le fluide qu'elles four-

nissent est également de nature albumineuse. C'est
à leurs propriétés exhalantes que sont dûs ces épanchemens qui constituent les différentes hydropisies
des cavités, lorsque celle-ci est plus active que
l'absorption.

Les membranes séreuses sont : lisses, minces,
transparentes, et lubrifiéés par l'exsudation dont
nous venons de parler; laquelle est destinée à empêcher leurs adhérences, celles des organes que
ces membranes recouvrent, et à faciliter les mouvemens des viscères.

Bichat a admis, dans les membranes séreuses,
l'existence de vaisseaux lymphatiques, exhalans et
absorbans nombreux. Jusqu'à ce jour, on n'a pu
y reconnaître celle des vaisseaux sanguins; on voit
seulement ceux-ci ramper à leur surface; on n'y
suit pas non plus de filets nerveux.

La sensibilité des membranes séreuses est nulle
dans l'état normal, mais dans celui d'inflammation, elle peut devenir assez considérable pour
causer de vives douleurs et réveiller des sympathies nombreuses.

Les maladies de ces membranes sont, après celles
des membranes muqueuses, les plus fréquentes et
les plus multipliées.

B. *Tissu muqueux.*

On nomme muqueuses, des membranes molles

et humides, qui tapissent toutes les cavités du
corps qui communiquent au dehors. Ces membranes ont été divisées par Bichat, en muqueuse gastro-pulmonaire, et génito-urinaire. La première tapisse le tube digestif, depuis la bouche jusqu'à l'anus; elle pénétre dans le poumon, et y existe dans toutes ses ramifications aériennes : le nez, les paupières, les conduits auditifs, les conduits excréteurs des glandes salivaires, ceux des viscères qui concourent à la digestion etc., en sont tapissés. La seconde existe de la même manière, dans l'urètre, le vagin, la vessie, la matrice, les uretères, etc.

Ces membranes sont continues avec elles-mêmes, et c'est ce qui explique, non-seulement les effets sympathiques que l'on observe lorsqu'elles sont malades sur un point de leur surface, mais encore les affections qui se propagent par la seule continuité de leur tissu, comme le larmoiement qui a lieu lors du coryza (*rhume de cerveau*), l'état de la langue dans les affections de l'estomac, etc.

Les membranes muqueuses ont une surface adhérente aux organes qu'elles recouvrent, et une surface libre parsemée de *cryptes* ou *follicules* et de *glandules* qui sécrètent le mucus dont elles sont lubrifiées. Elles ont aussi dans certaines régions des rides, des replis que l'on nomme *papilles*, *villosités*.

Leur structure anatomique présente un tissu spongieux, recouvert par un épiderme dont l'épaisseur va en décroissant, des ouvertures extérieures

à l'intérieur des organes où se répandent ces membranes. Ce tissu est parcouru par un grand nombre
de vaisseaux et de nerfs.

Les fonctions des membranes muqueuses peuvent être considérées comme étant des plus importantes, si ce n'est à la vie, du moins à l'état de
santé. C'est au trouble de ces fonctions, ou pour
mieux dire, à l'altération vitale qui modifie ces
fonctions, que sont dues les maladies aiguës ou
chroniques, les plus nombreuses qui affligent notre
espèce.

Nous avons vu qu'elles sécrétent un fluide muqueux destiné à lubrifier leur surface; ce mucus est
encore destiné à prévenir les adhérences, et à faciliter le passage des matières qui doivent parcourir
les organes qu'elles tapissent.

Dans certaines régions, elles sont chargées de
l'absorption des matériaux nécessaires à la nutrition.

Les membranes muqueuses ont une sensibilité
très-variable selon les rapports auxquels elles sont
destinées: ainsi la muqueuse gastrique, dans l'état
de santé, n'est nullement irritée par des substances
telles que les alimens, la bile, dont la température et les propriétés causeraient la plus vive inflammation de la muqueuse de l'œil, de la vessie, etc.;
celle de la vessie est insensible à la présence de
l'urine, tandis que la muqueuse pulmonaire ne
saurait supporter le contact du liquide le moins

irritant. Toutefois ces membranes exposées assez long-tems à l'action des agens extérieurs, s'y habituent, et contractent même alors de l'analogie avec la peau dont elle sont destinées à remplir les fonctions; on en a des exemples dans certaines maladies.

Nous aurons occasion de revenir sur le rôle que jouent les membrane muqueuses dans l'économie ; nous devons seulement dire ici comme généralités, que les excitans augmentent ordinairement leur sécrétion, comme on le voit par l'effet des purgatifs, l'usage du tabac ; dans d'autres circonstances, lorsque l'irritation a lieu à un certain degré, la secrétion est diminuée ou suprimée; on en a la preuve dans quelques inflammations de la gorge, accompagnée d'une grande sécheresse qui est souvent fort opiniâtre. Dans le rhume de poitrine et de *cerveau* [1], on éprouve dabord une sensation d'ardeur et de sécheresse à la poitrine et dans les fosses nazales qui est suivie d'une abondante sécrétion de mucosité ; on a par là l'exemple de deux effets opposés de l'irritation des membranes muqueuses.

Les muqueuses peuvent encore être considérées comme des émonctoires qui rejettent hors de l'éco-

---

(1) Cette expression de rhume de cerveau est fort impropre, puisqu'elle tendrait à faire croire que c'est le cerveau qui est affecté, tandis qu'il n'y a que la muqueuse nasale.

nomie des fluides devenus inutiles. En effet, le produit de leur sécrétion ne rentre plus dans la circulation, il est constamment porté au-dehors avec les selles, l'urine, les crachats. Néanmoins, que l'on ne pense pas lorsque dans une affection catarrhale, on rend une grande quantité d'un mucus plus ou moins épais, que le rejet de ces matières soit de quelque avantage pour le retour à la santé, ni pour la dépuration de l'économie; ces matières une fois formées, il est clair qu'il faut qu'elles soient expulsées, mais mieux vaut que le retour des fonctions à leur type ordinaire ne donne plus lieu à leur formation. Elles sont unies par une sympathie très-étroite, avec le cœur; c'est pour cela que la fièvre accompagne fréquemment leur lésion. Celle qui les unit à la peau, n'est pas moins intime, et la plupart de leurs maladies ont lieu par suite d'impression reçue par celle-ci. Si certaines parties du corps telles que les bras, la poitrine, les pieds, etc., sont saisies par le froid, surtout lorsque l'on est en transpiration, aussitôt la muqueuse pulmonaire éprouve un trouble dans sa vitalité et dans ses fonctions, qui donne lieu au rhume de poitrine. Si c'est la tête qui éprouve le refroidissement, ce sera la muqueuse nasale, et ses annexes qui ressentiront l'influence. Le refroidissement des jambes, du ventre, agira plus spéciale-ment sur celle des intestins, et provoquera des coliques, la diarrhée, etc.

Indépendamment de ce mode d'irritation, les muqueuses sont aussi soumises aux influ nces morbifiques de tous les agens irritans directs; nous aurons occasion de les détailler à mesure que nous traiterons des organes en particulier.

C'est l'ignorance dans laquelle on est resté si longtems sur les fonctions des membranes muqueuses, qui a donné lieu aux erreurs les plus grossières de l'humorisme, lesquelles sont encore aujourd'hui hautement proclamées par la sottise et la mauvaise foi. De ce que l'on voyait les purgatifs, par exemple, provoquer la sortie de substances glaireuses, les vomitifs celle du mucus et de la bile, au lieu d'y trouver des sécrctions naturelles augmentées par un médicament irritant, on préférait croire à des amas préexistans au moyen employé; ce qui n'était pas fondé. Pour en donner la preuve la plus facile à apprécier, supposons qu'une personne non habituée à l'usage du tabac, en prenne une légère dose; aussitôt et pendant quelques instans, la muqueuse nasale va fournir une grande quantité de mucus. C'est la même chose qui arrive quand on irrite la muqueuse de l'estomac par un vomitif, les intestins par un purgatif, l'urètre par la présence d'une sonde ou une injection excitante; et il en sera de même pour toutes les portions de ces membranes.

Cessons donc de nous refuser à l'évidence, et reconnaissons que, puisque leur surface en santé fournit le même produit que celles que l'on suppose chargées de *flumes*, de *sabures*, de *glaires* et de *pituite*; que c'est moins le rejet de ces substances que l'on doit avoir en vue lorsque l'on agit sur les membranes muqueuses, que de modifier leur vitalité, ou d'opérer une révulsion salutaire, lorsque d'autres organes sont malades.

C. *Tissu dermoïde* ou *tégumentaire*.

Le tissu tégumentaire, plus vulgairement la peau, est l'enveloppe extérieure du corps, comme les membranes muqueuses en recouvrent la surface intérieure. L'analogie de texture et de fonctions qui existe entre ces membranes, les sympathies étroites qui les unissent ont été parfaitement senties par M. le docteur Bourgeois, qui a présenté sur ce point, en traitant de la rougeole, des considérations de la plus grande justesse.

Ce médecin pense avec raison que la rougeole est une inflammation dont le siége est aussi bien sur les muqueuses que sur la peau, et même plus spécialement sur les premières, puisqu'il cite des exemples, et nous en avons observé, où la maladie, bien qu'assez intense, ne s'était que très-peu manifestée au dehors par l'éruption que l'on croit seule caractéristique, en se concentrant sur la muqueuse. Ainsi, loin que la rougeole consiste uniquement dans l'éruption, il arrive que sous vent celle-ci manque, tandis que jamais l'éruption n'existe sans que les muqueuses ne soient affectées. Elles sont donc le siége primitif de cette maladie, laquelle, comme toutes les fièvres éruptives, n'est qu'une inflammation de ces membranes avec éruption plus ou moins considérable. L'état des malades, avant l'éruption, prouve assez l'exactitude de cette manière de les envisager.

Que l'on juge donc à présent la valeur d'un traitement incendiaire dirigé précisément sur le siége le plus important de la maladie!

Non-seulement les rapports dont nous avons parlé existent entre ces deux membranes, mais elles sont continues l'une à l'autre, à toutes les ouvertures naturelles du corps.

La peau est adhérente à du tissu cellulaire plus ou moins denses, ce qui fait qu'elle peut être plus ou moins distendue, ou à une couche musculeuse qui lui imprime alors une certaine mobilité, comme au front, à la tête, au scrotum [1].

On a beaucoup discouru sur la composition anatomique de la peau; et, malgré les nombreux tra-

(1) Chez beaucoup d'animaux cette couche, nommée *panicule*, rend presque toute leur peau mobile. Cette propriété supplée en quelque sorte, chez eux, à l'expression faciale dont ils sont privés; c'est ainsi que le lion redresse sa crinière lorsque la fureur l'anime; que les poils du chien, du chat se hérissent, etc.

vaux auxquels elle a donné lieu, les opinions sont encore divisées. Les uns admettent un nombre beaucoup plus considérable de couches formant sa texture, tandis que d'autres n'en reconnaissent que trois ou quatre. Nous croyons, avec quelques anatomistes, devoir n'en admettre que trois, savoir : le *derme* ou *chorion*, le *corps muqueux* ou *réticulaire*, l'*épiderme* ou *corticule*.

Le *derme* est la couche la plus profonde, en rapport avec le tissu cellulaire qui l'unit aux organes sous-cutanés. Il est la partie la plus épaisse de la peau ; cependant cette épaisseur varie suivant les régions du corps, l'âge et le sexe, d'une ligne et demie à un quart de ligne. Épais à la partie postérieure du corps, il est fort mince à la face, aux mamelles, à la verge. Il est formé d'un tissu blanc, ferme, solide et dense, et reçoit un grand nombre de ramifications vasculaires et nerveuses. Ce tissu est un des plus résistans de l'économie ; on sait combien cette propriété est considérable, lorsqu'il a été combiné avec le tanin.

La surface externe du derme est parsemée d'aspérités coniques, plus ou moins prononcées, que l'on a nommées *papilles* ; dont quelques auteurs ont fait une couche distincte ; et que l'on croit être formée par les épanouissemens ou la réunion des filets nerveux, siége du sens du toucher.

Le *corps muqueux* ou *réticulaires* est une couche très-mince, offrant à sa surface interne des enfon-

cemens qui correspondent aux papilles dont il vient
d'être parlé. C'est lui qui contient la matière colorante de la peau, laquelle, noire chez le nègre,
présente des nuances diverses chez différens peuples. La coloration du corps muqueux ne paraît
pas tenir à l'action de la lumière ni à celle de la
chaleur, puisqu'elle n'est pas la même chez tous
les hommes qui vivent sous les mêmes latitudes;
et, d'ailleurs, elle ne doit pas plus nous étonner
que les autres différences que nous présentent les
diverses races. Quoiqu'il en soit de la cause de ces
colorations sur lesquelles nous aurons à revenir,
la matière qui y donne lieu ne se reproduit plus
lorsqu'elle a été détruite, et les cicatrices, chez le
nègre, sont blanches comme celles de l'européen;
ce qui tient à ce que la peau elle-même ne se reproduit pas; il se forme bien une membrane qui la
remplace et lui ressemble, mais elle n'a pas l'organisation ni les propriétés de la peau.

C'est le corps muqueux qui est le siége des différentes éruptions.

L'épiderme consiste en une couche homogène,
non organisée, qui adhère intimement avec le
corps muqueux dont il est une production. Son
épaisseur peu considérable dans la plupart des
régions du corps, le devient à la paume des mains
et à la plante des pieds, surtout chez les individus
qui se livrent à des travaux pénibles, ou qui mar-
chent pieds-nus. L'épiderme acquiert encore beau-

coup d'épaisseur, sur toutes les parties du corps
soumises à des pressions continues, et donne lieu
au durillon, callosités et aux cors.

C'est à tort que l'on avait cru l'épiderme formé
d'écailles imbriquées les unes sur les autres; les
recherches les plus minutieuses n'ont pu y faire
reconnaître cette disposition; et si, après certaines
maladies de la peau, il tombe en écailles furfu-
racées, c'est que la distension de celle-ci l'ayant
gercée, il doit nécessairement se détacher sous cette
forme, tandis que dans d'autres circonstances, il
se lève par lambeaux quelquefois fort étendus :
comme par l'action des vésicatoires, et dans les
dartres squammeuses, etc.

L'épiderme se reproduit très-promptement, et
paraît n'être que la condensation d'un fluide fourni
par le corps muqueux. Il présente des rides et des
aspérités qui sont formées par les couches qui
existent sur lui, et sur lesquelles il ne fait que se
modeler. Il n'est doué d'aucune sensibilité, et sert
au contraire d'intermédiaire entre les corps extérieurs et l'organe tactile, afin de diminuer les
impressions trop vives, et même douloureuses que
celui-ci éprouverait s'il était à nu.

Les uns, avec Bichat, croient à la porosité de
l'épiderme, que M. de Humboldt n'a pu constater
avec un microscope, qui grossissait 312,400 fois
les objets; les autres pensent, d'après les recherches
de ce savant naturaliste et celles de Béclard, que

c'est par imbibition que les fluides qui suintent
à la surface du corps traversent l'épiderme, et que
les poils qui en sortent, reçoivent de lui une enveloppe qui le rend continu avec eux. Enfin des
anatomistes admettent que des vaisseaux exhalans
et absorbans traversent l'épiderme, pour s'ouvrir
à sa surface ; ce que d'autres ne reconnaissent pas.
Ne pouvant décider une question appuyée des
deux cotés par l'autorité d'hommes célèbres, et de
raisonnemens qui paraîtraient plausibles, s'ils nese
détruisaient mutuellement; nous nous bornerons à
reconnaître que l'épiderme est traversé par les
humeurs qui s'exhalent à la surface du corps, et
par les fluides qui pénètrent dans notre économie
par la peau.

La peau offre encore à l'observation, les *follicules
sébacées* et les poils. Les premiers sont des organes
sécréteurs, sous forme d'ampoules situées dans l'é-
paisseur du derme, et fournissant un fluide huileux, destiné à lubrifier et entrenir la souplesse de
la peau. Ils sont beaucoup plus abondans dans
certaines régions, telles que les aisselles et les
différens plis des articulations. Leurs orifices sont
quelquefois très-apparens, comme au nez, ce qui
tendrait à faire croire à la porosité de la peau,
au moins dans certaines régions. La peau des nègres fournit une plus grande quantité de cette
humeur onctueuse, et c'était pour y suppléer en
imitant la nature, que les anciens employaient

les onctions huileuses; ce qui était loin d'avoir
les avantages qu'ils supposaient.

Les *poils* de couleurs variables sont produits par
des bulbes placées sous la peau; ils en traversent
les différentes couches, et en sortent avec des caractères particuliers, selon les régions du corps,
les individus, les races d'hommes et les espèces
d'animaux. Les ongles, les cornes et les plumes,
sont considérés comme de simples modifications de
formes du tissu pileux.

Tous les poils, ne se montrent pas à la même
époque de la vie. Dans notre espèce, les cheveux
préexistent à la naissance, tandis que les poils du
visage chez l'homme, ceux des parties génitales,
ne paraissent qu'aux approches de la puberté.

Les poils sont extérieurement formés par une
couche épidermoïque incolore, dans l'intérieur de
laquelle existe la substance colorante, et peut-être
quelques ramifications vasculaires, comme semble
le prouver la plique polonaise.

De même que l'épiderme, les cheveux sont extrêmement perméables à l'humidité; on a tiré parti
de cette propriété pour construire des hygromètres
extrêmement sensibles.

Les fonctions de la peau sont des plus importantes à l'entretien de la santé, et leur dérangement
est la cause la plus fréquente de beaucoup de nos
maladies. Les individus qui, par leur genre de vie,
sont exposés presque constamment à l'action d'un

air vif, d'un froid intense, ou d'une chaleur considérable; ont toujours la peau douée de propriétés vitales extrêmement actives, ce qui les exempte
de bien des maladies. Les personnes qui vivent dans
la mollesse, et dont la peau extrêmement civilisée,
comme le dit fort spirituellement M. le professeur
Alibert, n'est pas habituée à réagir contre les impressions du dehors, se trouve affectée par la moindre influence, et devient malade elle-même, ou
produit le trouble dans les fonctions des organes
intérieurs.

Nous aurons à revenir sur les fonctions de la
peau, considérée comme organe d'exhalation, d'absorption et tactile.

ARTICLE IX.

SYSTÉME GLANDULEUX ET PARENCHYMATEUX.

On doit comprendre comme organe parenchymateux, tous ceux qui ont une texture, qui, dans
l'état normal, n'a pas d'analogue dans l'économie :
ce ne sont point des fibres juxta-posés, mais une
agglomération de granulations, de lobules, qui par
leurs réunions, produisent des organes de forme, de
texture et surtout de propriétés variées. Les glandes,
la rate, les ovaires et d'autres organes, tels que le
corps thyroïde, le thymus, la prostate, etc., sont
des organes parenchymateux.

M. le professeur Chaussier, a le premier fixé le sens qui doit être attaché au mot glande : on s'en sert pour désigner des organes lobuleux, grenus, de textures diverses, destinées à des sécrétions particulières, et versant le produit de ces sécrétions, par un ou plusieurs conduits excréteurs. Nous en reconnaîtrons sept espèces qui sont: *les lacrymales*, *les salivaires*, *les mammaires*, *le foie*, *le pancréas*, *les reins*, *et les testicules;* qui fournissent des humeurs fort différentes, telles que les larmes, la salive, le lait, la bile, l'humeur pancréatique, l'urine, le sperme, dont elles puisent les matériaux dans le sang artériel, excepté le foie qui extrait la bile du sang veineux.

Indépendamment de nombreux vaisseaux artériels et veineux, il entre dans la composition des glandes, beaucoup de vaisseaux lymphatiques et de nerfs, surtout de ceux de la vie organique.

Les ovaires que quelques auteurs placent au nombre des glandes, parce qu'ils ont des conduits qui transmettent l'œuf humain dans la matrice, ne doivent pas être considérés comme tels, puisqu'ils ne fournissent aucunes sécrétions. Ils contiennent à la vérité un certain nombre d'ovules, mais est-ce là une sécrétion ? rien ne prouve d'ailleurs que les ovules se reproduisent. Nous en renvoyons la description au chapitre où nous traiterons de la génération.

Quant à la rate, dont on ignore les fonctions, et

qui n'a aucun conduit excréteur, on ne peut pas
non plus la considérer comme une glande. Le corps
thyroïde, le thimus, ont cessé d'être considérés
comme des glandes proprement dites ; on ignore
aussi leurs usages.

Ne pouvant rien préciser à l'égard de ces organes
et comme nous ne pourrions qu'arbitrairement les
rattacher à quelques fonctions, nous les décrirons ici.

La description des glandes, précédera l'histoire
des sécrétions dont elles sont chargées. (*Voyez Se-
crétions.*)

De la Rate. C'est un organe très-vasculaire, d'un
tissu mou et spongieux, d'une couleur rouge,
obscure, marbrée, occupant profondément l'hypo-
chondre gauche, au-dessous du diaphragme. Cet
organe est celui qui, proportionnellement à son
volume, reçoit le plus de vaisseaux sanguins.

Les anciens, sans s'inquiéter si l'anatomie ne
démentait pas leurs supositions, en avaient fait
l'organe sécréteur de l'humeur qu'ils nommaient
atrabile, et lui faisaient jouer un très-grand rôle dans
beaucoup de maladies. De nos jours, en Angle-
terre, il en est qui ont conservé cette manière de
voir puisqu'ils y placent le siége du *spleen*. Cependant nos devanciers avaient été beaucoup plus loin,
puisqu'ils en avaient fait tour-à-tour le siége de
l'âme, du sommeil, des rêves, de la gaîté et du rire.

Aujourd'hui deux opinions principales sont admises sur les fonctions de la rate : les uns pensent

que le sang qui la traverse, y subit une élaboration qui le rend propre à servir à la sécrétion de la bile ; les autres croient qu'elle est destinée à recevoir, lors de l'état de vacuité de l'estomac, le sang qui, pendant la digestion, est nécessaire aux fonctions de cet organe. Toutes les expériences qui ont été faites pour appuyer ou refuter l'une et l'autre de ces opinions, n'ont rien appris qui décidât en faveur de l'une ou de l'autre.

Le corps thyroïde situé à la partie antérieure et inférieure du larynx, est d'un tissu ferme, de couleur rougeâtre, plus volumineux chez l'enfant que chez l'adulte, chez la femme que chez l'homme ; il est formé de deux lobes aplatis d'avant en arrière, réunis par un tubercule transversal.

Ses usages sont entièrement inconnus ; c'est son développement excessif qui constitue les goîtres.

Le thymus est un organe bilobé, glandiforme, oblong, mollasse, de volume et de couleur variables, très-développée dans le fœtus, chez lequel il s'étend depuis le corps thyroïde jusqu'au diaphragme entre l'écartement antérieur des médiastins (cloison formée par la plèvre qui sépare les poumons) ; mais s'atrophiant avec l'âge jusqu'à devenir imperceptible chez le vieillard. On ignore entièrement quelles sont ses fonctions.

PROPRIÉTÉ DES TISSUS.

Les propriétés de la matière organisée et vivante,

sont la plupart différentes et opposées aux propriétés physiques. Bichat les a ainsi distinguées :

1°. *Sensibilité* et *contractilité* organique, insensibles ; qui président à la circulation capillaire, aux
sécrétions, absorptions, exhalations et à la nutrition ;

2°. *Sensibilité* et *contractilité* organique , sensibles, qui président à la circulation des gros vaisseaux, aux mouvemens que nécessite la digestion,
et à quelques excrétions ;

3°. *Sensibilité* et *contractilité* animales, excitées
par les sensations internes, comme la faim, la
soif, etc.; et les sensations perçues par les sens,
et donnant lieu aux phénomènes de relation,
comme la loco-motion, la voix, etc.

M. le professeur Richerand admet aussi deux
propriétés distinctes, savoir :

1°. *La sensibilité* qu'il divise en sensibilité *per-
cevante*, et en sensibilité *latente* sans conscience
des impressions ;

2°. *La contractilité* est divisée en contractilité *volontaire* et *sensible ;* contractilité *involontaire* et *insensible ;* contractilité *involontaire* et *sensible.*

Avant ces physiologistes Haller avait reconnu la
sensibilité, la *contractilité* et la *tonicité.*

Sans nous arrêter aux distinctions scolastiques
auxquelles ce sujet a donné lieu, bornons-nous à
admettre avec beaucoup de physiologistes, trois
propriétés qui existent à des degrés différens dans la

matière vivante, savoir : l'*irritabilité*, la *contracti-lité* et la *sensibilité*.

C'est de la modification de ces propriétés insépa-rables de la vie, que les solidistes, qu'il serait bien plus exact de nommer vitalistes, font dépendre les maladies. Nous avons vu quelles sont les opinions des humoristes ; l'histoire des fonctions des organes, nous mettra bientôt à même de reconnaître de quel côté se trouve la vérité.

Description sommaire du Corps humain.

Le corps de l'homme est composé : de la tête, qui comprend le *crâne* et la *face* dont nous n'avons pas besoin de faire connaître les différentes régions ; du cou, formé postérieurement par les vertèbres cervi-cales et renfermant le gosier, le larynx, la trachée-artère, de gros troncs vasculaires, etc. ; du tronc, qui se trouve divisé vers la moitié par le diaphragme, cloison musculeuse qui le sépare en deux cavités. La cavité supérieure ou pectorale (*poitrine*), renferme les organes de la respiration, le cœur, les vaisseaux qui s'y rendent et qui en partent ; elle est formée, en arrière par les vertèbres dorsales (*le dos*) et les côtes, qui se contournent pour former aussi les parties latérales et la face antérieure, au milieu de laquelle elles s'unissent au sternum. La cavité inférieure, ou abdominale (*le ventre*), contient les organes de la digestion, et ceux de la génération chez la femme. Elle est formée en arrière par les vertèbres lombaires ; sur les côtés par les fausses côtes, des muscles plats, droits, transverses et obliques, et les tégumens qui composent aussi sa face antérieure, au milieu de laquelle on distingue la *ligne blanche* entre-croisement aponévrotique très-solide ; inférieurement par les os du bassin et le *périnée.*

L'abdomen a été divisé en plusieurs régions qui sont, sur la ligne médiane antérieure, en haut : *l'épigastre* (*creux de l'estomac*), au centre *l'ombilic;* en bas *l'hypogastre* au dessus du pubis, et latéralement les *aines.* Sur les côtés, supérieurement, on trouve les *hypochondres;* à la partie moyenne les *flancs;* et inférieurement les régions *iliaques.* Postérieurement, on distingue deux régions; l'une supérieure *lombaire* (vulgairement *les reins*); l'autre, inférieure, sacrée.

Les deux membres supérieurs sont formés par l'épaule, le bras, l'avant-bras et la main, où l'on distingue le carpe ou poignet; le métacarpe qui suit, et qui précède les doigts qui la terminent. Les membres inférieurs comprennent la cuisse, la jambe et le pied, formé du tarse qui est sa portion postérieure, du métatarse qui est entre le tarse et les orteils; enfin de ceux-ci.

DEUXIÈME PARTIE.

DES FONCTIONS EN GÉNÉRAL.

On entend par fonctions, l'exercice des propriétés dévolues à un organe, ou à un appareil d'organe.

On conçoit que dans une organisation aussi complexe que la nôtre, les fonctions doivent être nombreuses et variées. La nature, qui a toujours pour
but de produire le plus grand nombre de résultats
par les moyens les plus simples, a dû éviter, autant
que possible, d'en multiplier les agens en leur con-
fiant souvent plusieurs fonctions; la langue sert à
la fois à la parole, à la mastication, en même tems
qu'elle est l'organe du goût; il en est de même de
beaucoup d'autres.

Cette disposition a rendu extrêmement difficile, de
faire une bonne classification des fonctions. On en
a proposé beaucoup qui ont plus ou moins d'analogie, et que nous n'examinerons pas; notre intention n'étant que de nous attacher aux faits. Nous
adopterons celle de M. le professeur Richerand,
qui nous paraît la meilleure, en y faisant quelques

modifications auxquelles nous attachons d'ailleurs peu d'importance.

Les fonctions sont divisées en trois classes :

1°. Fonctions de nutrition, qui comprennent la *digestion*, *l'absorption*, la *circulation*, la *respiration*, la *nutrition*, les *sécrétions*.

2°. Fonctions de relations, auxquelles se rattachent : les *sensations*, les *expressions* et les *mouvemens*.

3°. Fonctions de reproduction qui renferment : la *conception*, la *gestation*, *l'accouchement* et la *lactation*.

Chacune de ces fonctions est composée et donne lieu à des subdivisions.

FONCTIONS DE NUTRITION.

Ces fonctions tendent à la conservation de l'individu ; elles comprennent les phénomènes de composition et de décomposition, ainsi que ceux d'où résulte la production du principe vivifiant.

Elles sont exercées sous l'influence spéciale d'un appareil nerveux particulier (*nerfs de la vie organique*) ; la plupart indépendantes de notre volonté, et ont lieu sans que nous en ayons la conscience ; les organes qui les accomplissent reçoivent bien quelques nerfs de la vie animale, qui, dans certaines circonstances, donnent lieu à ce que les fonctions de relation modifient celles dont il s'agit ;

mais cette influence elle-même est entièrement indépendante, nos organes la subissent sans que nous
puissions nous y opposer [1].

La digestion se fait sans que nous nous en aper-
cevions, et notre volonté ne saurait l'empêcher;
il n'est pas davantage en notre pouvoir d'arrêter
les battemens du cœur. Cependant cet organe
et l'estomac reçoivent des filets nerveux du grand
sympathique et des nerfs de la vie animale; mais
ces derniers, qui sont probablement la cause la
plus puissante de l'influence du cerveau sur les
fonctions de l'estomac et du cœur, ne permettent
pas néanmoins que la volonté puisse les modifier.

Si, dans l'état ordinaire, les organes de la vie
intérieure ne nous transmettent pas d'autres sensations, que celles qui résultent d'un besoin, il
n'en est pas toujours ainsi; car, dans l'état maladif, nous ressentons très-vivement les douleurs
qu'il détermine. Si notre volonté ne peut rien sur
l'exercice des fonctions organiques, elles ne sont
pas indépendantes de l'influence du cerveau, puisque les affections morales les modifient instantanément, et que cette cause de trouble persistant
peut même produire l'altération des tissus. Qui
n'a éprouvé une partie de ces effets? Est-il une

(1) Telle fonction influencée par une affection morale,
s'exerce d'une manière qui tend à la destruction de l'individu, et la volonté de celui-ci ne peut rien pour empêcher
ce funeste résultat.

personne qui n'ait tout à coup perdu le désir de satisfaire un appétit très-vif, par l'émotion d'une vive joie ou d'une nouvelle affligeante?

Est-ce par un changement dans le mode de sensibilité des nerfs grands sympathiques que, dans certaines circonstances, les rapports dont nous venons de parler ont lieu; ou bien, est-ce seulement par les anastomoses qui existent entre ces nerfs et ceux de la vie animale, ou enfin par les filets nerveux de ces derniers qui se rendent aux organes de la vie intérieure? C'est ce qu'il n'est pas possible de décider dans l'état actuel de la science; cependant les deux dernières suppositions sont plus probables.

Il est quelques-uns des organes de la vie de nutrition, tels que le rectum, la vessie et d'autres, recevant à la fois des nerfs du grand-sympathique et de la moelle épinière, dont l'action est plus ou moins dépendante de la volonté.

CHAPITRE PREMIER.

DE LA DIGESTION.

Des Alimens.

L'HOMME, comme les autres animaux, a besoin, pour réparer les pertes qu'il éprouve continuellement par l'exercice de ses fonctions, d'alimens solides et liquides appropriés à son organisation ; ils lui sont fournis par le règne végétal et animal.

On a beaucoup discouru pour préciser quelle espèce d'aliment est particulièrement destinée à l'homme. L'imperfection de ses moyens d'attaque et de défense, la disposition de ses mâchoires, qui peuvent agir latéralement, ce qui n'a pas lieu chez les carnivores, la forme de ses dents indiquent assez qu'il n'a pas été destiné à se nourrir exclusivement de chair..Cependant ces dernières ne sont pas absolument semblables à celles des animaux herbivores, qui sont plates, elles ont des tubercules ; l'estomac et les intestins tiennent le milieu dans leurs dispositions anatomiques, et l'énergie de leur action, entre ceux des animaux destinés à ne manger que de la chair, et ceux des espèces qui ne font usage que de substances végétales. Admettant donc que l'homme a été destiné à profiter des avantages que son industrie devait lui procurer, concluons qu'il est à la fois herbivore et carnivore, qu'il est *omnivore;* mais que l'alimentation dont ces derniers font exclusivement usage, ne peut lui convenir qu'après avoir été attendrie et rendue plus digestible par la cuisson.

Les substances alimentaires propres à l'homme, sont extrêmement nombreuses.

Il s'en faut de beaucoup, qu'il soit doué comme les autres animaux, de l'instinct à l'aide duquel ils savent discerner ce qui leur est bon ou nuisible; cependant, son estomac possède une sorte d'intelligence qui, éveillée par les sens de l'odorat, de la vue et du goût, ou par la mémoire, l'invite à se nourrir ou à rejeter telle ou telle substance, suivant qu'elle est plus ou moins appropriée à la disposition actuelle de ses organes digestifs [1]. Mais elle est loin de suppléer à l'instinct dont nous venons de parler. L'homme pressé par le besoin, qui ne sera guidé que par ses sens, et l'influence instinctive de son estomac, choisira tout aussi bien un végétal vénéneux, qu'une plante salutaire; tandis que la brute saura mieux fixer son choix.

Hippocrate, et depuis lui beaucoup d'autres

(1) Si l'on nous objecte que souvent l'estomac désire des alimens nuisibles à l'état de l'individu, tels que les acides, les crudités, dans la phthisie pulmonaire, nous répondrons que nous ne prétendons pas dire que l'estomac ne porte à désirer que ce qui convient à l'état de tous les organes; mais,

auteurs, ont supposé qu'il pouvait bien n'exister dans toutes les substances alimentaires, qu'un principe nutritif, que Stahl croyait être le mucilage. D'autres au contraire, ont pensé que tout les corps qui contiennent les principes de notre organisation, tels que : la fibrine, l'albumine, la gélatine, l'osmazôme, le mucus, la graisse, devaient être propres à l'alimentation. En effet, ces substances presque identiques avec nos élémens constitutifs, doivent nous fournir une nutrition plus abondante et plus facile, et bien qu'en dernière analyse, elles soient elle-mêmes, comme nos organes formées des corps simples, (*oxigène, hydrogène, azote, carbone, etc.*) il n'en est pas moins constant, que ceux-ci introduits dans notre économie, à leur état de simplicité, ne nous seraient d'aucun avantage, notre organisation est trop éloignée d'eux.

Dans les végétaux, nous faisons usage des racines, des tiges, des feuilles, des fleurs, des fruits, des semences; ils nous donnent aussi l'huile et le sucre. Les animaux nous fournissent les viandes, la graisse, le sang, le lait, le fromage, le beurre, les œufs; presque toutes les classes d'animaux nous procurent des alimens.

Eu égard à leur composition, les alimens sont : *fibreux, féculens, gélatineux, albumineux, mucilagineux, séreux, caséeux, butireux, adipeux, huileux,*

seulement, que son état particulier influe sur les appétences et les répugnances qui lui sont propres.

sucrés, acides, amers, acerbes, âcres, aromatiques.

Les alimens *fibreux*, sont ceux fournis par la chair et le sang des animaux. Lorsqu'ils contiennent de l'osmazôme, ils excitent les forces digestives, accélèrent la circulation et augmentent la chaleur animale.

Les alimens *féculens* produits par les céréales, les légumineuses, etc., contiennent beaucoup de parties nutritives, et laissent peu de résidu; ils sont digérés facilement lorsqu'ils contiennent du *gluten*; ceux qui n'en renferment pas sont moins digestibles, et donnent lieu au dégagement de beaucoup de gaz.

Les alimens *gélatineux*, nous sont fournis par la chair, les os, les tégumens, les tendons, surtout lorsque ces tissus proviennent de jeunes animaux. Ils sont nourrissans, pourvu que la gélatine n'y soit pas dans une trop grande proportion, car alors ils fatiguent les organes de la digestion, et produisent l'effet laxatif. La gélatine entre dans une très-grande proportion, dans les bouillons.

Alimens *albumineux*. L'albumine qui forme presque en totalité le blanc d'œuf, existe aussi dans beaucoup des organes des animaux, et dans leurs humeurs; elle est nourrissante, mais trop condensée par la cuisson, elle devient d'une digestion difficile.

Alimens *mucilagineux*. Beaucoup de végétaux nous offrent le mucilage sous diverses formes. Cette substance est peu nutritive, cependant en Afrique les hommes s'en servent quelquefois ; M. Magendie lui conteste cette propriété, d'après des expériences faites sur des chiens ; mais sans doute d'autres espèces se trouveraient moins mal de ce régime, qui n'a pu convenir à des animaux essentiellement carnivores : on sait quel avantage on retire des propriétés adoucissantes du mucilage trés-étendu, dans tous les cas où il y a excitation ou inflammation d'un organe, surtout de ceux de la digestion et du poumon.

Les alimens *séreux* et *caséeux*, contenus et unis dans le lait, dont on fait aussi usage séparément, (*petit lait, fromage.*) sont raffraîchissans, adoucissans, et d'une digestion facile dans la plupart des cas ; cependant ils ne conviennent pas à tous les tempéramens. Le *caseum*, uni à certains condimens et fermenté (*vieux fromage.*), devient un aliment très-excitant, fort nuisible aux personnes irritables, ou qui ont besoin d'une nourriture raffraîchissante.

Les alimens *huileux*, *butireux*, *adipeux*, ne conviennent qu'autant qu'ils n'entrent pas dans une trop grande proportion, dans les substances avec lesquelles ils sont unis, et qu'ils n'ont pas été altérés par l'action trop vive du feu : au reste il est des estomacs qui ne les supportent que très-difficilement, ils sont dans ce cas sujets à causer des éructations, des aigreurs, la colique et la diarrhée.

Les alimens *sucrés*, sont peut-être ceux qui con-

viennent le plus généralement, bien que des personnes aient pour eux une répugnauce qui doit
faire présumer qu'ils seraient contraires à leur estomac; néanmoins, lorsqu'il n'y a pas à craindre
leur effet échauffant, l'abus que l'on en ferait serait
le moins dangereux.

Les alimens *acides*, lorsque leur acidité est légère, sont raffraichissans et salutaires; si elle était
trop concentrée, ils seraient irritans. Les acidules
apaisent la soif; unis à l'eau ils facilitent la digestion, surtout chez les personnes qui abusent des
boissons spiritueuses; ils ne conviennent pas à celles
qui sont affectées de maladies du poumon; unis au
sucre, ils sont d'un très-grand avantage dans une
multitude de maladies, et la médecine moderne
leur doit souvent ses plus heureux succès.

Les alimens *amers* sont toniques, apéritifs, on
en fait peu usage dans l'état de santé, et il serait
peut-être à désirer qu'il en fût de même dans celui
de maladie. S'il suffisait d'avoir augmenté la disposition de l'estomac à recevoir des alimens pour
que l'économie profitât de toutes les parties nutritives qu'ils contiennent, il ne serait pas douteux
que les apéritifs fussent toujours salutaires, lorsqu'il n'existe pas de maladie qui nécessite la diète;
mais il n'en est point ainsi : ce n'est pas ce que l'on
a mangé qui nourrit, c'est ce qui a été convenablement digéré. Si nous pouvons accidentellement
prendre un excès de nourriture, il ne s'en suit pas

toujours un surcroît de nutrition ; car on remarque souvent lorsque dans un festin, on a pris une quantité d'alimens plus considérable, que le lendemain on ne ressent pas de besoin, et seulement la fatigue de l'estomac ; c'est qu'il faut, pour que le besoin renaisse, que l'économie ait employé à la nutrition générale la somme d'alimentation qui est résultée du repas. De même les apéritifs nous donnent bien actuellement la disposition à prendre la nourriture ; mais s'ils n'augmentent pas l'aptitude à la nutrition, leur effet ne pourra être durable. Il faut conclure de tout ceci, qu'il est des cas où l'estomac débilité a besoin d'être tonifié ; mais qu'il ne faut pas abuser de cette tonification, et croire avoir tout obtenu par cela seul que l'on mange davantage ; qu'il ne faut pas non plus penser, que l'on peut indéfiniment employer, au profit de l'économie, ce que l'on sera parvenu à digérer surabondamment, puisque souvent ce surcroît lui est plutôt nuisible ; enfin, que le véritable moyen de conserver l'appétit et le libre exercice des fonctions en général, est de ne donner à l'estomac que l'excitation nécessaire pour opérer des digestions en rapport avec les besoins de l'organisation, et d'employer la somme de force qui nous est dévolue à des excercices convenables et habituels.

Il est inutile de nous occuper des substances *acerbes* dont on n'use point.

Les alimens *âcres, piquans* et *aromatiques*, servent

pour la plupart de condimens aux autres; ils sont fort en usage dans les climats chauds, où ils paraissent être nécessaires pour remédier à l'action débilitante de la température sur les fonctions de l'estomac. Ils sont excitans et toniques. On en abuse souvent dans l'art culinaire, pour réveiller le goût blasé et l'appétit de ceux qui s'efforcent à chercher des jouissances dans l'exercice d'un sens dont ils ont usé la sensibilité, et dans la satisfaction anticipée d'un besoin qu'ils n'ont pas le bonheur de connaître; comme si le meilleur moyen de recouvrer le goût et l'appétit, ne serait pas de laisser reposer l'un, et d'attendre l'autre.

Toutes ces sortes d'alimens sont diversement réunis dans les substances alimentaires d'une manière plus ou moins avantageuse, plus ou moins agréable. Nous sommes loin de nier l'avantage que l'on retire en les combinant convenablement, de manière à les rendre plus digestibles et plus flatteurs au goût, puisque cette dernière condition est d'une grande importance pour obtenir la première. Il est bien rare que l'aliment qui a été pris avec répugances ne soit fatiguant ou indigeste; toutefois, nous blâmons l'abus que nos cuisiniers font de leur art, que nous regardons comme étant souvent en opposition aux lois de l'hygiène, et moins guidé par elle, que destiné à flatter la sensualité.

Nous déclamons souvent contre la faiblesse de notre organisation, et sur le nombre des infirmités qui nous affligent; mais de bonne foi, est-ce la nature qu'il faut ou accuser ou notre manière de vivre? Voyez ce goutteux qui, dans l'accès de son mal blasphème contre-elle, tandis qu'il ne devrait souvent s'en prendre qu'à lui-même; ses souffrances sont atroces et dignes de pitié; mais n'a-t-il rien fait pour être dans cet état? Dans la plupart des cas, vous trouverez en lui un homme qui a fait usage d'une nourriture succulente et de boissons trop spiritueuses, tout en menant une vie oisive. Il vous dira que des personnes faisant de plus grands excès que lui n'en sont pas incommodées; cela est vrai. Mais de ce qu'il y a de ces constitutions qui résistent à tous les écarts, faut-il en conclure, qu'ils sont indifférens pour la conservation de la santé. Si vous réclamez de lui un genre de vie plus convenable pour éviter le retour de sa maladie; il vous dira qu'il aime mieux périr, de son mal que de vivre de privation; ou bien, tant que les douleurs se feront sentir, il fera les plus belles promesses, prendra les résolutions les plus sages, et dans un cas comme dans l'autre il reprendra son régime ordinaire dès qu'il aura cessé de souffrir.

Sans doute il est des exemples de personnes goutteuses qui n'ont rien fait pour provoquer leur maladie; il est de ces constitutions malheureuses que rien ne peut dispenser de souffrir, mais les exceptions n'infirment pas la règle.

La goutte, maladie si commune dans les classes aisées de la société, chez les personnes qui fatiguant peu, usent d'alimens qui sous un petit volume, contiennent une grande quantité de principes nutritifs, est presque ignorée des gens du peuple, qui fatiguent beaucoup et se nourrissent plus particulièrement de végétaux ; leurs mets sont tels, que ce n'est que sous un volume considérable qu'ils trouvent l'alimentation qui leur est nécessaires. Ils ne sont pas exempts de toutes les maladies que l'homme provoque par son régime, mais n'ont-ils pas aussi leurs excès?

Si les alimens ont une grande influence sur la production des maladies, ils en ont une aussi réelle sur les mœurs. Les peuples qui se nourrissent presque exclusivement de laitage et de végétaux, sont doux et paisibles; ceux au contraire qui usent de beaucoup de viandes et de boissons fermentées, sont violens et portés à la destruction. Cette influence du régime sur les passions avait été parfaitement sentie par les fondateurs de la plupart des anciens ordres religieux. Il fallait venir à bout de maîtriser les sens d'une quantité d'hommes vivans dans un état contraire aux lois de la nature ; on ne pouvait obtenir une première infraction, qu'en en commettant une autre; l'usage de la viande, du vin fut défendu à plusieurs ordres; celui du poisson était interdit à quelques-uns. On sait qu'indépendamment de ces précautions diététiques, les supérieurs des couvens étaient souvent obligés à faire saigner leurs religieux ce qu'ils appellaient *amoindrir le moine*. Un d'entre-eux [1], recourrait à ce moyen cinq fois par an, et il ne fallait rien moins que ces précautions barbares pour maintenir la discipline parmi ces hommes désœuvrés et malheureux.

Le climat doit être pris en grande considération pour le choix des alimens. Les peuples du nord se nourrissent impunément de substances très-excitantes qui développent beaucoup de chaleur, sans en être incommodés ; cette nutrition leur est nécessaire pour réagir avec avantage contre l'action d'un froid très-rigoureux. Dans les pays chauds, au contraire, la diète végétale suffit, elle est même préférable pour les naturels, et plus encore pour les hommes des autres régions qui y habitent momentanément. M. le professeur Richerand, observe fort judicieusement à ce sujet, que ce fut en Grèce que Pythagore prescrivit son régime, et en Thébaïde que vécurent ces cénobites austères, dont le souvenir édifie encore le monde chrétien, sans le porter à les imiter.

Des Boissons.

Les boissons sont destinées à délayer les alimens, afin de faciliter l'action de l'estomac sur eux, ainsi

______

(1) Guigues, supérieur des Chartreux.

que l'absorption du résultat nutritif de la digestion, le chyle; elles servent encore à réparer la
perte des fluides qui a continuellement lieu par la
transpiration et les sécrétions.

L'eau est sans doute la boisson la plus naturelle,
elle est d'ailleur la base de toutes celles que l'homme
à su se procurer. Pour être facilement digérée, elle
doit être pure, c'est-à-dire ne pas contenir une
trop grande proportion de sels en dissolution, ni
dès matières végétales et animales décomposées; il
est nécessaire que de l'air y soit dissous; et c'est
pour cela que les eaux pluviales recueillies quelque
tems après qu'il a commencé à pleuvoir, sont les
plus salubres. Il serait à désirer que dans les pays
ou l'on en fait usage pour boisson, on prît le soin
de laisser perdre celle qui tombe d'abord, car l'at-
mophère et les toits contiennent toujours une grande
quantité d'insectes, d'animlacules et d'autres
corps, surtout lorsqu'il n'a pas plu depuis long-
tems, qui ne tardent pas à se putrèfier et altérer le
liquide. Après les eaux pluviales, celle des rivières
qui a parcouru un long trajet sur un lit sablon-
neux, est la meilleure; enfin celle des sources est
d'autant plus potable qu'elle s'éloigne moins des
conditions dont nous venons de parler. Celles des
étangs, des lacs et des puits sont les moins bonnes,
en ce qu'elles sont stagnantes, chargées des débris
de corps organisés décomposés, et de principes
séléniteux.

On peut diviser les boissons, en délayantes, raffraîchissantes et stimulantes.

L'eau pure possède la première qualité, les boissons *raffraîchissantes* sont très-variées ; peu recherchées des peuples septentrionaux auxquels elles semblent avoir été refusées par la nature ; elles sont en usage chez ceux des climats tempérés et fort salutaires à ceux des régions chaudes. Il est fâcheux que ces derniers aient un goût aussi prononcé pour les boissons fermentées.

Les boissons *stimulantes* sont encore très-nombreuses ; mais les principales résultent de la fermentation alcoolique, telles que vin, le cidre, la bière, l'eau-de-vie, le rhum, etc., etc. S'il est vrai que ces boissons ne furent pas destinées aux hommes non plus qu'aux autres animaux, toujours est-il qu'ils en ont presque tous éprouvé le besoin, ou désiré l'usage, soit pour stimuler les organes, ou pour produire l'excitation morale que ces boissons déterminent. Presque tous les peuples de la terre se sont composé des boissons fermentées dont ils abusent trop souvent. Les peuples du nord en ont un besoin plus réel et comme nous l'avons dit en sont moins incommodés.

L'usage des boissons spiritueuses modifie les fonctions du cerveau en exaltant ses facultés ; mais leur abus finit par produire l'effet contraire ; tous les ivrognes tombent dans une sorte de stupidité, triste, mais trop juste résultat du sacrifice qu'ils ont fait de la plus belle prérogative de l'homme, à un goût dépravé et honteux.

Organes de la Digestion.

L'appareil digestif est extrêmement compliqué dans l'homme; il se compose : d'une cavité dans laquelle les alimens sont divisés et imbibés par la salive; d'un tube, d'abord droit et bientôt diversement contourné, s'étendant de la bouche à l'anus, ayant cinq à six fois la longeur de l'individu; que les alimens doivent parcourir pour y éprouver des changemens notables, et être dépouillés de leur principe nutritif; enfin des glandes qui fournissent les humeurs qui concourent à la digestion.

La *bouche* considérée sous le rapport de la digestion, présente les deux mâchoires, dont l'une supérieure et fixe, l'autre inférieure, mobile, garnie chacune de seize dents, savoir : quatre *incisives,* deux *canines*, et dix *molaires*. Les dents sont formées par une substance osseuse, recouverte d'un émail très-dur. Les joues, la langue et divers muscles, dont quelques-uns ont une action fort énergique, concourent à la mastication. Des glandes, dont il sera question plus tard, versent dans la bouche la salive qui, se mêlant avec les alimens pendant la mastication, concourent à la digestion.

La partie supérieure de la bouche en forme de voûte, se termine en arrière par le voile du palais,

cloison mobile au milieu, et au bas de laquelle est
une ouverture (*isthme du gosier*), formée en bas par
la base de la langue, présentant de chaque côté
deux colonnes charnues (*piliers du voile du palais*), et
fermée par un petit corps mobile (*la luette.*) Entre
les piliers du voile du palais, est situé de chaque
côté un organe folliculaire, nommé *amygdale.*

Derrière les piliers postérieurs, commence le conduit alimentaire qui, jusqu'à la hauteur de l'ouverture du *larynx*, porte le nom d'arrière-bouche ou
de *pharynx*. A la partie antérieure de celui-ci aboutissent les ouvertures postérieures des fosses nasales;
non loin se trouvent celles des *trompes d'Eustache*
qui communiquent avec le tympan. Ce conduit de
nature musculo-membraneuse, est formé par deux
plans de fibres, dont les extérieures sont longitudinales, et les autres, circulaires; une membrane
muqueuse le tapisse à l'intérieur. Du pharynx à
l'orifice de l'estomac, le tube digestif a reçu le nom
d'*œsophage*, lequel commence en conséquence à la
hauteur de la cinquième vertèbre, et se termine
entre les piliers du diaphragme; il a une direction
verticale, et longe le corps des vertèbres du dos.

L'estomac que sa forme a fait comparer à une
cornemuse, est un réservoir qui remplit le principal
rôle dans la digestion. Il est situé transversalement
dans la région épigastrique, plus à droite qu'à
gauche, au-dessous du diaphragme, entre le foie
et la rate; il se continue avec l'œsophage, par une

ouverture évasée nommée *cardia*, et avec l'intestin *duodénum*, par un rétrécissement nommé le *pylore*, situé à droite de l'orifice cardiaque.

L'estomac, comme les intestins, est formé par trois membranes; l'une intérieure séreuse, l'autre moyenne musculeuse, et une intérieure muqueuse: cette dernière est molle, d'un blanc rougeâtre, marbrée et présente des rides; elle forme autour de l'ouverture *pylorique*, un bourelet nommé *valvule du pylore*. Les dimensions de l'estomac sont extrêmement variables, suivant son état d'amplitude ou de vacuité.

Les *intestins* sont continus de l'estomac à l'anus, et présentent des différences dans leur diamètre et leur direction, ce qui a donné lieu aux divisions suivantes : on distingue d'abord, les intestins grêles et les gros intestins. Les premiers sont : le *duodenum*, le *jejunum*, et *l'iléon*; les seconds sont : le *cæcum*, le *colon*, et le *rectum*.

La disposition anatomique des intestins, est semblable à celle que nous venons d'indiquer; mais la membrane muqueuse qui les tapisse, forme des replis nommés *valvules conniventes*, qui sont d'autant plus multipliées, qu'on les observe dans les portions d'intestins qui se rapprochent davantage de l'estomac.

Le *duodénum* fait suite à l'estomac. Plus volumineux que les autres intestins grêles, il l'est moins que les gros intestins; sa longueur est évaluée à douze travers de doigts ; il est situé profondément, et caché en partie par l'estomac. Le duodénum est susceptible de beaucoup de dilatation ; il reçoit le canal excréteur de la bile (*C. choledoque.*), et celui du pancréas.

Jéjunum et *iléon* ; ces deux intestins que l'on a distingués à tort, ne présentent aucunes lignes de démarcation ; ils ont une longueur trois fois plus considérable, que celle des autres intestins réunis ; ils se contournent un grand nombre de fois (*circonvolution*), et occupent une grande partie de la cavité abdominale ; ils sont maintenus dans une duplicature du péritoine, que l'on nomme *mésentère*, dans laquelle ils sont suspendus.

Le *cæcum* est une sorte de cul de sac, long de trois à quatre travers de doigts, et deux ou trois fois plus volumineux que l'intestin grêle ; situé dans la fosse iliaque droite. La membrane qui le tapisse à l'intérieur, forme à sa réunion avec l'intestin grêle, deux lèvres ou valvules (*V. ileo-cæcale*), qui sont disposées de manière à permettre le passage des matières digestives, de l'iléon dans le cœcum, et à s'opposer à leur retour de celui-ci dans le premier. C'est cette disposition qui empêche les lavemens, d'aller au-delà de l'intestin dont-il s'agit, et qui a fait nommer plaisamment cette valvule, *barrière des apothicaires*. Le cœcum présente aussi un appendice, de la grosseur d'un tuyau de plume à écrire, long de deux à quatre pouces, nommé appendice *vermiforme*, dont on ignore l'usage.

Le *colon* forme la portion la plus considérable du gros intestin, et parcourt le trajet suivant : à droite, il monte verticalement jusqu'à la hauteur des fausses-côtes ; de là il se porte transversalement à gauche, d'un hypocondre à l'autre, d'où il redescent dans la fosse iliaque, dans laquelle il décrit une double courbure ascendante et descendante que l'on nomme l'*S* du colon.

Le *rectum* fait suite au colon ; il est situé à la partie postérieure du bassin, et se termine par l'anus ; cet intestin susceptible de beaucoup de dilatation, est l'organe de la défécation. A son orifice existe un muscle (*sphincter de l'anus*), qui le resserre, et empêche l'écoulement continuel des matières fécales. Plusieurs muscles tels que le *releveur de l'anus*, l'*iskio coccigien*, le *transverse* du *périnée* et autres, concourent par leur action simultanée à l'acte expulsif du résidu de la digestion.

Nous avons décrit ailleurs les organes glanduleux qui fournissent les humeurs nécessaires à la fonction qui nous occupe, ainsi que les vaisseaux et les nerfs qui se rendent aux organes digestifs ; nous n'y reviendrons pas ; disons seulement que le *péritoine* qui fournit l'enveloppe séreuse de la plupart des organes de l'abdomen, présente des prolongemens qui contiennent ordinairement beaucoup de graisse ; on les désigne sous le nom d'*épiploons*.

De la Faim et de la Soif.

La nature, afin de nous engager à exercer les actions utiles à la vie, dépendantes de notre volonté, a joint un sentiment pénible à la manifestation de nos besoins, et une sensation agréable à l'acte par lequel nous y satisfaisons; aussi la faim et la soif sont des besoins qu'il nous est impérieusement commandé de satisfaire; et ce n'est pas sans plaisir que nous cédons aux sollicitations de notre estomac; mais est-ce lui qui est le siége de la faim?

On a beaucoup écrit pour expliquer le phénomène de cette sensation; bien des opinions ont été émises. D'après les uns, c'étaient les contractions de l'estomac, son resserrement, qui causaient la gêne, le tiraillement que l'on éprouve vers cet organe pendant l'abstinence; selon d'autres, c'étaient les fluides qu'il secrète, qui agissant sur lui, déterminaient ces phénomènes; enfin, il en est qui les ont attribués aux tiraillemens du diaphragme par le foie, lorsque ce muscle n'est plus soutenu par l'estomac et les intestins dans leur état de vacuité. Toutes ces hypothèses et bien d'autres ont été détruites par des raisonnemens mieux fondés, et l'on est arrivé à reconnaître que, le siége de la faim n'existe pas exclusivement dans l'estomac, mais plutôt dans toute l'économie, lorsque le besoin de réparer est porté à un certain degré. On pourra objecter que lorsque nous souffrons par l'absti-

nence si nous éprouvons une faiblesse générale,
l'impression principale se fait sentir à la région de
l'estomac; que les membres de l'homme tombant
d'inanition perdent leurs forces, mais ne sont le
siége d'aucune douleur. Cela est vrai; cependant,
si l'estomac est uni par des sympathies très-étroites
avec toute l'économie, et si nous ne pouvons
expliquer comment elles concentrent sur cet or--
gane le sentiment du besoin, ce n'est point une
raison pour ne pas admettre que l'estomac ne soit
là que l'organe chargé par la nature de le faire
éprouver.

Il vaut mieux s'abstenir de donner des explica--
tions que d'en donner de fausses; mais on ne doit
pas dédaigner ce que l'analogie rend de toute proba--
bilité. Voyons par quels phénomènes analogues nous
pouvons nous rendre raison de celui qui nous oc--
cupe. Nous citerons d'abord, les effets que produi--
sent sur le désir des alimens les impressions morales;
ensuite, quel est l'homme assez heureux pour
n'avoir pas éprouvé à la région de l'estomac, cette
sorte de resserrement pénible, causé par des pas--
sions tristes? or, dans le premier cas, le sentiment du
besoin a donc pu disparaître sans avoir été satisfait,
et dans le second, il est donc possible d'éprouver à
la région de l'estomac, une sensation pénible ana--
logue à celle causée par le besoin et qui ne soit pas
due à la faim. Maintenant, si l'on nous objecte que
ce dernier effet n'a pas lieu à l'estomac, mais dans

les plexus nerveux de la région épigastrique,
nous répondrons que nous le pensons aussi et que
rien ne prouve que la faim n'ait pas le même siège ;
et lors même que ce serait l'estomac qui souffri-
rait du jeûne, pourquoi ne serait-ce pas par l'influence de ces nerfs , centre de tant de sensations?
ils sont soumis aux causes qui font cesser le besoin
de prendre des alimens, ils peuvent l'être à celles
qui le sollicitent. Quand la direction des idées est
portée à la lubricité, est-ce que les organes génitaux ne sont pas influencés? Quand les réservoirs
spermatiques sont remplis, par suite d'une continence plus ou moins prolongée, est-ce que des
érections et des éjaculations involontaires n'ont pas
lieu? Il nous semble que voilà bien des preuves que
l'effet ne se manifeste pas toujours où siége la cause,
mais à l'organe qui est destiné par la nature, à la
faire cesser. Nous pourrions en citer beaucoup
d'autres, qu'il nous soit permis d'en fournir encore
une Lorsque nous sommes extenués de besoin et de
fatigue, si nous prenons une petite quantité d'aliment, quelques cuillerées de bouillon par exemple
ou une faible dose de vin ; aussitôt le besoin cesse
la fatigue disparaît. Assurément ce qui vient d'être
pris n'a pas encore changé de nature et n'a pu arriver dans toutes les parties du corps ; mais a seulement influencé les nerfs de l'estomac et cette influence est devenue instantanément générale.

La faim, comme beaucoup de phénomènes vi-

taux, est soumise aux lois de l'habitude ; le besoin
renaît aux heures auxquelles nous sommes accoutumés à prendre nos repas ; si elle se passe sans
que nous l'ayons satisfait, l'appétit cesse de se
faire sentir pour se manifester plus tard, parce
que le besoin deviendra plus pressant, mais l'influence de l'habitude n'en sera pas moins constante.

Il serait à désirer que l'homme attendît toujours
d'être averti par le sentiment de la faim, pour
prendre ses repas ; il le serait encore qu'il ne cherchât pas à le prolonger en excitant le goût par
la recherche des mets : autant la satisfaction d'un
besoin réel est salutaire, autant celle d'un besoin
factice est nuisible. Nous pensons que c'est à l'abus
que nous faisons de nos forces digestives que sont
dues la plupart des maladies des organes gastriques,
sans nier cependant l'influence qu'exerce sur leur
production les affections morales.

On a d'autant plus besoin d'une alimentation
abondante, on supporte d'autant plus difficilement la faim que l'on est plus jeune et plus robuste. Parmi plusieurs individus privés de nourriture, les moins âgés et les plus forts succomberont
les premiers. La mort, par suite de l'abstinence,
est peut-être la plus cruelle de toutes, lorsque
l'affaiblissement ne produit pas un évanouissement
salutaire ; le Dante en a tracé un tableau effrayant
de vérité ; et, de nos jours, un des naufragés de la

Méduse en a fait, à l'école de médecine, le récit le plus déchirant.

De la soif. Le besoin de réparer les pertes que la transpiration et les sécrétions nous font éprouver, celui de délayer les alimens déterminent en nous le sentiment de la soif, qui est bien plus pénible et bien plus promptement intolérable que celui de la faim. Ce que nous avons dit de ce dernier est en grande partie applicable au besoin des boissons, qui se fait sentir au pharynx et à la langue; ainsi nous devons commencer l'histoire de la digestion.

Mastication, Insalivation.

L'homme éprouvant le besoin de prendre des alimens, ou excité par la sensualité, est guidé dans le choix qu'il en fait par ce sentiment instinctif nommé *appétence*. La bouche s'ouvre pour recevoir l'aliment, par l'action des muscles abaisseurs de la mâchoire inférieure, et un peu par l'élévation de la mâchoire supérieure, les dents *incisives* et *lanières* divisent la portion qui va être soumise à la mastication; les dents *molaires* l'opèrent.

La mâchoire inférieure forme un levier du troisième genre, dans lequel le point d'appui et la résistance sont aux extrémités, et la puissance au milieu. Ce genre de levier étant le moins avantageux, lorsque nous avons besoin d'exercer une force considérable sur un corps résistant, nous le rapprochons

autant que possible du point d'appui, c'est à dire
que nous le plaçons entre les dernières molaires,
afin que l'action se rapporte à celle d'un levier de
second genre.

La disposition des organes de la mastication dans
l'homme, justifie l'opinion qui le place entre les
carnivores et les herbivores : chez les premiers, indépendamment de la forme des dents, les muscles
élévateurs de la mâchoire inférieure, ont un développement considérable et une force prodigieuse ;
les cavités qui reçoivent les portions articulaires de
cet os, sont très-profondes : le contraire a lieu dans
les herbivores, chez lesquels, les muscles destinés
à produire les mouvemens latéraux, sont plus développés. Chez l'homme, les muscles élévateurs sont
assez forts, et ceux de diduction ont une action prononcée.

Pendant que les alimens sont soumis à la trituration, leur présence agit sur le sens du goût, et
sur les glandes salivaires, dont la sécretion devient
très-abondante; les alimens sont imbibés, ramollis
par la salive qu'elles versent dans la bouche, ce qui
rend leur déglutition plus facile, et leur digesti-
bilité plus grande.

L'importance du mélange de la salive avec les
alimens n'est pas assez appréciée ; non seulement
il est nécessaire de continuer la mastication des alimens solides, assez long-tems pour qu'ils soient bien
divisés et suffisamment pénétrés par la salive, mais

les alimens demi-liquides et même les boissons, sont plus digestibles lorsqu'elle s'est mélée à eux : il est donc préférable de faire passer lentement dans la bouche, les uns et les autres.

On a évalué à six onces, la quantité de salive secretée pour un repas ordinaire.

Pendant l'acte de la mastication, les joues et les lèvres contiennent les alimens, que la langue rassemble et reporte continuellement sous l'action des dents; celles-ci en avant s'entre-croisent pour couper; en arrière, elles agissent l'une sur l'autre, pour broyer par un mouvement latéral.

Déglutition.

Lorsque les alimens ont été suffisamment divisés, nous en sommes avertis par la sensibilité de la langue. Sa pointe les rassemble, et forme alors le bol alimentaire qui est porté par elle vers le palais, en même tems que l'abaissement de sa base forme un plan incliné en arrière : la luette qui paraît destinée à s'opposer à l'introduction des substances qui n'ont pas les conditions nécessaires à la digestion, [1] n'est plus irritée par le contact de celles qui sont convenablement préparées, et la déglutition a lieu; voici par quel mécanisme.

La langue presse le bol alimentaire vers l'isthme

______

(1) On sait combien il est difficile, à certaines personnes, d'avaler des pilules.

du gosier; le voile du palais s'élève en s'appliquant
sur l'ouverture postérieure des fosses nasales, et lui
permet de le franchir; le pharynx s'élève pour le
recevoir; l'épiglotte s'abaisse, la glotte se resserre,
pour empêcher le passage d'aucune portion d'aliment dans les voies aériennes; alors le pharynx s'a-
baissant, entraîne avec lui le bol alimentaire qui
par les contractions du pharynx, s'engage dans
l'œsophage, où la même succession de contraction
le fait descendre dans l'estomac [1]. Le trajet que parcourt le bol alimentaire, est favorisé par les mucosités fournies par les amygdales et la membrane
muqueuse.

Le mécanisme de la déglutition que nous venons
de décrire très-rapidement, est très-compliqué, et
nécessite beaucoup de précision dans les actes qui y
concourent; des accidens peuvent avoir lieu, si
quelque cause vient nuire à leur ensemble; c'est
ainsi qu'en avalant des alimens ou des boissons, si
nous sommes excités à rire ou si nous voulons parler, une expiration soudaine fait refluer les alimens
ou le liquide, qui s'engage dans les fosses nasales,
et nous éprouvons une impression pénible. Pour
que la déglution ait lieu convenablement, il faut
que la glotte soit exactement fermée, surtout pour
celle des liquides qui exigent une plus grande préci-

(1) Il ne faut pas croire que les alimens parviennent dans
l'estomac par leur propre poids; les bateleurs, qui mangent
la tête en bas, sont une preuve du contraire.

sion ; mais s'il arrive qu'une cause quelconque détermine son ouverture au moment de leur passage, ils peuvent s'y engager et donner lieu à des accidens peu importans, s'ils sont dûs à un liquide, mais qui sont d'une tout autre gravité, s'il s'est engagé une substance solide, puisqu'ils peuvent causer la suffocation : Anacréon, mourut de cette manière au milieu d'un festin.

De la Chymification et des Vomitifs.

Les alimens parvenus dans l'estomac, commencent à y être soumis aux phénomènes vitaux qui en changent la nature pour les convertir en une substance homogène, pultacée, grisâtre, visqueuse, d'une odeur fade. (le *chyme*)

Depuis Hippocrate, on cherche à se rendre raison du phénomène qui se passe dans l'estomac pour produire la *chymose;* les anciens lui donnèrent le nom de coction, ce qui a sans doute donné lieu, à ce que des médecins aient admis que cette partie de la digestion a lieu par l'effet seul de la chaleur, comme il arrive dans un vase soumis à l'action du feu. Les animaux à sang froid, dirent-ils, digèrent plus lentement. Il est vrai, mais ils digèrent pourtant, et d'ailleurs beaucoup d'autres considérations ont dû faire rejeter cette manière de voir, dont il n'est plus question aujourd'hui. D'autres ont cru à une fermentation entretenue par un levain, un acide subtil, toujours existant, en se fondant sur ce que les alimens fermentescibles, et surtout ceux qui ont déjà éprouvé un commencement de fermentation, sont plus facilement digérés. Ceux-là avaient oublié que le repos est une condition indispensable, pour que la fermentation ait lieu, et que, d'autre part, quand la digestion est bonne, il ne se fait pas de dégagement des gaz qui accompagnent toujours la fermentation.

De la fermentation acide, on passa à la fermentation putride, mais il fut prouvé que l'action de l'estomac loin de produire une sorte de putréfaction, l'arrête au contraire quand elle est commencée. Il y eut des auteurs qui voulurent que ce fût à un effet mécanique, à une trituration exercée par cet organe sur les alimens, que leur conversion en chyme fût due. Il est vrai que les gallinacées ont un estomac musculeux très-fort (*gésier*) qui exerce une trituration tellement énergique qu'elle brise les corps les plus durs : mais ces estomacs sont tapissés par une couche de graviers ; et ces animaux avalent de petits cailloux pour servir au broiement qui a lieu dans leur gésier, et certes il n'y a dans tout cela aucun rapport de texture et de fonction avec notre organe gastrique ; comment, d'ailleurs, ne pas voir que chez eux le gésier supplée aux dents dont ils sont privés, pour produire une sorte de mastication.

Enfin, après plusieurs autres hypothèses, on arriva à considérer les fluides secrétés par la muqueuse de l'estomac (*sucs gastriques*), comme la cause principale de la chymose; on analysa cette sécrétion : les uns la crurent acide, d'autres la jugèrent alkaline, quelques-uns pensèrent que ses propriétés étaient variables, suivant les alimens sur lesquels elle devait agir. *Spallanzani* chercha, par son mélange, avec des substances alimentaires mâchées et soumises à la chaleur du corps, à produire des digestions artificielles, mais ses expériences, répétées depuis, n'ont amené à aucun résultat satisfaisant.

Les physiologistes de nos jours, forcés à renoncer aux explications hypothétiques, ont envisagé le changement que les alimens éprouvent dans l'estomac comme un phénomène de la vie, dont toutes les investigations ne peuvent donner une solution complète; et, tout en repoussant les théories exclusivement physiques, chimiques ou mécaniques, considérant que l'estomac reçoit proportionnellement une plus grande quantité de vaisseaux sanguins que les autres organes; que ce sang ne peut être destiné qu'à fournir à l'abondante sécrétion qui s'y fait pendant la digestion, et qui est sollicitée par la présence des alimens, ils ont conclu que le *suc gastrique* est nécessaire à la *chymification*. Comme il est prouvé que, pendant la digestion, il se fait dans l'estomac, par des contractions successives, un mouvement qui produit des ondulations continuelles (*péristole*); qu'à ce mouvement

particulier se joignen ceux qui lui sont imprimés
par la pulsation des troncs artériels qui l'avoisi-
nent, et ceux produits par de la respiration, ils ont
pensé que ces mouvemens étaient encore nécessaires
au phénomène dont il s'agit. La chaleur étant une
condition indispensable pour opérer les changemens chimique des corps, et ne l'étant pas moins
pour produire ceux qui ont rapport à la vie, elle
a dû être aussi considérée comme un des moyens
qui concourent à cette partie de la digestion. Mais
comme ces trois conditions réunies hors de l'estomac vivant, ne produisent pas le même résultat,
il faut bien reconnaître qu'il y a une autre propriété inconnue, une influence vitale.

Le *suc gastrique* a-t-il des qualités différentes
suivant les individus, selon la nature des alimens;
ou bien est-ce la sensibilité de l'estomac qui présente des modifications ? Nous n'entrerons pas dans
des digressions scientifiques pour chercher à résoudre ces questions ; bornons-nous à observer que,
d'après les dissentimens des chimistes qui ont analysé cette humeur, on doit être porté à croire
qu'elle n'est pas toujours identique.

Les alimens ne sont pas indistinctement bien
digérés par tous les estomacs; telle personne ne peut
supporter les substances amères qui sont salutaires
à d'autres ; les uns sont avides et se trouvent très-
bien des acides, qui sont peu désirés par d'autres
et leur sont contraires ; les corps gras sont très-bien

digérés par ceux-ci, ils causent constamment des in-
digestions à ceux-là ; le lait est l'aliment par excel-
lence pour quelques estomacs, et le plus contraire
à d'autres, etc. [1].

Il faut donc conclure de ces faits, qui sont
d'observation pour chacun, que les propriétés de
l'estomac, ou du suc gastrique, ne sont pas les
mêmes chez tous les individus, et qu'il est important d'étudier ses dispositions particulières, afin de
se choisir une alimentation convenable. Si l'estomac a été peu chargé de nourriture et s'il n'a reçu
que de bons alimens, il se manisfeste un sentiment de force, de bien-être dans toutes les parties
du corps; les diverses fonctions se font avec plus
d'énergie, le cerveau est influencé et les facultés
morales sont plus développées. Mais s'il en a été
pris une trop grande quantité, si l'estomac et les
intestins ont besoin pour opérer la digestion d'une
grande concentration de forces vitales, il en résulte
une sorte d'accablement, quelquefois un léger fris-
son ; on devient incapable de se livrer aux travaux
du corps et de l'esprit et souvent on éprouve le
besoin de dormir ; il est facile de se rendre raison

---

(1) On ne doit pas conclure que le lait n'est pas bien digéré parce qu'il sera arrivé de le rendre caillé par le vomissement : jamais le lait n'est digéré autrement, et l'estomac
a la propriété de produire la séparation du sérum de la substance caséeuse, ce qui en fait un aliment demi-solide ; ainsi
quand on a pris du lait on digère du petit lait et du fromage.

de ces phénomènes. La nature a mis en nous une certaine somme de force vitale pour l'exercice de nos fonctions; si elle est bien répartie elles s'exécutent toutes convenablement, l'harmonie est parfaite; mais s'il devient nécessaire qu'une grande portion en soit concentrée sur un organe, ce ne peut être qu'au dépens des autres, dont les fonctions deviennent languissantes; il y a trouble dans l'organisation. Celte vérité d'une application générale en physiologie, est aussi la base la plus solide du traitement des maladies ; on ne saurait trop la méditer. Elle doit constamment nous guider dans celles de nos actions qui se rattachent à la conservation de notre santé, et le médecin doit y avoir égard dans le choix de ses moyens de traitement. Diminuer l'action exagérée des organes irrités, par des moyens généraux et locaux; chercher à la déplacer par des révulsifs qui excitent des parties du corps que l'anatomie et l'expérience ont indiquées comme les plus efficacement choisies; voilà assurément des méthodes trop long-tems ignorées ou dédaignées, mais qui sont à jamais consacrées, comme tout ce qui est bon et vrai.

Si la quantité d'alimens ingérés dans l'estomac est trop considérable, eu égard à la force actuelle de cet organe; ou si par leur nature, ils sont réfractaires à son action; la chymification n'a pas lieu; ils l'irritent par leur présence jusqu'à ce qu'il s'en débarasse par le vomissement. On sait de

combien de souffrance sont accompagnées ces indi-
gestions stomacales; que ceux qui les ont éprouvées
se les rappellent, et qu'ils jugent d'après ce qu'ils
ont ressenti, du degré de sensibilité que l'estomac
peut acquérir et de l'étendue de ses sympathies.

L'effet des *vomitifs* est analogue; c'est une substance irritante que l'on introduit dans l'estomac,
pour provoquer ses contractions, exciter la sécrétion
qui a lieu à sa surface, et quelques sécrétions voisines
telles que celles du foie. Que penser maintenant de
ces hommes dont l'unique savoir consiste à re-
courir à un moyen aussi peu naturel et souvent si
fâcheux dans ses conséquences ? N'a-t-on pas lieu de
déplorer leur aveuglement ou leur mauvaise foi,
lorsqu'ils osent prétendre que les matières muqueuses ou bilieuses, rendues par le vomissement
étaient la cause du mal qu'ils ont voulu combattre,
quand il est vrai que leur présence n'était due
qu'à l'état maladif de l'organe, ou que le médicament seul en a provoqué la formation? Qu'ils nous
montrent de ces estomacs remplis de *sabures ;* qu'ils
trouvent quelques raisonnemens qui détruisent tout
ce que le jugement et la physiologie obligent à admettre; qu'ils démontrent s'ils le peuvent, que les
vomitifs ne produisent les résultats qu'ils se com-
plaisent à provoquer que sur les personnes chez lesquelles il a été jugé par eux, *sabural, incrasé, in-
visqué,* etc. En attendant nous resterons convaincus
que c'est sur les tissus qu'agissent les remèdes ; que

c'est en modifiant leur sensibilité, leur vitalité que l'on modifie leur action ; que s'il arrive par fois, qu'un vomitif guérisse une irritation légère de l'estomac, c'est en changeant le mode de cette irritation et en jouant à quitte ou double, puisque l'on peut produire une de ces *pompeuses* maladies désignées sous les *beaux* noms de fièvres *putrides* ou *malignes*.

Mais laissons les vomitifs et ceux qui en abusent et revenons à la digestion. A mesure que la chymification s'opère de la circonférence au centre, les portions d'alimens chymifiées sont dirigées vers le pylore. Cette ouverture est douée d'une sensibilité telle, qu'elle s'oppose au passage des substances qui ne sont pas encore converties en chyme et laisse seulement passer celui-ci. En conséquence, s'il arrive que nous ayons avalé un corps sur lequel l'action de l'estomac ne puisse s'exercer, il séjourne dans ce viscère jusqu'à ce qu'ayant fatigué le pylore par présence, celui-ci le laisse pénétrer dans les intestins. Cette propriété explique comment, après un tems assez long, quand la chymification ne s'est pas faite, nous rendons par le vomissement tout ce que nous avons pris ; et aussi pourquoi il arrive que nous vomissons quelquefois des alimens qui ont été pris à un repas antérieur, tandis que nous ne rejetons pas ceux qui ont été ingérés depuis ; enfin c'est elle qui explique comment au bout de plusieurs jours des éructations, reproduisent, chez quelques personnes,

le goût de certains alimens d'une digestion difficile, les radis par exemple.

La digestion stomacale est plus ou moins
prompte, plus ou moins lente, suivant la nature
des alimens, la constitution du sujet, son âge et son
état actuel physique et moral. Sa durée est communément de quatre à cinq heures. Il est des personnes si heureusement partagées de ce côté, que
quel que soit le choix des alimens et leur quantité,
elles n'en sont jamais incommodées; leur estomac ne
tarde pas à être débarrassé et disposé à une digestion
nouvelle. Les enfants, les jeunes gens sont généralement dans ce cas; leur digestion est tellement
active, que des besoins se reproduisent fréquemment.
Il n'en est pas ordinairement ainsi chez l'homme
fait et encore moins chez les vieillards. La nature a
proportionné les facultés réparatrices, aux besoins
à satisfaire. L'accroissement nécessite l'activité des
forces digestives que l'on remarque dans l'enfance
et chez l'adolescent; plus tard cette raison n'existe
plus, les pertes devenant de moins en moins considérables la nutrition doit être proportionnée. Les
convalescens qu'une maladie longue a tenus dans une
abstinence rigoureuse, et dont le corps est épuisé,
ont ordinairement un très-grand appétit, et sont
disposés à une nutrition abondante, jusqu'à ce que
leurs pertes soient réparées : toutefois prenons-y
garde, leurs organes digestifs ne répondent pas toujours à leurs désirs immodérés, et souvent ils en sont

victimes. Nouvelle preuve de la défiance qu'il faut avoir pour les sensations instinctives dans notre espèce.

L'état des autres organes influe beaucoup sur la digestion ; nous en avons déjà indiqué la cause. Il importe encore que cette fonction ne soit pas troublée par des moyens perturbateurs, tels que les bains, la saignée, les lavemens. Enfin puisque les affections morales influent assez sur l'estomac pour produire des lésions de ce viscère, et pour changer ses dispositions à remplir ses fonctions, on conçoit combien elles doivent nuire à leur accomplissement.

Toutes ces considérations doivent faire pressentir l'importance de la diète dans les maladies : elle est en effet des plus grande ; si lorsqu'une partie du corps est lésée, et nécessite un travail réparateur, l'on occupe les forces vitales en grande partie à effectuer la fonction digestive, ce sera au dépens des autres, et la guérison en souffrira. D'un autre coté, pendant la digestion la circulation est plus active ; après, le sang est plus riche et plus excitant; or, si un organe est enflammé et que le malade prenne plus de nourriture que ne permet son état, ou la choisisse mal, le résultat inévitable, sera l'accroissement de l'inflammation. Qui n'a éprouvé cet effet de la digestion, sur les inflammations les plus légères, les engelures par exemple ? Que l'on juge de son importance dans celles qui siégent sur des organes indispensables à la vie.

Éructations. Lorsque la chymification ne se fait pas bien, il se forme des gaz qui s'élèvent dans l'œsophage, par des contractions dans un sens contraire à celui qui fait parvenir les alimens dans l'estomac, et s'échappent par la bouche avec bruit, à cause des vibrations qu'ils occasionent lors de leur pas age, à l'ouverture supérieure du pharynx.

La *régurgitation* participe de l'éructation et du vomissement, c'est un vomissement partiel, dans lequel on rend une gorgée d'aliment, ou des mucosités mêlées quelquefois à de la bile. Elle a lieu, soit lorsque l'on a trop rempli l'estomac, soit dans une disposition maladive de cet organe, ou par de violentes quintes de toux : les enfans à la mamelle y sont fort sujets.

La *régurgitation* est naturelle aux ruminans, qui s'en servent pour faire revenir les alimens dans la bouche, afin qu'ils y soient mâchés de nouveau et imprégnés de salive.

Le *vomissement* consiste en de violens efforts, qui font rejeter par la bouche les alimens ou les fluides contenus dans l'estomac, ou qui sont infructueux, dans son état de vacuité. Il n'est pas dans la plupart des espèces, un phénomène naturel; aussi, loin d'être accompagné d'une sensation agréable, il cause un sentiment pénible et par fois des accidens fâcheux.

Les anciens l'attribuaient aux seules contractions de l'estomac, ensuite on a cru que cet organe était passif, et que la pression exercée par le diaphragme

et les muscles abdominaux, en étaient les seuls
agens. Les expériences de MM. Magendie et Richerand, les ont portés à penser que l'estomac est
presque passif dans cet acte ; celles de M. Maingault
au contraire, lui ont fait conclure que l'action du
diaphragme et des muscles du ventre, n'est qu'ac-
cessoire ; enfin les travaux de Béclard ont fait admettre que le vomissement est produit par l'effet
combiné des contractions des muscles dont il vient
d'être parlé, celle de l'estomac et de l'œsophage.

Le vomissement est un acte involontaire ; il peut
être provoqué soit par l'effet des substances contenues dans l'estomac, ou sympatiquement par la
titillation du gosier, l'aspect ou le souvenir de
choses répugnantes.

Il est des personnes qui vomissent avec une grande
facilité, d'autres qui ne peuvent vomir qu'avec beaucoup de peine et en sont extrêmement fatiguées.

De la Chylification et des Purgatifs.

A mesure que le chyme arrive dans l'intestin qui
fait suite à l'estomac (*le duodénum*), il se mêle avec
les humeurs fournies par le foie et le pancréas ; il n'y
séjourne pas comme dans l'estomac, mais sa marche
y est lente. Cet intestin présente plus que les autres,
de ces replis membraneux (*valvules coniventes*), qui
s'opposent au passage trop rapide de la masse chymeuse. Sa présence excite une sécrétion plus abondante de la bile et de l'humeur pancréatique ; la

vésicule biliaire verse son contenu qui parvient au duodénum avec le produit de la sécrétion du foie, pendant la digestion. On ne sait pas si la bile qui a séjourné dans la vésicule, a des propriétés différentes de celles que le foie fournit directement; on ne sait pas davantage quelles sont celles de l'humeur pancréatique, et quel rôle l'une et l'autre, ainsi que le fluide exhalé par les cryptes muqueuses, jouent dans l'acte de la chylification : on sait que la bile de la vésicule est plus épaisse, plus amère et d'une couleur plus foncée; que le fluide pancréatique a une grande analogie avec la salive; mais quant au mode d'action de ces humeurs sur le chyme, pour lui faire acquérir les propriétés du chyle, on l'ignore complétement, et nous ne pourrions ici que répéter ce que nous avons dit de la chymification.

Le chyme imprégné des humeurs, qui se rendent dans le duodénum, chemine lentement dans toute la longueur des intestins, par le mouvement péristaltique dont ils sont susceptibles. Pendant son trajet il perd sa partie nutritive que l'on nomme chyle, fluide blanchâtre, demi-transparent, d'une saveur peine salée, coagulable comme le sang et se séparant en deux parties; l'une liquide et séreuse, l'autre solide ; la première est analogue au sérum du sang, la seconde est un mélange de fibrine, de matières grasses ; plus, les sels que l'on trouve dans cette humeur. Déjà vers la partie inférieure du duodénum,

le chyle commence à être absorbé par les vaisseaux chylifères, qui s'ouvrent à la surface intérieure des intestins, et surtout sur celle des valvules
coniventes. Ces vaisseaux sont plus nombreux dans
la dernière portion du duodénum et dans le jéjunum ; leur nombre va ensuite en diminuant vers les
gros intestins, dans lesquels ils sont peu nombreux.

La masse alimentaire, en suivant le trajet et les
circonvolutions des intestins perd de plus en plus ses
propriétés primitives, et acquiert celles des matières
stercorales. Il se produit communément un dégagement de gaz qui est plus considérable lorsque
les alimens sont d'une nature particulière, ou que
leur digestion a été incomplète. Dans l'état de vacuité, les intestins sont toujours distendus par
une certaine quantité de ces gaz, ce qui empêche
que leurs parois soient en contact, et que leur cavité soit trop diminuée par l'abstinence. Il se fait
encore à leur surface une exsudation muqueuse qui
en lubrifie les parois, et facilite le trajet des matières chymeuses et stercorales.

La valvule iléo-cœcale qui sépare les intestins
grêles des gros intestins, n'est pas, comme l'ouverture pylorique, douée de sensibilité ; elle laisse passer les matières de la digestion à mesure qu'elles se
présentent; celles-ci s'amassent dans le cœcum dont
le mouvement péristaltique ne tarde pas à les faire
sortir pour continuer leur trajet dans le colon jusqu'au rectum. Les changemens qui s'opèrent en

elle dans cette dernière partie de la digestion, sont
liés à tous ceux qu'elle a déjà subis; puisque, si la
substance alimentaire, ou son résidu arrive dans
le gros intestin sans les avoir éprouvés d'une manière convenable, les fécès n'offrent point les caractères qui leur sont particuliers. Ces changemens ne sont pas plus que les autres phénomènes
de la digestion susceptibles d'explication satisfaisante, et ne consistent pas seulement en l'absorption
des fluides que contient encore la masse alimentaire; il y a composition nouvelle; la consistance
devient plus considérable, il y a aussi changement
de couleur, formation de gaz qui n'existaient pas
et qui donnent lieu à l'odeur particulière aux matières fécales. La bile joue sans doute un grand
rôle dans ces changemens, puisque, lorsqu'elle
manque dans certaines maladies, les excrémens
sont décolorés, il y a constipation ; ce qui tend à
faire penser que la coloration tient à sa présence,
et que c'est elle aussi qui provoque l'exsudation muqueuse qui facilite le glissement des fécès [1].

Quelques alimens colorent aussi les matières
stercorales ; mais la plupart n'exercent aucune influence sur elle. Les alimens les plus différens pro-

______

[1] Analysées par M. Thénard, les matières stercorales
ont paru être composées de soufre, de phosphate et de carbonate de chaux, de muriate de soude, de silice; d'une matière animale particulière; d'azote, d'hydrogène simple,
sulfuré et carboné.

duisent des résultats analogues dans les animaux de
la même espèce ; tandis que des alimens semblables
fournissent des défécations différentes dans les espèces diverses ; preuve évidente qu'il se passe là
quelque chose qui tient aux propriétés vitales, et
par conséquent dont on ne peut rendre compte.

Les matières stercorales moulées dans le gros
intestin, se rassemblent dans le rectum, et y séjournent jusqu'à ce que leur volume et leur propriété irritante sollicitent leur expulsion.

Pour que la *défécation* ait lieu, il faut que les
puissances expulsives surmontent la résistance
que leur oppose le muscle sphincter de l'anus ;
voici par quel mécanisme. Les contractions des fibres longitudinales du rectum le raccourcissent
et agissent ainsi sur les fécès en les pressant sur l'a-
nus ; dans le même moment, les muscles abdominaux, le diaphragme refoulent les intestins en bas,
et l'occlusion de la glotte qui s'oppose à la sortie
de l'air contenu dans les poumons, leur fournit un
point d'appui. Pendant l'action de ces forces réunies, qui agissent toutes de haut en bas, les muscles
releveurs de l'anus et *ischio-coccygiens* agissent de
bas en haut, et la réunion de ces puissances détermine la sortie des matières.

La défécation est ordinairement périodique,
parce que nous prenons en général nos repas à
des heures accoutumées. Dans l'enfance et surtout
dans les premiers tems de la vie, elle a lieu très-

fréquemment à cause de la plus grande sensibilité dont jouit le rectum et de la multiplicité des repas ; dans l'âge mûr elle s'effectue ordinairement toutes les vingt-quatre heures ; mais l'influence de la constitution est pour beaucoup dans l'exercice de cette fonction ; il est des personnes qui ne vont à la garde-robe qu'à des intervalles de deux, trois ou quatre jours ; les femmes sont plus communément dans ce cas. Chez les vieillards les selles deviennent de plus en plus rares, de plus en plus difficiles.

Le régime a aussi une influence très-marquée sur le volume et la facilité de la défécation ; en général les gens du peuple qui se nourrissent d'alimens peu succulens, et qui, dépensant beaucoup, sont obligés à en prendre une grande quantité, ont des selles plus fréquentes, plus faciles et plus copieuses. Les personnes aisées qui mangent peu et qui usent d'une nourriture très-substantielle, de vins généreux, ont des selles rares, difficiles, et d'un petit volume.

Si la chymification n'a pas été bien faite, les substances alimentaires arrivent dans les intestins sans avoir les qualités convenables à la chylification, si quelques-unes des causes perturbatrices que nous avons fait connaître, telles que le refroidissement des pieds, du ventre, un bain, un lavement viennent à être produites pendant la seconde digestion, bien que la première ait eu lieu convenablement, celle-ci est arrêtée. Dans un cas comme dans

l'autre il y a indigestion plus fàcheuse encore que
celle dont nous avons déjà parlé. Dans l'indigestion stomacale cet organe, souvent de lui-même,
ou sollicité par des moyens très-simples, se débarrasse des alimens qui causent le désordre, et peu
après le calme se rétablit. Dans l'indigestion intes-
tinale, les alimens ne peuvent être rejetés par le
vomissement et doivent parcourir toute la longeur
du tube digestif, toujours avec des propriétés peu
en rapport avec sa sensibilité, ce qui fait que cette
indigestion est longue, que les phénomènes qui
l'accompagnent durent autant que les alimens séjournent dans les intestins et persistent encore après.
La personne éprouve la sensation la plus pénible
dans l'abdomen; de vives coliques se font sentir, il
y a prostration des forces, malaise général, etc. Les
matières contenues dans les intestins n'étant pas en
rapport avec leur sensibilité, ne reçoivent pas l'influence vitale; il ne se forme pas de chyle, et il
ne se fait aucune absorption; au contraire, l'impression irritante qu'elles produisent sur la muqueuse donne lieu à une abondante sécrétion, ce
qui fait qu'alors la défécation est fluide, il y a
diarrhée.

Il en est des purgatifs comme des alimens qui ne
peuvent être digérés; ce sont des substances qui
n'étant pas assez réfractaires à la sensibilité de
l'estomac pour déterminer le vomissement, exercent leur action irritante sur les intestins, et pro-

voquent une abondante sécrétion de mucus auquel se joint naturellement la bile et l'humeur pancréatique à leur passage dans le duodénum, dont elles augmentent encore la sécrétion.

Il faut appliquer aux purgatifs tout ce que nous avons dit des vomitifs. Leur effet est salutaire sans doute, dans beaucoup de circonstances ; mais il faut savoir les discerner et ne pas en faire un moyen unique de guérison et de destruction.

Les purgatifs, sont bien certainement le moyen thérapeutique dont on a le plus abusé, et qui a fait le plus de victimes : les empiriques et les charlatans l'emploient presque exclusivement, quelle que soit la nature de la maladie, l'état des organes digestifs et la constitution du malade. Nous nous rappelons toujours avec douleur, que dans la dernière période d'une phtisie pulmonaire, qui devait enlever M. G***. à sa famille désolée, malgré les sages conseils de M. le professeur Marjolin, qui donnait ses soins au malade, et prolongeait autant qu'il était en son pouvoir une existence si chère à la reconnaissance et à l'amitié, on lui fit prendre un purgatif devenu trop célèbre, qui en peu de jours détruisit les restes d'une constitution des plus heureuses, et qui après plusieurs années de souffrances, laissait encore espérer quelque tems d'illusion. C''est plutôt pour satisfaire au besoin de notre cœur que nous citons ce fait, qu'en raison de ce qu'il offre de particulier : les exemples

de ce genre sont trop fréquens, pour qu'il soit nécessaire de les rapporter; il serait déjà fort long,
d'énumérer ceux que nous a présentés notre pratique particulière. Combien de fois n'avons-nous
pas été appelés auprès de personnes ayant des
squirrhes des intestins, qui n'avaient pas d'autres
causes que l'abus des purgatifs? Combien de diar-
rhées interminables, si ce n'est avec la vie, n'a-
vons-nous pas vu être dues à l'abus ou au choix de
ces médicamens? Dans ces maladies, lorsque la
cause a amené la désorganisation des tissus, le médecin peut encore adoucir les souffrances et retarder
le terme fatal, mais il n'est plus en son pouvoir de
sauver les jours du malade.

L'ignorance et la jalousie se déchaînent toujours
contre le mérite; il n'est donc pas surprenant que
nous voyions l'une et l'autre, chercher par de vaines
clameurs à diminuer la gloire des hommes, que la
postérité placera au nombre des bienfaiteurs de
l'humanité. Sans doute des disciples exaltés peuvent
en s'écartant des leçons du maître, aller jusqu'à des
excès dangereux; mais la gloire des réformateurs
qui, par leurs travaux, ont produit en médecine une
révolution salutaire, dont les conséquences seront
la cessation de l'abus des médicamens, et la destruction de la médecine empirique n'en est pas
moins assurée. Depuis Bichat, qui sut indiquer la
route qui a été suivie par les médecins physiologistes, plusieurs praticiens célèbres ont, dans leurs

écrits et dans l'exercice de leur profession, contribué à cette rénovation médicale, leur mérite n'a pas besoin de nos louanges, et la reconnaissance publique les désigne suffisamment pour que notre silence soit un nouvel hommage.

Comme nous ne faisons pas une histoire des médicamens, nous nous abstenons de donner des détails sur les propriétés particulières à chaque espèce de purgatifs; disons seulement qu'il en est qui agissent plus particulièrement sur les intestins grêles, et d'autres sur les gros intestins; de plus longs détails appartiendraient à la thérapeutique.

CHAPITRE II.

De l'Absorption.

L'ABSORPTION est une fonction indispensable à la vie, qui a lieu chez tous les êtres organisés et vivans, par laquelle les matériaux nécessaires à leur économie, sont introduits dans la circulation; et ceux qui doivent cesser d'en faire partie sont repris pour être portés vers les divers émonctoirs chargés de les éliminer. Il y a donc une absorption de *composition*, et une absorption de *décomposition*. Il se fait encore une absorption *mixte*, qui s'exerce sur des fluides sécrétés ou exhalés qui, reportés dans la circulation, subissent diverses modifications et sont destinés à de nouveaux usages.

L'absorption de *composition* a lieu principalement dans le tube digestif, et s'exerce sur la partie nutritive des alimens, lorsque la chylification est opérée, ainsi que sur les boissons qui sont introduites hors le tems du repas : sans doute elle a lieu également dans toutes les parties du corps, car ce ne peut être que par elle que nos tissus s'approprient les molécules réparatrices qui leur sont apportées par la circulation. Déjà dans l'estomac, une grande partie des boissons est pompée par les absorbans de cet organe, ce qui explique la promptitude avec laquelle nous éprouvons le besoin d'uriner, après avoir bu abondamment. L'absorption des liquides est aussi fort active dans les gros intestins, surtout dans certain dégré d'irritation : on sait que parfois plusieurs lavemens successivement pris, sont aussitôt absorbés et rendus par les urines : dans ce cas, comme dans le précédent, les liquides ne peuvent parvenir dans la vessie, qu'après avoir été portés dans le sang, et en avoir été séparés par l'action sécrétoire des reins. Quant à l'absorption du *chyle*, nous avons vu que c'est dans les intestins grêles, et surtout dans le duodénum et le jéjunum, qu'elle a lieu plus particulièrement par les ouvertures des vaisseaux chylifères qui existent surtout à la surface des valvules conniventes, et que Bichat appelait suçoirs, tandis que d'autres auteurs pensent que ces vaisseaux n'ont pas d'orifice, mais que l'absorption se fait par l'imbibition d'un tissu spongieux.

Le chyle et les liquides absorbés dans le tube digestif, traversent bientôt un grand nombre de ganglions répandus dans le mésentère, et y subissent probablement des modifications, une animalisation plus complètes, ensuite ces lymphatiques se réunissent en troncs plus considérables, qui vont se rendre au réservoir de *pecquet* qui commence le canal thoracique dont nous avons déjà parlé, et dont nous nous occuperons encore en traitant de la circulation. Lorsque l'absorption est fort active

dans les organes de la digestion, celle qui a lieu à
la périphèrie du corps, et sur les fluides qui doivent
suppléer à la nutrition, le sont moins, c'est pour
cela que l'on est beaucoup plus exposé aux infec-
tions contagieuses pendant l'abstinence, que lorsque l'on est convenablement nourri, et les médecins instruits tirent parti de cette considération
pour produire la résorption des épanchemens morbifiques.

L'absorption se fait aussi à la surface de la peau
et des membranes muqueuses. La première a été
contestée par quelques auteurs, qui voyaient dans
l'épiderme un obstacle à ce qu'elle pût avoir lieu.
Assurément l'épiderme diminue beaucoup la propriété absorbante de la peau, mais il ne peut l'empêcher entièrement, surtout dans certaines régions
du corps où il est plus mince, puisqu'il se laisse pénétrer par les fluides de la perspiration cutanée. Au
rapport de l'amiral *Anson* et d'autres voyageurs,
des marins sont parvenus à calmer la soif en se plon-
geant dans l'eau ou en se recouvrant avec des vêtemens humides. Qui n'a éprouvé, étant au bain, de
fréquentes envies d'uriner? On sait d'ailleurs avec
quelle facilité les substances médicamenteuses pénètrent par la voie de l'absorption, et qu'il est des
maladies qui se communiquent par ce mode de
transmission. La peau privée de son épiderme jouit
à un bien plus haut degré de la propriété absorbante; et il est très-dangereux, quand on a une

blessure, même légère, qu'elle soit en contact avec une substance virulente ; les plus graves accidens peuvent en résulter, tandis qu'elle ne serait pas contagieuse sans cette condition.

L'absorption cutanée est généralement plus active chez les enfans et les personnes dont la peau jouit d'une grande énergie vitale : nous avons observé que les sujets maigres dont la peau est sèche, ont besoin de boire beaucoup ; tandis que ceux qui sont dans des conditions opposées, boivent généralement peu : cela ne tiendrait-il pas à ce que chez les premiers il se ferait peu d'absorption tégumentaire, tandis qu'elle serait très-active chez les seconds ? Si la peau absorbe les fluides liquides, elle se laisse aussi pénétrer par les gaz ; du moins les expériences de M. le professeur Chaussier, tendent à le prouver. Ce savant physiologiste a pu asphyxier des animaux, en environnant leurs tégumens d'une atmosphère de gaz hydrogène sulfuré ; Bichat a expérimenté que l'absorption des gaz putrides pouvait se faire par la peau ; et souvent nous avons été à même d'observer sur nous-même la réalité de ces sortes d'absorptions, soit par la peau, soit par les surfaces muqueuses.

Si l'on admet aujourd'hui ces divers modes d'absorption par la peau, on nie qu'il puisse s'introduire par elle des molécules nutritives, comme on le croyait autrefois. On a beaucoup parlé de l'embonpoint et de la fraîcheur des personnes qui sont

occupées à abattre et à vendre les animaux dont
nous faisons notre nourriture ; mais ces avantages
physiques ne tiennent sans doute qu'à la constitution presque indispensable à des hommes qui
embrassent des professions pénibles, et à l'action
de l'air auquel ils sont continuellement exposés.
Certes, si nous voyons la plupart des bouchers, des
charcutiers, gros et rubiconds ; il n'en est ordinairement pas de même des cuisiniers, qui sont pour
le moins autant environnés d'exhalations animales
et nutritives.

L'absorption est beaucoup plus active sur les surfaces muqueuses que sur la peau, à cause de la
finesse de leur épiderme ; et plusieurs virus qui
ne se communiquent pas par cette dernière, sont
inoculés par leur contact avec ces membranes ; le
virus syphilitique par exemple. Les odeurs pénètrent bientôt par cette voie, et l'on sait que l'urine
des personnes qui ont respiré l'essence de térébenthine, exhale une odeur de violette remarquable ;
cet effet aurait également lieu si, étant placé dans
un appartement où cette odeur serait répandue,
on respirait l'air extérieur, ce qui prouve que la
peau absorbe encore les odeurs.

L'absorption de décomposition se fait dans toutes
nos parties ; c'est par elle qu'à mesure que de
nouvelles molécules sont déposées dans nos tissus,
les anciennes sont reprises pour être rejetées ; c'est
par elle aussi que les racines des dents du premier

âge sont détruites à l'époque où elles doivent être remplacées par celles de la seconde dentition ; que des tumeurs, des engorgemens, par fois considérables, et des os disparaissent ; que le pus épanché, les fluides extravasés sont résorbés, etc. Si on nourrit un animal avec des alimens teints avec la garance, les os se colorent en rose ; mais après avoir cessé l'emploi de ce moyen, ils perdent peu à peu cette coloration.

L'absorption que nous appelons *mixte* est celle qui est exercée sur des fluides qui ne viennent pas du dehors, comme ceux de composition, mais qui ayant été produits en nous, doivent encore faire partie de nos humeurs et servir dans notre économie : telle est l'absorption des fluides fournis par les membranes séreuses et synoviales ; celle qui se fait sur quelques muqueuses, dans le tissu cellulaire, graisseux, etc. On doit aussi ranger dans cette classe l'absorption qui a lieu dans les autres parties du corps, et qui fournit la lymphe et le sang veineux.

Les distinctions que nous venons d'établir entre les absorptions, sont arbitraires et ne doivent pas être considérée comme appartenant à des appareils particuliers ; puisque les organes absorbans puisent des matériaux de composition, de décomposition, en même tems qu'ils se chargent de ceux qui sont intermédiaires, et que les mêmes vaisseaux lymphatiques les charrient vers le centre commun ; elles ne sont nécessaires que pour classer les humeurs absorbées.

Il n'est pas possible de préciser quels sont les agens de l'absorption; les uns prétendent qu'elle est opérée par les capillaires lymphatiques, les autres l'attribuent aux capillaires veineux; des physiologistes pensent que les uns et les autres de ces vaisseaux jouissent de la propriété absorbante; enfin il en est qui considèrent l'absorption comme une propriété accordée à tous les tissus vivans, dans chacun desquels ces divers ordre de vaisseaux puisent les fluides appropriés à leur mode de sensibilité. On a cherché à expliquer par quel moyen le chyle est pompé par les capillaires chylifères; on a voulu y voir un phénomène physique analogue à celui qui fait pénétrer les liquides dans lés tubes capillaires, ou l'effet mécanique de la pression exercée par la masse chymeuse? Mais il y a plus qu'introduction du fluide dans ces vaisseaux, il y a choix de leur part et production nouvelle, car on ne trouve jamais le chyle formé dans l'intestin; il n'existe que dans les vaisseaux chylifères; les autres lymphatiques du corps ne sont soumis à aucune pression, et leurs fonctions ne s'exercent pas moins. Il faut donc encore ici voir une action vitale que nous ne pouvons expliquer. Quant à la force qui opère la progression du chyle et de la lymphe, on doit la supposer analogue à celle qui donne lieu au retour du sang veineux. On pense qu'une sorte de tonicité non percevable, et l'impulsion qui se communique de proche en proche, donnée par la succion des orifices des lymphatiques doivent être les cause de cette progression. (Voy. *Circulation.*)

Tant que l'équilibre existe entre l'absorption et l'exhalation, il ne se fait aucun amas de fluide; mais si la dernière vient à augmenter seule, ou que restant la même, l'absorption soit diminuée ou suspendue, il y a hydropisie, qui persiste jusqu'à ce que la nature ou l'art ait diminué l'exhalation ou augmenté l'absorption.

Nous avons fait connaître les propriétés du chyle, il ne nous reste plus qu'à indiquer celles de la lymphe. C'est un fluide diaphane, visqueux, qui prend une teinte rosée après l'abstinence; d'une odeur spermatique, d'une saveur légèrement salée. Abandonnée à elle-même, elle se partage en deux parties, l'une séreuse analogue au sérum du sang, l'autre solide qui est un caillot rosé. A l'analyse chimique elle fournit de l'eau, de la fibrine, de l'albumine, du muriate et du carbonate de soude, du phosphate de chaux et de magnésie.

CHAPITRE III.

De la Circulation.

Nous venons de voir, autant que le permet l'état
de la science, comment sont introduits dans notre
économie les élémens qui la composent ; nous devons maintenant nous occuper des moyens dont la
nature s'est servie pour les faire parvenir dans toutes
les parties du corps, et les mettre en rapport avec
le principe qui ajoute à leur propriété réparatrice,
celle plus indispensable encore qui les rend vivi-
fians.

On nomme circulation, la fonction par laquelle
le sang est porté dans tous les tissus et revient de
ceux-ci au point de départ. Avant d'entrer dans
l'explication de cette fonction importante, nous allons décrire les organes par le concours desquels
elle s'opère, moins ceux dont nous avons déjà traité,
(Voyez *systèmes vasculaires.*)

Tous les animaux chez lesquels on observe une
circulation, n'ont pas un appareil aussi compliqué
qu'il l'est dans l'homme et les espèces qui se rapprochent de lui. Chez les uns, la circulation n'a
lieu que par l'action des vaisseaux (*les vers*);
d'autres ont un cœur plus simple qui présente de
grandes variétés (*les crustacées, les molusques, les
poissons, les reptiles*). Nous avons déjà fait con-

naître la disposition anatomique des vaisseaux, il nous reste à indiquer celle du cœur dans l'homme, en ajoutant à ce que nous avons dit des premiers, ce qui devra servir à expliquer la fonction que nous décrivons.

Description du cœur.

Le cœur est un organe musculeux, impair, d'une forme irrégulièrement conoïque ; situé obliquement et un peu à gauche dans la poitrine ; soutenu par sa base, qui est supérieure et dirigée à droite, en haut et en arrière, par les gros troncs qui y aboutissent ; et dont l'extrémité inférieure, libre, dirigée à gauche et en avant, vient frapper le cartilage de la cinquième ou sixième vraie côte. Sa face latérale inférieure repose en partie sur le diaphragme dont le cœur suit les mouvemens. Cette disposition et la mobilité de cet organe, qui le fait obéir à son propre poids, dans les diverses situations du corps, rend compte du trouble qu'éprouve la circulation lorsque l'on prend un exercice violent; dans la course par exemple, la pesanteur du foie entraîne à chaque secousse le diaphragme, dont l'abaissement brusque et successif ne peut manquer d'influer sur le cœur. Cet organe est enveloppé par une membrane fibreuse nommée *péricarde*, dont l'intérieur est tapissé par une membrane séreuse qui se réfléchit sur le cœur et fournit comme les autres de même na-

ture, un fluide qui en lubrifie les surfaces, et en
prévient les adhérences.

Le cœur est proportionnellement plus volumineux chez le fœtus que chez l'adulte, dans l'homme
d'une petite stature que dans celui qui en a une
plus élevée, et chez les animaux carnassiers que
chez les herbivores. Cet organe est sinon le premier formé dans l'embryon, au moins celui dont
on aperçoit d'abord les mouvemens.

Le cœur renferme quatre cavités contiguës,
deux supérieures nommées oreillettes, deux inférieures nommées ventricules ; de chaque côté l'o-
reillette communique avec le ventricule correspondant, mais jamais après la naissance, dans
l'état normal, les cavités d'un côté ne communiquent avec celles de l'autre. Les ventricules sont
creusés dans la substance de l'organe, tandis que
les oreillettes semblent en faire moins essentiellement partie. On remarque en dehors des oreillettes
deux appendices qui ont déterminé leur dénomination.

L'oreillette droite ou antérieure est en général
plus ample que celle du côté gauche ; à son intérieur on remarque en haut, l'orifice de la veine cave
supérieure ; à côté est située l'ouverture de la veine
cave inférieure ; vaisseaux qui rapportent le sang
de toutes les parties du corps, la lymphe et le chyle.
Au bord de cette dernière existe un repli membraneux (*valvule d'Eustache*) très-développé chez le fœ-

tus, demi-circulaire et disposé de manière à diriger
le sang vers le trou de Botal, avant la naissance [1].
Au-dessous des orifices dont il vient d'être parlé,
est celui des veines coronaires qui rapportent le
sang de la substance du cœur, garnie également
d'une valvule en croissant dont le bord libre est
dirigé en bas. L'oreillette communique avec le
ventricule par une ouverture dont il va être parlé.

Le *ventricule* droit ou antérieur, plus ample et
moins long que le gauche, entoure en partie celui-
ci; il présente, à son intérieur, de même que l'o-
reillette de ce côté, un grand nombre de faisceaux
musculeux (*colonnes charnues*) plus ou moins considérables. A la base du ventricule droit existe deux
ouvertures; l'une plus large, située en arrière,
communique avec l'oreillette; elle est garnie d'une
valvule divisée en trois portions (*valvules tricus-
pides*); l'autre plus étroite, conduisant à l'artère
pulmonaire, est placée à gauche, derrière la plus
large et la plus longue des divisions de la valvule
tricuspide qui l'obture lorsqu'elle s'abaisse. On remarque en outre, à l'entrée de l'artère pulmonaire
intérieurement, trois replis membraneux nommés
valvules sigmoïdes ou *semi-lunaires*, ayant la forme
d'un croissant quand ils sont appliqués contre les
parois du vaisseau, mais formant des sortes de goussets lorsqu'ils sont déployés.

(1) *Voyez* circulation du fœtus.

12

L'oreillette gauche, située à la partie supérieure postérieure gauche du cœur, est plus petite, reçoit les quatre veines pulmonaires, et s'ouvre en bas dans le ventricule correspondant.

Le *ventricule* gauche occupe la partie postérieure gauche du cœur, moins large que le droit, il est plus allongé, sa cavité est arrondie et ses parois ont beaucoup d'épaisseur; il présente aussi des *colonnes charnues*, excepté vers la naissance de l'aorte. A son ouverture auriculo-ventriculaire se trouve un repli membraneux nommé *valvule mitrale*, parce que son bord libre est partagé en deux languettes. A droite et en devant est l'ouverture aortique qui est garnie de trois valvules sigmoïdes.

Telles sont les dispositions principales que présente le cœur de l'homme après la naissance; dans le fœtus il existe une ouverture de communication entre les deux oreillettes (*trou de Botal*) qui est nécessaire au mode de circulation particulier à la vie intra-utérine, mais qui s'oblitère après la naissance.

Les cavités du cœur sont tapissées par des membranes analogues à celles que l'on trouve à la surface interne des vaisseaux sanguins; celle des cavités droites est en rapport de textures avec la membrane interne des veines, et celle des cavités gauches avec la membrane des artères.

Le cœur est formé de plusieurs tissus mais il est notamment composé d'un tissu musculeux trèsconsistant. Il reçoit beaucoup de nerfs qui lui viennent du ganglion cardiaque, lequel est formé par des filets provenant de la huitième paire encé-phalique, des ganglions de la région cervicale, et du grand sympathique; en sorte que l'on ne sait pas desquels de ces nerfs dépend plus particulièrement la sensibilité dont il jouit. On a détruit alternati-vement la communication du cœur avec ces trois ordres de nerfs et ses mouvemens ont continué. M. Legalois a fait vivre des animaux après leur dé-capitation ; cependant ce physiologiste ayant vu la cessation des mouvemens du cœur être plus prompte après la destruction de la moelle épinière, pense que cet organe est plus spécialement sous son influence.

L'action du cœur, comme celle de la plupart des organes de la vie intérieure, n'est point dépendante de la volonté; mais elle est très-facilement modi-fiée par les impressions morales; la moindre émo-tion produit en lui des mouvemens précipités et tumultueux; et les passions vives, lorsqu'elles sont persistantes, finissent par causer des lésions de cet organe qui sont trop souvent funestes. Les grandes crises politiques en ont donné des exemples très-multipliés.

Mécanisme de la Circulation.

Les anciens ne connurent pas la circulation, et ceux qui en soupçonnèrent l'existence n'eurent sur elle que des idées fausses. Platon, Aristote, Erasistrate, crurent les artères destinées à faire circuler l'air vital. Les découvertes de Césalpin, Fabrice d'Aquapendente, de Servet, Colombo et autres, mirent sur la voie de cette importante découverte; mais ce fut Harvey qui, en 1619, donna de la circulation une idée précise et appuya ses recherches d'expériences satisfaisantes dont toutes celles qui ont été faites depuis ont constaté l'exactitude.

On a considéré le cœur comme le centre de la circulation; néanmoins, malgré le rôle important que joue ce viscère dans cette fonction, il ne faut pas que cette qualification détourne l'esprit de la fonction plus importante encore confiée au poumon, qui pourrait, avec plus de raison, être considéré comme le centre, ou au moins le but vers lequel elle tend à ramener le sang; tandis que le cœur n'est que l'agent d'impulsion placé dans le cercle de la circulation, et par lequel elle est entretenue.

Nous venons de voir que le cœur est composé de quatre cavités : les cavités droites qui reçoivent le sang veineux et le dirigent vers le poumon; les cavités gauches qui reçoivent le sang artériel venant du poumon et le poussent vers tous les organes; voyons quel est le mécanisme de ces opérations.

Le sang vermeil qui sort du poumon, en parcourant tous nos tissus, est dépouillé des élémens de vie et de nutrition ; il était nécessaire qu'il recouvrât l'un et l'autre. Il est donc, à cet effet, rapporté par les veines, privé de ses propriétés : sa couleur est devenue d'un rouge brun ; il s'est chargé des matériaux de décomposition, et, en approchant de l'organe qui doit lui rendre ses qualités premières, il reçoit les fluides qui ont été absorbés dans toutes les parties du corps et le chyle. C'est ainsi qu'il est composé quand il arrive dans l'oreillette droite du cœur, apporté par les deux troncs veineux principaux (*veines caves inférieure* et *supérieure*) et les vaisseaux coronaires. La présence du sang dans l'oreillette droite provoque sa contraction et le passage du fluide dans le ventricule du même côté ¹, sauf, peut-être, une certaine quantité qui reflue dans les veines. Arrivé dans le ventricule, la contraction de celui-ci le fait passer dans l'artère pulmonaire qui va se ramifier dans les poumons et soumettre le sang à l'action de l'oxigène de l'air. Le retour du sang dans l'oreillette, est empêché par la valvule *tricuspide*, et l'abaissement des valvules *sigmoïdes* qui existent à l'entrée de l'artère pulmonaire, empêche son retour dans le ventricule.

Le sang est rapporté du poumon dans l'oreillette

---

(1) On ne sait pas précisément si la dilatation des cavités du cœur est entièrement passive, ou si, de même que leurs contractions, elle a lieu par l'action de fibres musculaires particulières.

gauche par les quatre veines pulmonaires, où le même mécanisme l'introduit dans le ventricule gauche, qui à son tour, par sa contraction, le chasse dans un gros tronc artériel nommé *aorte*, d'où partent les ramifications qui vont se répandre dans tout le corps. Le retour du sang dans l'oreillette gauche, est empêché par la valvule *mitrale*; les valvules *sigmoïdes*, s'opposent à ce qu'il reflue dans la veine pulmonaire.

D'après cet exposé, on voit que le vaisseau qui porte le sang noir au poumon, est nommé *artère*, et que ceux qui du poumon, rapportent au cœur le sang artériel, sont nommés *veines*; il faut donc observer que, dans la circulation qui a lieu du cœur au poumon, et du poumon au cœur, ce n'est pas la nature du liquide qui a déterminé la dénomination, mais la texture des vaisseaux; ainsi l'artère et les veines pulmonaires, sont de même texture que les autres vaisseaux du même nom, bien que la nature du sang qu'ils contiennent soit différente.

Les contractions des cavités du cœur ne sont pas toutes successives, elles ne sont pas non plus simultanées. Celles des oreillettes ont lieu en même tems, et provoquent la dilatation des ventricules; lesquels à leur tour se contractent, pendant que les oreillettes sont dilatées par un nouvel afflux de sang; il y a donc intermittence d'action et de repos. On nomme *systole*, la contraction des cavités du cœur, et *diastole* leur dilatation. Le battement que nous sentons entre les cartilages de la cinquième et sixième vraies côtes gauches, est causé par la *systole* des ventricules, et correspond aux pulsations artérielles.

Le nombre des pulsations est par conséquent égal à celui des contractions du cœur, et variable suivant l'âge de l'individu, son état de santé ou de maladie, et une multitude d'autres circonstances. Le pouls de l'enfant naissant bat cent trente à cent quarante fois par minute ; à un an, cent vingt ; à deux ans, cent ; à la puberté, quatre-vingt ; à l'âge viril, soixante-dix ; soixante et moins dans la vieillesse [1]. Le pouls est moins fréquent, toutes choses égales d'ailleurs, pendant le repos que lorsqu'on se livre à un exercice violent ; avant qu'après le repas, pendant le sommeil ; le sexe, le tempérament, le climat, l'époque de la journée à laquelle on l'observe influent encore sur lui ; il offre enfin des nuances très-multipliées, mais c'est au médecin à les connaître, et à les apprécier. Quant à la cause des pulsations artérielles, il est des auteurs qui supposent qu'elle doit être attribuée à la contractilité qu'ils accordent aux artères ; Bichat et M. Jadelot pensent avec raison, que le pouls dépend de la dilatation

[1] M. le professeur Richerand cite l'exemple d'un vieillard de quatre-vingt-quatre ans, dont le pouls ne battait que vingt-neuf fois par minute, et qui avait encore une grande vivacité. Celui de Napoléon ne battait que quarante-quatre fois par minute.

que les artères éprouvent à chaque ondée de sang chassée du cœur, qui de proche en proche, doivent communiquer l'impultion qu'elles reçoivent de la contraction du ventricule, et produire leur redressement.

On évalue à deux onces, la quantité de sang poussée dans l'aorte et dans l'artère pulmonaire, à chaque contraction des ventricules. On a voulu aussi préciser la force de ces contractions, mais l'énorme différence qui se trouve entre ces évaluations, prouve combien elles sont mal fondées. Quelle que soit au juste cette force, toujours est-il qu'elle ne doit pas être très-considérable. C'est pour cela qu'elle n'a point paru suffisante à la plupart des auteurs, pour produire seule la progression du sang, dans tout le système artériel, eu égard surtout aux pertes de forces occasionées par les frottemens, et les courbures de ces vaisseaux. Ils croient que les artéres y participent par une sorte de contractilité qu'ils attribuent à leur tunique moyenne, laquelle il est vrai, est évidemment musculeuse chez certains animaux. Harvey pensait au contraire, que le cœur est l'agent unique de la circulation artérielle, et que les artères sont entièrement passives; d'autres auteurs ont partagé cette opinion, et parmi eux Bichat l'a développée, en l'appuyant sur des expériences qui disposent à l'adopter. « Si les artères pro-
» duisent le pouls par leurs contractions vitales,
» dit cet auteur, il doit y avoir irrégularité des

» battemens au-dessous d'une tumeur anévrismale,
» puisque le tissu artériel étant dénaturé, doit per-
» dre en partie sa contractilité, ou du moins cette
» propriété doit être altérée : or, on observe préci-
» sément le contraire. D'un autre côté, toute ma-
» ladie organique du cœur trouble inévitablement
» le pouls. » Bichat, en faisant arriver le sang artériel dans les veines et dans les vaisseaux appartenant à des sujets morts, y a produit des pulsations, et en faisant circuler du sang veineux qui,
par conséquent, ne recevait pas l'impulsion du
cœur, dans les artères, il ne remarquait aucune
pulsation.

Il ne pensait pas qu'elles dussent être simultanées si une force unique n'y présidait, ni que l'action attribuée aux artères, pût imprimer divers
mouvemens, tels que ceux qui ont lieu à une jambe
croisée sur celle du côté opposé.

Les auteurs qui croient que les contractions du
cœur n'opèrent pas seules le cours du sang artériel, prétendent que la force de cet organe, n'est
pas suffisante pour le chasser dans toutes les ramifications. A cela, Bichat objecte qu'il n'est pas
nécessaire que cette force soit telle qu'il la faudrait
pour mouvoir la quantité de sang que projecte chaque contraction dans le système artériel, s'il était
vide; mais que, comme il est plein de ce liquide,
chaque impulsion est communiquée à la colonne,
et ressentie jusqu'à ses extrémités. « Supposez, dit-

» il, une seringue dont le tube donne naissance
» à une multitude de branches qui se subdivisent
» encore en rameaux plus petits. Si, quand vous
» poussez le piston, ou contractez les parois du tube
» primitif, toutes les ramifications sont pleines de
» fluide, à l'instant il sortira par toutes les extré-
» mités : c'est ainsi que le choc imprimé à une
» longue poutre, est subitement communiqué à
» l'autre extrémité. » D'après cette manière d'envisager la circulation qui est fort juste, les frottemens et les courbures ne causent pas une perte de
force sensible.

Ces considérations et d'autres qui pourraient ne
pas intéresser autant nos lecteurs que les personnes
qui font de l'homme une étude particulière, l'avaient
porté à conclure que les contractions du cœur sont
la cause unique de la circulation du sang dans les
vaisseaux d'une certaine grosseur; mais, comme il
est évident que cette force doit s'affaiblir à mesure
qu'elle s'éloigne de sa source, il pensait que dans
les vaisseaux très-déliés, dans les capillaires, la circulation était entretenue par une sorte de contractilité insensible, qui alors était suffisante pour
l'opérer à cause de la petite quantité de fluide à
mouvoir.

Nous laissons de côté les opinions telles que celle
qui refuse au cœur toute influence sur la circulation, et d'autres aussi peu fondées; quant aux
deux principales que nous venons de développer,

nous convenons que celle qui accorde une coopéra-
tion aux artères, semble être étayée par des dispositions anatomiques de beaucoup de valeur, comme
la direction particulière des artères de certains organes qui semble avoir pour but de modifier l'abord
du sang; ensuite, des expériences de M. Magendie
et d'autres physiologistes, militent en sa faveur;
mais d'un autre côté, des objections peuvent être
opposées à ces expériences, que d'autres contredi-
sent; de chaque côté nous trouvons les noms les
plus imposans en physiologie; peu jaloux, dans un
pareil état de choses, de faire partager à nos lecteurs
notre opinion particulière, nous croyons devoir
nous abstenir de décider la question.

Circulation artérielle.

L'artère aorte qui part du ventricule gauche du
cœur, se porte en haut (*aorte ascendante*), puis décrit une courbe nommée *crosse de l'aorte*, pour se
diriger en bas, à gauche de la colonne vertébrale,
jusqu'à la hauteur de la quatrième ou cinqième vertèbre lombaire (*aorte descendante*). De ce tronc
principal partent les vaisseaux secondaires, dont les
ramifications vont se répandre à tous les organes
dans tous les tissus. Il fournit d'abord les artères
cardiaques; de la crosse de l'aorte, partent l'artère
innominée, qui se divise en *carotide* et *sous-clavière*
droite, *carotide* et *sous-clavière* gauche; ces vaisseaux fournissent à la tête et aux membres supé-

rieurs. De l'aorte descendante partent les artères *intercostales*, *bronchiques*, *œsophagiennes*, *diaphrag-matiques*, *cœliaques*, *mésentériques*, *rénales*, *sper-matiques*, *lombaires*, *sacrées*, etc. L'aorte se termine par une bifurcation qui donne lieu aux *iliaques primitives*, qui fournissent des rameaux *pelviens*, se distribuent aux organes contenus dans le bassin, et *cruraux* qui se rendent et se ramifient aux membres inférieurs.

Nous ne croyons pas utile d'étendre cette nomenclature, ni même de décrire les artères principales; ces détails anatomiques ne sont pas nécessaires pour expliquer la fonction qui nous occupe; il suffit que nos lecteurs sachent que, par des ramifications successivement décroissantes, le sang artériel se répand dans tout le corps par le mécanisme qui vient d'être décrit.

L'artère *pulmonaire* se divise d'abord en deux branches qui, dans chaque poumon, se subdivisent en suivant les ramifications des bronches.

Circulation capillaire.

Les ramifications artérielles, à force de se multiplier, finissent par donner lieu à un ordre de vaisseaux inappréciables, mais que l'on suppose devoir exister entre les artères et les veines; ce sont les vaisseaux capillaires dont nous avons déjà parlé page 67.

Les anciens, au lieu d'admettre ces vaisseaux, croyaient à l'existence d'un tissu particulier. Comme nous ne pourrions donner que des opinions mal fondées et très-opposées sur l'existence et la circulation du capillaire, source trop abondante de suppositions gratuites et peu satisfaisantes, nous devons nous borner à dire que la circulation, dans cet ordre de vaisseaux, est hors de l'influence du cœur, qu'elle a lieu par une sorte de tonicité vitale, ce qui n'est pas dire grand'chose à la vérité; mais la circulation capillaire chez nous, n'est pas plus connue qu'elle ne l'est dans les végétaux.

Quels que soient la nature et le mode d'action du tissu intermédiaire entre les artères, les veines et les vaisseaux lymphatiques, ou si l'on veut, quelque soit le moyen de communication entre eux, son existence est positive, et parfaitement démontrée par les injections que l'on fait passer de ces premiers vaisseaux dans les autres.

Les capillaires doivent être divisés en deux ordres: l'un composé de ceux qui existent dans toutes les parties du corps, l'autre formé des capillaires du poumon.

Les premiers terminent les dernières ramifications artérielles, qui apportent un sang contenant les matériaux de nutrition de sécrétion et de vivification. On doit admettre que leurs orifices sont doués d'une sensibilité particulière qui leur fait recevoir les fluides qui sont en harmonie avec elle; les uns permettent le passage des globules rouges, tandis que d'autres ne se laissent pénétrer que par des fluides blancs; il en est qui ne reçoivent que le chyle ou les différentes humeurs sécrétées, etc. Des divers tissus, il en est qui se laissent pénétrer par beaucoup de sang et dont la coloration annonce la présence de ce fluide, tandis que d'autres n'en admettant que fort peu, ou n'y puisant qu'une partie incolore, nous présentent des tissus blancs ou analogues. Chez tel individu nous observons des parties colorées qui le sont peu ou point chez d'autres, ce qui tient essentiellement à la vitalité des vaisseaux capillaires.

La sensibilité de cet ordre de vaisseaux, est évidemment modifiée par l'état actuel des divers tissus. Dans l'inflammation, la circulation y devient tellement active, ils se laissent pénétrer par une telle quantité de sang, qu'il en résulte une coloration vive et la fluxion de l'organe enflammé. Souvent, dans ce cas les capillaires qui ne se laissent pénétrer que par la lymphe admettent la partie rouge du sang; alors des tissus naturellement blancs deviennent rouges. Il en est de même toutes les fois qu'une irritation locale, qu'une influence morale vient réveiller directement ou sympathiquement la vitalité de certaines parties ; l'état des organes génitaux pendant le rapprochement des sexes, ou seulement excité par l'imagination, la coloration subite

du visage dans certaines passions, en sont des exemples. [1].

Il est de toute probabilité que lorsque le sang se
porte avec abondance vers les capillaires d'une région du corps, ceux des autres parties en reçoivent
moins ; si une émotion provoque la concentration
du sang dans l'intérieur, la peau pâlit dans la
même proportion, si cette dernière est refroidie, la
concentration intérieure a lieu de même. La température, l'exercice et les impressions morales pour
certaines parties, modifient encorela circulation capillaire.

Pendant son séjour dans les vaisseaux capillaires,
le sang artériel perd sa couleur vermeille pour en
prendre une plus foncée ; l'assimilation, les sécrétions lui enlèvent ses élémens nutritifs, et la décomposition lui fournit les molécules qui doivent
être rejetées ; c'est alors que repris par les veines et
les lymphatiques, il est reporté au cœur qui le
fait parvenir au poumon où il doit recouvrer ses
qualités premières.

La seconde classe de vaisseaux capillaires, est celle
qui existe dans les poumons, destinés à mettre le
sang en contact avec l'air atmosphérique, qui lui
fournit l'oxigène, que tout porte à considérer

______

(1) Les tissus, nommés *érectiles*, ne doivent probablement leur développement passager qu'à l'afflux du sang dans
les vaisseaux capillaires.

comme l'agent indispensable à la vie. Dans ceux-ci, le sang veineux mêlé à la lymphe et au chyle, qui arrive dans les capillaires artériels , est repris par les capillaires veineux qui, par des réunions successives, finissent par former les quatre veines pulmonaires, qui se rendent à l'oreillette gauche du cœur. Nous étendre davantage sur les phénomènes qui se passent dans les capillaires, ce serait nous exposer à des répétitions inutiles, puisque nous devons y revenir en traitant de la nutrition et de la respiration ; mais c'est ici le lieu de parler d'un moyen de traitement dirigé sur cet ordre de vaisseaux ; nous voulons parler des sangsues.

Action des Sangsues.

Notre but, ainsi que nous l'avons annoncé, n'est pas de donner des connaisances illusoires sur le traitement des maladies ; et si nous donnons, dans le cours de cet ouvrage, quelques considérations qui y soient relatives, c'est que nous sommes engagés à le faire par le désir de détruire des erreurs, ou pour faire connaître des vérités utiles.

Les choses les plus salutaires, par cela seul qu'elles deviennent d'un usage presque général, sont toujours calomniées ou ridiculisées par l'ignorance et l'irréflexion. Que l'on se souvienne des disputes que provoqua l'emploi de l'émétique dans les premiers tems de son usage ; il semblait alors

semblait alors que l'antimoine était une question
de politique, par l'acharnement des partisans et des
adversaires. De nos jours les médecins qui font
usage des sangsues, s'inquiètent fort peu de ceux
qui les rejettent sans en connaître l'emploi rationnel, et qui eussent probablement autrefois
déclamé contre l'émétique, par le seul désir de
fronder inconsidérément; aussi les choses se passent elles avec beaucoup plus de modération. Mais
il est dans le public des personnes qui ne sont
ni plus justes, ni plus circonspectes qu'un médecin envieux et ignorant; qui ne voyant que quelques exceptions blâmables fournies par des hommes exagérés dans leurs opinions [1], et qui croyant
trouver le sujet d'une saillie dans l'emploi d'un
moyen qu'elles ne peuvent apprécier, accusent les
sangsues de tous les décès qui leur viennent à la
mémoire. « C'est un moyen nouveau, que l'on emploie exclusivement, qui n'est préféré que parce
qu'il est à la mode, etc. » Que ce langage continue
à être tenu par les praticiens qui ne se doutent pas
du mode d'action des sangsues, et par quelques têtes
frivoles, incapables de rien juger sainement, nous
y souscrivons de bon cœur; mais nous tenons à
ce que les hommes sages puissent baser leurs juge-
mens.

(1) Comme si, en médecine, il devrait y avoir d'autres
opinions que celles dictées par la raison et l'expérience.

D'abord ce moyen que l'on dit être nouveau, était employé par Thémison de Laodicée, qui fut disciple d'Asclépiade, fondateur de la secte des méthodistes, et qui vivait quatre ans avant J.-C. Ensuite voici ce que dit Buffon au sujet de peuples qui n'ont certainement pas la prétention de suivre les modes : « Lorsque les nègres de Congo sentent de

» la douleur à la tête ou dans quelqu'autre partie

» du corps, ils font une légère blessure à l'endroit

» douloureux, et ils appliquent sur cette blessure

» une espèce de petite corne percée, au moyen de

» laquelle ils sucent, comme avec un chalumeau,

» le sang, jusqu'à ce que la douleur soit apaisée. »

Il serait difficile de ne pas trouver ici l'analogue des sangsues.

D'après ce que nous venons de dire de la circulation, on a vu qu'il existe une grande différence entre la circulation générale et celle qui a lieu dans les capillaires ; or, nos lecteurs peuvent déjà pressentir qu'il peut ne pas être indifférent dans certaines maladies, de tirer du sang des veines ou de ces derniers. En effet, c'est à la préférence sagement accordée à l'un ou à l'autre de ces moyens, à leur opportunité, et au choix du lieu, que sont dûs les succès que l'on obtient. Ainsi, dans certains cas, vous épuiseriez le sang d'un malade par les sangsues, que vous ne produiriez pas le bien qui résulterait d'une ou deux saignées ; et dans d'autres, vous seriez obligé à soustraire, par la saignée, une grande quantité de sang, ce qui aurait au moins l'inconvénient de causer une plus longue convalescence, avant de faire tomber une inflammation locale, qu'un certain nombre de sangsues enlèverait merveilleusement sans affaiblir beaucoup. Quant à l'opportunité de l'emploi de ces moyens, elle est de la plus grande importance. Il ne suffit pas, dans plusieurs maladies, de savoir que la saignée et les sangsues doivent être mises en usage; il faut encore saisir le moment favorable. Dans une pleuro-pneumonie aiguë (*pleurésie et fluxion de poitrine*), si on s'avisait de poser des sangsues sur la poitrine avant d'avoir employé des saignées préalables, on exposerait grandement les jours du malade. Notre mémoire ne nous rappelle que trop de faits qui prouvent l'importance de ces préceptes; et combien il serait à désirer que tous ceux qui exercent l'art de guérir, en fussent pénétrés! Combien de fois ne s'est-il pas présenté à nous des personnes qui, par suite de conseils officieux, avaient cherché à faire cesser des inflammations aiguës par l'application de quelques sangsues? Leur maladie avait acquis plus d'intensité, et cela devait être; d'autres étaient dans le même cas pour les avoir placées sur des tissus enflammés; souvent on avait négligé de s'opposer à la réaction vitale, en ne faisant pas tomber l'érétisme général, etc.

Nous n'avons pas l'intention de donner ici un

traité sur l'emploi des sangsues, et nous n'entrerons
pas dans de plus longs détails à ce sujet. Nous avons
seulement voulu persuader à nos lecteurs que ce
moyen de traitement n'est pas une chose arbi-
traire, ni de mode, pour le médecin physiologiste
qui sait que ce n'est qu'en modifiant convenablement les propriétés vitales, que l'on guérit les maladies, et non en employant indistinctement tous
les moyens proposés, ou seulement l'un d'eux à
l'exclusion de tous les autres, sans se rendre raison
de leur mode d'action.

Circulation veineuse et lymphatique.

Le sang apporté par les artères après avoir traversé les vaisseaux capillaires et fourni à la nutrition et aux sécrétions, est repris par les veines que
nous avons vues être destinées à le reporter au
cœur. Elle se réunissent en troncs de plus en plus
considérables dont les uns profonds accompagnent les artères, les autres superficiels sont sous-
cutanés; ils finissent par n'en plus former que
deux principaux. (*Veines caves, supérieure et infé-*
rieure.)

La lymphe reprise par les vaisseaux lymphatiques et le chyle, suivent la même direction et sont
versés par deux troncs, dans les veines sous-cla-
vières où ils se mêlent au sang veineux qui est alors
bien près de parvenir au cœur.

Les circulations veineuse et lymphatique, à peu

près analogues, ne sont pas plus connues que la circulation capillaire. On croit que les contractions musculaires les favorisent : il n'est pas douteux que l'exercice, comme une irritation quelconque, accélèrent la circulation; nonobstant ce phénomène d'observation générale, il est constant que la circulation veineuse a lieu de même dans les organes qui restent toujours en repos; le mouvement n'est donc pas une condition indispensable à cette circulation. On a parlé de l'influence exercée par les pulsations des artères voisines des veines; mais le sang circule dans les veines sous-cutanées et d'autres, qui ne peuvent être soumises à cette influence. Bichat pensait que les veines étant douées de la propriété d'absorber le sang, cette absorption pouvait en introduisant continuellement ce liquide, produire son ascension ; d'autres ont voulu que ce fut la dilatation de l'oreillette droite qui attirât le sang veineux.

Quelle que soit la cause de la circulation veineuse et lymphatique, toujours est-il qu'elle est moins active que celle qui a lieu dans les artères. C'est pour cela que la nature a multiplié le nombre des veines et a placé, à des distances assez rapprochées, des valvules qui divisent et soutiennent les colonnes de sang et de lymphe pour faciliter la progression de ces humeurs.

La circulation veineuse présente une exception que nous devons faire connaître. Elle est offerte

par les veines abdominales qui, au lieu de se rendre directement au cœur, se réunissent en un gros
tronc nommé *veine porte* qui se ramifie dans le
foie pour fournir, à ce que l'on croit, à la sécrétion de la bile. Le sang provenant de ce viscère est
repris par les veines *sus-hépatiques* qui vont se
rendre dans la veine cave inférieure. C'est le seul
exemple dans l'économie, où le sang veineux fournisse à une sécrétion. On ne sait pas par quel
moyen la *veine porte* fait parvenir le sang dans les
capillaires du foie ; quant à son retour dans la circulation générale, il doit dépendre des mêmes causes que celles qui y président dans les autres parties du corps.

Du Sang.

Le sang est composé d'eau, d'albumine, de fibrine, d'une substance animale colorée, d'une
petite quantité de matière grasse, d'hydrochlorate
de potasse et de soude, de chaux, de magnésie,
d'oxide de fer, etc. Il est formé par les diverses
humeurs telles que le chyle, la lymphe, les boissons ; mais ces dernières ne tardent pas à en être
séparées par les reins.

En examinant le sang dans les vaisseaux qui le
renferment, à l'aide d'un verre grossissant, on ap-
perçoit une multitude de petites molécules arrondies qui nagent dans un liquide séreux. Ces globules sont composés d'un noyau central transpa-

rent contenu dans une enveloppe rouge [1]; la réunion de ces globules forme le caillot du sang que l'on a retiré du corps vivant, qui nage dans la sérosité.

On est peu d'accord sur la quantité de sang que l'homme adulte a communément, vu qu'il est difficile d'en réunir la masse ; néanmoins la plupart des auteurs l'évaluent de vingt-sept a trente livres. Quant à sa température, elle est de trente à trente-deux degrés R.

Le sang artériel est de couleur écarlate, écumeux, visqueux, très-coagulable, d'une saveur salée, il a une odeur d'ail assez forte; moins pesant que le sang veineux, sa température est plus élevée.

Le sang veineux est d'un rouge brun assez foncé, d'une odeur fade particulière; moins coagulable que le sang artériel, et en plus grande proportion; sa température lui est inférieure de deux degrés.

Le caillot est formé de fibrine et de matière colorante : On a cru pendant long-tems que la coloration du sang lui était donnée par l'oxide de fer qu'il contient; mais d'après M. le professeur Chaussier et d'autres, il la doit à une matière animale particulière, puisqu'il a obtenu cette matière colorante exempte de ce métal.

Le sérum est d'une transparence jauneâtre;

[1] Les globules que l'on observe dans le chyle ne diffèrent que par leur coloration.

composé d'eau, d'albumine et de divers sels. A la
température de soixante et dix degrés R., il se prend
en masse comme le blanc d'œuf.

Le sang contient tous les élémens de composition de l'organisme, il est aussi chargé du résultat
de la décomposition de nos tissus et du produit de
beaucoup de sécrétion.

Sans doute puisque le sang reçoit les matériaux
divers résultant de la digestion, il peut être modifié par eux; sans doute aussi certaines affections
maladives peuvent influer sur ses qualités réparatrices, certains virus peuvent l'altérer; mais
d'une part on sait peu de chose de l'influence des
alimens sur la composition du sang, de l'autre on
a cru en savoir beaucoup trop de celle des maladies. La plupart des théories de l'humorisme sur les
altérations de ce fluide sont mal fondées. Il est vrai
qu'il présente quelques modifications dans les proportions des molécules solides et de la sérosité; dans
sa couleur, etc.; combien cependant les indications
qu'elles fournissent, sont insuffisantes pour guider
le médecin! La couenne qui se forme à sa surface
après la saignée pratiquée sur des sujets atteints de
certaines inflammations est un signe moins infi-
dèle, mais il ne faudrait pas encore s'y fier trop
aveuglément, puisqu'on l'observe quelque fois sur
le sang des personnes qui n'ont aucunes parties en-
flammées, et qu'elle manque souvent dans celui de
celles qui ont des inflammations bien prononcées.

Les organes qui doivent le plus influer sur les qualités du sang, sont ceux qui préparent le chyle, et le poumon où s'opère la sanguification artérielle. C'est surtout par les lésions de ce dernier, que le sang doit être privé des propriétés qui le rendent non seulement réparateur de nos organes, mais qui en font l'excitateur vivifiant de toute notre économie.

CHAPITRE IV.

De la Respiration.

En parcourant tous nos tissus, le sang a perdu ses propriétés vivifiantes ; c'est dans les poumons, par son contact avec l'air atmosphérique, qu'il les recouvre par l'acte de la respiration. Cette fonction dont l'histoire devait naturellement suivre celle de la circulation, à laquelle elle se rattache, est bien certainement la plus indispensable à l'entretien de la vie, celle dont la cessation cause le plus promptement la mort.

Si la nutrition fournit à nos organes des élémens réparateurs, la respiration seule leur donne la vie ; et cette vérité est d'une telle évidence que, dès la plus haute antiquité, on a reconnu dans l'air le principe d'animation, et on l'a désigné par des mots qui expriment, un fluide subtil, un souffle, un air enfin.

Si l'air contient le principe vital, il n'est pas en totalité propre à l'entretien de la vie. L'air atmosphérique qui environne notre planète, jusqu'à la hauteur de quinze à seize lieues, est composé de vingt-et-une parties d'oxigène, de soixante-et-dix-neuf parties d'azote, et d'une très-faible quantité de gaz acide carbonique ; de ces gaz, l'oxigène seul sert à la sanguification (*hématose*); l'azote ne fait que lui servir de véhicule et mitiger son action.

Tous les animaux ne sont pas pourvus d'un appareil spécial pour la respiration ; chez les plus inférieurs, elle se fait à la surface du corps par les *trachées* qui y aboutissent [1]; chez d'autres, un appareil particulier sépare l'oxigène du fluide dans lequel ils vivent : tels sont les *branchies* pour les animaux aquatiques, et les *poumons* pour ceux qui vivent dans l'air.

Description des Poumons.

Les *poumons* sont chez l'homme, les organes dans lesquels le sang est mis en rapport avec l'air, et où se passe le phénomène de *l'hématose* ou oxigénation du sang. Ils sont renfermés dans la poitrine (*thorax*), qu'ils remplissent avec le cœur et dont ils occupent la plus grande partie. Ces organes sont doubles, parenchymateux, extensibles, d'une texture tenace et cependant délicate ; chez l'adulte ils sont de couleur fauve, pâle, grisâtre, marbrée de brun, et plus légers que les autres organes, dès qu'ils ont été pénétrés par l'air. Les poumons ont la forme de cônes irréguliers, dont le sommet est en haut ; ils s'étendent de la partie supérieure de la poitrine jusqu'au diaphragme ; leur face convexe

---

(1) Ce mode de respiration a la plus grande analogie avec celui de cette fonction dans les végétaux.

est en rapport avec les côtes ; celle concave l'est avec
le cœur ; ils sont séparés par une membrane nom
mée *médiastin* et recouverts par une membrane séreuse qui se réfléchit sur les parois de la poitrine.
Les principaux nerfs qui s'y rendent, viennent de
la huitième paire (*pneumo-gastrique*), et du grand
sympathique. Le poumon du côté droit, est divisé
en trois lobes, celui du côté gauche n'en a que deux.
A leur face interne vers le milieu de leur hauteur,
se trouve l'insertion des vaisseaux pulmonaires, et
du conduit de l'air ; ce conduit ainsi que les vaisseaux artériels veineux et lymphatiques, se ramifient dans leurs tissus, jusqu'à la ténuité capillaire.

L'air arrive dans les poumons par un tube cylindrique, formé de membranes et de cercles fibro-
cartilagineux, au nombre de seize à vingt ; ce tube
nommé *trachée-artère*, est situé au-devant de la
colonne vertébrale et de l'œsophage, il s'étend du
larynx, à l'endroit de son insertion aux poumons, où
il se bifurque pour donner naissance aux *bronches*
qui pénètrent et se ramifient dans leur tissu. Les
premières ramifications bronchiques, offrent encore
la substance cartilagineuse ; mais elle diminue à
mesure que ces conduits se subdivisent, et ils finissent par être uniquement membraneux. La *trachée-artère* et les *bronches*, sont tapissés par une
membrane muqueuse qui est le siège de l'affection
si commune, que l'on désigne sous le nom de *rhume.*
(*catarrhe bronchique, catarrhe pulmonaire.*)

Mécanisme de la Respiration ; de l'Asphyxie.

On peut diviser la respiration en trois tems; savoir : l'*inspiration*, ou introduction de l'air dans les poumons; l'*hématose*, ou contact de l'air avec le sang veineux, et l'*expiration*, ou rejet de l'air qui a servi à vivifier le sang.

De l'Inspiration. Le besoin de respirer est le plus impérieux de tous ceux que nous avons à satisfaire. En général nous ne pouvons rester plus d'une à deux minutes sans renouveler l'air que contiennent nos poumons, et ce n'est encore qu'avec bien de la peine. Après avoir résisté, autant qu'il nous est possible, nous sommes invités à faire plusieurs longues inspirations et expirations successives, afin de compenser la privation que nous venons d'éprouver volontairement, ou involontairement; il est à la vérité quelques hommes, les plongeurs par exemple, chez lesquels l'habitude permet de rester plusieurs minutes sans satisfaire au besoin de respirer, mais ce sont des exceptions que tous les hommes ne pourraient présenter.

Si l'obstacle à la respiration persiste, nous sommes bientôt asphyxiés. L'asphyxie peut avoir lieu de trois manières :

1°. *Par défaut d'air ;* ce qui arrive si l'occlusion du conduit aérien a lieu, soit à l'extérieur, soit à l'intérieur, c'est-à-dire, si la bouche est close en même tems que les narines, ou si un corps étranger, un morceau d'aliment s'engage dans la *glotte*, ou dans la *trachée-artère* (*étouffement*); par la compression de la *trachée-artère* (*strangulation*); si l'on est submergé (*noyade*); ou enfin si une cause morbifique ou accidentelle, arrête l'influence du cerveau sur les nerfs qui se rendent aux organes qui servent à l'inspiration. (*paralysie*.)

2°. *Par le défaut d'air respirable*. Si l'on rassemble un grand nombre d'individus dans un espace trop circonscrit, où l'air ne puisse se renouveler ; quand ils auront consommé plus de la moitié de l'oxigène du volume d'air qui les environnent, ils seront asphyxiés [1]; dans ce cas ils périront en raison de leur âge et de leur constitution ; les plus jeunes et les plus robustes devront succomber les premiers ; il en serait de même de ceux qui se trouveraient situés plus bas ; le gaz acide carbonique plus pesant que les autres, se portant à la partie inférieure [1]. Dans cette asphyxie et dans celles qui

(1) Si on s'élève à une hauteur considérable, la pression atmosphérique à laquelle nous sommes habitués diminue, ce qui donne lieu à divers accidens; mais, entre autres, l'air plus raréfié que l'on respire contenant moins d'oxigène, produit des phénomènes analogues à ceux qui résultent de l'asphyxie par défaut d'air respirable.

(2) C'est ce qui explique le phénomène de la grotte *du Chien*, située près Pouzzole, dans le royaume de Naples, où les hommes peuvent entrer impunément, et dans laquelle un animal, de la hauteur d'un chien, est asphyxié.

résultent de l'inspiration des gaz *azote, protoxide d'azote, acide carbonique, hydrogène pur, oxide de carbone*, la mort n'a lieu, d'après quelques auteurs, que par défaut d'oxigène. Ces gaz à la vérité ne causent pas l'altération du tissu pulmonaire; mais des expériences prouvent que, le dégagement du gaz acide carbonique par exemple, ajoute à cette cause d'asphyxie; alors sans doute qu'il agit sur notre économie;

3°. *Par l'inspiration de gaz délétères.* Les gaz hydrogène, sulfuré, phosphoré, carboné, arsenié, deutoxide d'azote, hydro-sulfate d'ammoniaque, acide nitreux; les vapeurs de l'acide hydro-cyanique, etc.; portent une atteinte profonde au système nerveux par une propriété vénéneuse, et causent l'asphyxie par un véritable empoisonnement, même lorsqu'ils n'existent que dans de faibles proportions dans l'air respiré.

Afin de ne pas perdre de vue notre sujet, nous ne détaillerons pas les différens phénomènes qui accompagnent chaque espèce d'asphyxie; nous donnerons seulement une idée succincte de celle qui a lieu par la privation de l'air vital; mais avant, nous devons faire connaître le mécanisme de l'inspiration et de l'expiration, ainsi que ce qui se passe dans les poumons pendant le séjour de l'air.

Nous avons vu que la poitrine est une cavité bornée en arrière par la colonne vertébrale, sur les côtés par les côtes, en avant par leurs cartilages, et un os nommé *sternum*; en bas elle l'est par le *dia-phragme*, muscle qui forme une cloison qui la sépare de l'abdomen, et qui permet le passage de l'œso-phage et des vaisseaux par trois ouvertures. Si cette cavité s'agrandit, elle doit nécessairement déter-miner la dilatation des poumons, qui en remplissent la majeure partie, et l'introduction de l'air dans ceux-ci, comme il arrive dans un soufflet dont on écarte les deux branches; c'est aussi ce qui a lieu. La glotte, ouverture supérieure de la *trachée-artère*, s'ouvre par l'action des muscles *arythénoïdiens*, et l'air pénètre dans les poumons.

Les agens de cette dilatation sont : le *diaphragme* qui, par la contraction de ses fibres courbes, s'a-baisse en refoulant les organes contenus dans l'ab-domen, et les muscles qui agissent sur les côtes en les redressant et élevant ainsi les parois antérieures de la poitrine. Dans l'état ordinaire, l'abaissement du diaphragme suffit à peu près seul à la respi-ration; mais lorsque l'amplitude de l'abdomen, ou le besoin d'une grande inspiration ne rendent plus ce mode suffisant, alors les muscles *intercostaux*, *sus* et *sous-costaux*, grands et petits *pectoraux*, *dentelés*, etc., produisent le développement de la poitrine par sa face antérieure, où ces puissances agissent simultanément avec le *diaphragme*. La res-piration peut donc être abdominale, pectorale, et à la fois l'une et l'autre.

On ne peut rien préciser sur la sensation qui

nous invite à respirer, mais son siége est probablement la muqueuse bronchique.

L'inspiration est plus ou moins longue, plus ou
moins fréquente, suivant le développement des
poumons, l'état de repos ou d'activité, de veille ou
de sommeil, de santé ou de maladie de l'individu;
elle se fait dans un tems plus long que celui de
l'expiration, et a lieu généralement de quinze à
vingt fois par minute; quant au volume d'air qui
pénètre à chaque inspiration, et qui sort à chaque
expiration, on conçoit qu'il doit être très-variable. Les physiologistes sont fort peu d'accord sur
ce point, puisque les uns l'ont évalué seulement
à trois pouces cubes; M. Cuvier à seize pouces, tandis que d'autres le supposent devoir être de trente
à quarante, mais le minimum compte moins de
partisans, et l'on admet vingt pouces cubes, comme
terme moyen. Séguin a inspiré jusqu'à cent trente
pouces d'air qui dûrent après la dilatation occa-
sionnée par la chaleur du corps, occuper cent cinquante pouces [1].

(1) Les poumons, après l'inspiration, contiennent, terme
moyen, 130 pouces cubes d'air, mais la dilatation de l'air
qui vient d'être respiré augmente cette évaluation, d'ailleurs
très-variable, suivant le développement des poumons et l'é-
tendue de l'inspiration. En supposant 20 inspirations par minutes, il s'en fait 1,200 par heure et 28,800 par jour; qui
introduisent 400 pouces cubes d'air par minute, 24,000 par
heure, et 576,000 par jour, en les considérant de 20 pouces
chacune.

14

_ *L'expiration* est déterminée par le séjour de l'air dans les poumons, et le besoin de repos qu'éprouve les puissances qui ont produit l'inspiration. Elle a lieu par la cessation des causes inspiratrices; le diaphragme remonte dans sa situation primitive, ou les parois de la poitrine s'abaissent, et les poumons comprimés chassent l'air qu'ils contiennent; néanmoins ils ne se vident pas entièrement d'air, et on estime qu'il en reste à peu près cent pouces cubes.

L'air qui a pénétré dans les poumons, ne se mêle pas avec le sang; celui-ci reste dans les vaisseaux capillaires de cet organe, et l'air dans les dernières ramifications bronchiques répandues dans son tissu; mais alors ces vaisseaux sont tellement déliés, qu'il y a pour ainsi dire contact du sang avec l'air, et l'hématose s'effectue. Le sang qui a pénétré dans les poumons, était d'un rouge brun, il en sort d'un rouge vermeil, et avec des propriétés nouvelles; cependant, que s'est-il passé? par quel phénomène de chimie vitale ces changemens ont-ils lieu? On l'ignore : voici seulement ce que l'on observe. L'air atmosphérique qui contenait en entrant dans les poumons vingt-une parties d'oxigène, en sort n'en contenant plus que dix-huit à dix-neuf parties, d'après MM. Thénard et Gay-Lussac, et moins selon d'autres auteurs; il s'est chargé d'une proportion de gaz acide carbonique, égale à celle de l'oxigène qu'il a perdu, plus, une certaine quantité de sérosité. Cette sérosité dissoute dans l'air que nous expirons, forme la vapeur que nous apercevons lorsque la température est froide ; parce qu'alors elle se trouve condensée à sa sortie, et passe de l'état de dissolution à celui de vaporisation [1]. C'est donc par l'oxigénation du sang et sa décarbonisation que la respiration entretient la vie ; mais combien cette connaissance est peu suffisante pour expliquer ses phénomènes ! [2]

L'absorption de l'oxigène n'est pas la même chez tous les individus ; elle est en rapport avec le volume et l'énergie vitale des poumons. Les personnes faibles supportent bien plus long-tems la respiration d'un air peu chargé de ce gaz, et l'espèce d'exubérance de vitalité, dont jouissent certains sujets, tient bien certainement à l'énergie avec laquelle l'hématose se fait chez eux.

Quelle que soit la quantité d'oxigène contenu dans l'air respiré il n'en est toujours absorbé que celle proportionnée aux besoins de l'individu. On estime qu'un homme en consomme de 745 à 850 litres cubes par jour.

Tant que l'air respiré contient assez d'oxigène pour produire l'hématose, la vie est entretenue dans les organes, mais si le sang chassé dans les

(1) On évalue à deux livres en vingt-quatre heures la transpiration pulmonaire.

(2) M. Chaussier pense que l'oxigène est solidifié dans l'hématose.

14.

poumons ne reçoit plus l'influence de cet agent de
vitalisation, il en sort tel qu'il y est entré [1]; alors
porté dans toutes les parties du corps privé du
stimulus qui provoque leur action, elles cessent
bientôt. Le cerveau est le premier à ressentir cette
influence, et tous les autres organes cessent d'agir,
d'abord parce que le centre commun de l'incitation
nerveuse a perdu son excitabilité, et aussi parce
qu'eux mêmes reçoivent un sang qui ne peut plus
réveiller la leur; bientôt le cœur cesse de se contracter par cette double cause et la mort a lieu.

Les anciens croyaient que la respiration servait
à raffraîchir le sang échauffé par les frottemens
qu'il éprouve dans la circulation, *Helvetius* renou-
vela cette idée. Mais il est constant que le sang
veineux est un peu moins chaud que le sang artériel; il l'est aussi que l'homme peut vivre dans
une température supérieure à la sienne; d'ailleurs
loin que la respiration soit destinée à diminuer la
température du sang, c'est au contraire par elle
qu'elle est entretenue, et plus cette fonction se fait
avec énergie, plus aussi l'individu dégage de ca-

(1) Bichat, ayant adapté un robinet à la trachée-artère et
un autre à l'artère carotide d'un animal vivant, a constaté
que, lorsqu'il permettait l'introduction de l'air, le sang sortait vermeil par la carotide; mais lorsqu'il fermait le robinet
qui permettait l'accès à l'air ou qu'il introduisait dans le
poumon un gaz non respirable, le sang sortait, par le robinet de la carotide, tel que le sang veineux.

lorique et résiste au froid extrême, tandis que ceux chez lesquels l'état des poumons la rend languissante sont dans une condition opposée [1].

Il est des auteurs qui n'ont vu dans l'introduction de l'air qu'un moyen de dilatation qui facilite la circulation du sang dans les poumons; d'autres ont avancé des explications mécaniques sur le mélange du sang veineux, de la lymphe et du chyle dont ils ont fait dépendre l'hématose; il n'est pas nécessaire de démontrer la fausseté de ces explications; Enfin des physiologistes y ont vu un phénomène purement chimique, une sorte de combustion dont ils ont placé le siége, tantôt dans les poumons, tantôt dans les vaisseaux sanguins. Ne nous arrêtons pas à toutes ces explications, ce qui nous obligerait à entrer dans de longs détails pour les combattre, et dans des considérations déplacées dans cet ouvrage; mais arrivons à l'opinion la plus importante.

Celle de la plupart des physologiste modernes, fondés sur les lois de l'analogie qui apprennent qu'il ne se fait pas de changemens dans les propriétés de

---

(1) La respiration d'un gaz qui contiendrait une plus grande proportion d'oxigène que l'air atmosphérique, produirait une augmentation de force et d'activité vitales, la chaleur animale serait plus élevée, la sensibilité plus vive, on vivrait et l'on s'userait plus vite. Si la disproportion existait à un certain degré du côté des gaz azote ou acide carbonique, les effets seraient opposés.

nos tissus et de nos humeurs, sans qu'elles soient le
résultat des propriétés vitales de nos organes, admet qu'il se passe dans les poumons quelque chose de plus que ce qui aurait lieu si on établissait les mêmes rapports, hors de notre économie. Si l'on peut rendre vermeil du sang veineux par son contact avec l'oxigène, et faire prendre au sang artériel l'aspect du sang veineux par son contact avec l'hydrogène carboné, il ne s'en suit pas que l'on ait fait réellement du sang artériel et veineux ayant toutes leurs propriétés. M. le professeur Dupuytren, pour constater l'influence des poumons sur l'hématose, a fait la section des nerfs qui se rendent à ces organes et il a observé que bien que la respiration continuât à se faire, l'hématose n'avait plus lieu, le sang sortait des artères comme il avait pénétré dans les poumons. M. Provençal en répétant cette expérience, a de plus observé que l'air expiré avait moins perdu d'oxigène, contenait moins d'acide carbonique et que la chaleur de l'animal diminuait [1]. Ces faits qui ont été constatés par MM. *Legallois* et *Magendie,* sont assurément des preuves de l'action vitale que les poumons exercent sur l'hématose. MM. de Blainville, Dumas et d'autres physiologistes, ont, il est vrai, obtenu des résultats différens, mais faut-il croire pour cela qu'ils

---

[1] Aux approches de la mort, bien que la respiration continue, l'hématose se fait moins complétement.

soient passifs dans le phénomène de la sanguification ?

La respiration ne se fait pas toujours avec régularité, elle est modifiée par les affections morales, l'état physiologique et maladif de certains organes, la nature et la violence des exercices auxquels on se livre, ce qui donne lieu aux phénomènes qui se rattachent à la respiration que nous allons étudier.

Anhélation, Soupirs, Bâillement, Hoquet, Toux, Éternûment, Rire et Sanglot.

Anhélation. Les passions vives, les exercices violens rendent les inspirations et les expirations plus fréquentes et plus courtes. Plusieurs maladies des poumons et du cœur modifient encore la respiration aussi bien que l'organisation individuelle. Il est des personnes qui peuvent se livrer à la course, gravir des hauteurs escarpées sans être à peine incommodées; tandis que d'autres éprouvent une anhélation très-violente pour les moindres exercices.

Soupir. Dans l'état normal, on fait, après cinq ou six inspirations ordinaires, une inspiration plus profonde. Mais si l'air que l'on respire est peu chargé d'oxigène, si une plus grande quantité de sang veineux arrive dans l'oreillette droite du cœur, soit par suite d'une affection morale, comme dans les passions tristes, ou par toute autre cause; alors on éprouve le besoin de faire pénétrer une grande quantité d'air; soit pour suppléer au défaut de ces proportions d'oxigène, ou pour qu'il suffise à l'oxigénation de la surabondance de sang veineux, qui gêne par sa présence la circulation du cœur aux poumons.

On nomme soupir cette sorte de respiration dont l'inspiration est lente, longue, profonde, et l'expiration prompte ordinairement accompagnée d'un certain gémissement. Le soupir fait éprouver un soulagement qui persiste jusqu'à ce que le retour de la cause qui l'a provoqué se reproduise.

Le *Bâillement* a beaucoup d'analogie avec le soupir, en ce qu'il paraît tenir aussi au besoin d'une inspiration profonde; cependant il en diffère sous plusieurs rapports.

On n'est pas bien fixé sur la cause prochaine qui donne lieu au bâillement, que Bichat a cru être analogue à celle qui provoque le soupir; toutefois, on bâille lorsque l'estomac est surchargé d'alimens, avant et après les spasmes hystériques, la syncope, l'hypochondrie; on bâille aux approches de l'asphyxie; lorsque l'attention est fatiguée par un sujet qui n'intéresse pas, et auquel on ne peut se soustraire; lorsque l'on éprouve le besoin du sommeil, lors du réveil, et enfin par imitation. Non-seulement nous sommes forcées de bâiller si nous voyons quelqu'un qui bâille, mais la vue d'une peinture qui représente le bâillement et le souvenir seul de ce phénomène suffisent pour le provoquer.

Nous ne pensons pas avec un physiologiste moderne, que nous soyons alors invités à satisfaire
ce besoin par le souvenir de la sensation de bien
être qui suit lebâillement et pour nous la procurer ;
nous croyons que dans ce cas nous obéissons involontairement à une loi sympathique d'imitation,
dont on ne peut rendre compte, mais qui existe
bien certainement.

Le bâillement consiste en une action spasmodi-
que des muscles abaisseurs de la mâchoire inférieure, suivie d'une inspiration longue et profonde,
à laquelle succède une expiration prolongée et quelquefois bruyante. Après quoi, la bouche qui était
largement ouverte, se referme et l'on éprouve un
soulagement momentané.

Pendant le bâillement la perception des sons est
moins distincte, parce qu'une portion d'air pénètre
jusqu'à la membrane du tympan, ce qui produit
parfois une sorte de bourdonnement désagréable.
Souvent pendant le bâillement on est disposé aux
pandiculations (*action d'étendre les membres.*)

La bienséance nous oblige fréquemment à contenir et à faire en quelque sorte avorter le besoin de
bâiller, mais nous ne pouvons nous y soustraire
entièrement.

Le *hoquet* est une inspiration brusque et con-
vulsive qui tient à la contraction subite du diaphragme, pendant laquelle il y a occlusion spas-
modique, mais non complète de la glotte, et à

laquelle succède une expiration bruyante. Le hoquet dépend le plus communément d'une irritation
de la glotte, du pharynx ou de l'estomac ; on l'observe souvent après la déglutition trop précipitée
d'alimens qui n'ont pas été suffisamment soumis à
la mastication, à l'insalivation, et aussi dans certains états maladifs des organes de la digestion.

La *toux* est aux mucosités qui obstruent les
bronches et la trachée-artère, ce que l'éternûment
est à celles des fosses nasales. La sensation qui provoque la toux, tient aux mêmes causes que celles
qui donnent lieu à l'éternûment; ainsi nous toussons si la muqueuse des voies aériennes est affectée
par la présence de mucosités épaisses, par le contact d'un corps étranger, par l'inspiration de gaz
irritans; ou bien si la sensibilité de cette membrane est augmentée par un état pathologique:
alors elle est irritée, même par le contact des agens
qui dans l'état ordinaire ne causent sur elle aucune
impression.

Dans beaucoup d'affections de la muqueuse pulmonaire et du tissu du poumon, nous toussons souvent sans qu'il y ait de crachats à expectorer. Indépendamment de plusieurs sortes de toux, telles que
celles qui caractérisent le croup, la coqueluche et
d'autres qui tiennent à des modifications de la sensibilité, ou à des sécrétions que fournissent les parois
du conduit de l'air, M. le professeur Broussais, a
constaté qu'il existe une toux sympathique ayant

pour cause un certain degré d'irritation de l'estomac.

La présence de mucosités à rejeter, ne produit et ne nécessite point toujours la toux. Si elles n'irritent pas la glotte, il suffit d'une expiration brusque et forte, pendant laquelle la glotte se resserre un peu afin d'augmenter l'action de l'air qui fait refluer les matières à expulser vers la portion supérieure de la trachée-artère, et en produit la sortie. Alors, elles sont dirigées vers l'estomac par une déglutition ordinaire, ou la contraction du pharynx les fait parvenir dans la bouche qui les expulse par l'action réunie de l'air, de la langue et de divers muscles (*exspuition.*)

Si la sensibilité de la glotte a été réveillée à certain degré, il y a toux; c'est-à-dire occlusion complète de celle-ci pendant une expiration violente et subite plus ou moins entrecoupée, accompagnée ou non d'expectoration.

L'Éternûment dans lequel on voit encore communément un signe favorable, était autrefois considéré comme un moyen que la nature employait pour débarrasser le cerveau des matières que l'on croyait en provenir; et le cerveau ayant été consacré à Jupiter, de là est venu l'usage de réclamer l'assistance de la divinité en faveur de la personne qui éternue.

L'éternûment est produit soit par la titillation exercée sur la muqueuse nasale par une substance

qui l'irrite, par des vapeurs âcres, ou par une exagération de la sensibilité de cette membrane ; comme
il arrive dans la première période du coriza (*rhume
de cerveau*). On voit que l'éternûment est insigni-
fiant comme présage de santé, et même qu'il en
est quelquefois un de maladie.

Il consiste en une inspiration profonde, suivie
de la cessation subite des puissances inspiratrices,
de telle sorte que l'air chassé avec force et dirigé dans
les fosses nasales, entraîne les mucosités qui s'y trouvent. Le bruit qui accompagne l'éternûment, provient de ce que l'air poussé brusquement, heurte
les parois anfractueuses des fosses nasales. L'habitude du tabac, ou d'autres irritans, émousse la disposition à l'éternûment.

Quelquefois en inspirant fortement par le nez,
le pharynx contracté, la bouche étant close, nous
attirons les mucosités des fosses nasales dans l'arrière-bouche ; ensuite par un acte analogue à celui
dont il vient d'être parlé dans l'article précédent,
nous les ramenons dans la bouche qui les rejette
au-dehors ; ou bien, ce qui est plus ordinaire et
plus convenable, nous pinçons le nez pour rétrécir
ses ouvertures, et produire l'effet qui résulte de
l'occlusion de la glotte dans la toux ; et chassant
avec force l'air par les fosses nasales, nous opérons
ainsi l'action de moucher.

Le Rire dont nous n'avons pas besoin d'indiquer
les causes ordinaires, consiste en une expiration

bruyante pendant laquelle il y a occlusion et dilatation successives de la glotte, ce qui fait que l'air
ne sort qu'à des intervalles rapprochés, par la cessation d'abaissement du diaphragme, coïncidant
avec l'intermittence d'action de la glotte.

Dans le rire, il y a contraction de la plupart des
muscles de la face qui lui donne une expression qui
est une exagération de celle du sourire, et qu'il serait à désirer de trouver sur tous les visages; puisqu'ainsi que le dit un vieux refrain :

>   ...L'homme heureux qui toujours rit,
>   Ne fait jamais pleurer personne.

Bien que le rire soit une sorte d'état convulsif,
dont l'influence est ressentie par beaucoup de nos
organes, il est ordinairement salutaire lorsqu'il
n'est pas très-violent, et cause une expansion vitale qui facilite plusieurs fonctions, telles que la
digestion et les perspirations pulmonaires et cutanées; il est suivi d'un sentiment de fatigue, et laisse
une sensation de bien être.

Le rire violent n'est pas toujours agréable, et
peut même devenir dangereux; il est accompagné
d'efforts plus considérables; et comme par lui la
respiration et la circulation sont troublées d'une
manière bien plus notable que dans le rire mo-
déré, il peut s'en suivre des accidens fâcheux chez
les personnes qui ont des maladies du poumon

ou du cœur, et chez celles qui ont une constitution apoplectique.

Le rire est quelquefois causé par la douleur et par certaines maladies, il est communicable par imitation. Les idées peu fondées que Descartes s'était formées du rire, ont donné lieu depuis à cette locution vulgaire que le rire épanouit ou désopile la rate [1].

Le Sanglot consiste, ainsi que le rire, en une expiration entrecoupée, ayant lieu de la même manière; mais si les phénomènes du sanglot ont la plus grande analogie avec ceux du rire, leur cause est, comme chacun sait, bien opposée, et l'expression du visage est toute différente. Il n'est pas nécessaire de nous y arrêter.

[1] Descartes pensait que la rate secrète deux espèces de sang; l'un, fluide et tenu, qui était cause de la joie; un autre plus épais qui produisait la tristesse; et selon que la rate envoyait au cœur une quantité plus considérable de l'un ou de l'autre de ses deux sangs, on était gai ou triste.

CHAPITRE V.

DE LA NUTRITION ET DE LA CALORIFICATION.

Les fonctions que nous avons déjà étudiées, ont pour but de former le sang artériel ; celles d'où résulte la formation du sang veineux, doivent maintenant nous occuper ; mais devant traiter séparément des sécrétions, il nous reste à décrire dans ce chapitre la *Composition* ou *Assimilation, la Décomposition* et *la Calorification.*

De la Composition ou Assimilation.

D'après ce que nous avons déjà dit en traitant des tissus, de l'absorption et de la circulation, on a vu que ce qui se passe dans la texture de nos organes, se soustrait à tous nos moyens d'investigation ; ainsi nous ne pouvons nous rendre un compte satisfaisant de la manière dont la composition et la décomposition de nos tissus a lieu. On sait, à n'en pas douter, qu'il se fait une mutation continuelle des molécules constituantes [1] ; mais on ne peut dire comment elle s'opère. Nous devons renoncer à expli-

(1) *Voyez* Absorption.

quer ce que l'état de la science n'a pas encore appris, et qui sera peut-être toujours ignoré; nous
devons d'ailleurs, dans cet ouvrage, nous borner
à énoncer ce qui est connu.

Chaque tissu, chaque organe, par un mode d'action et de sensibilité qui lui est propre, puise dans
le sang artériel les molécules nutritives qui doivent
le développer, l'entretenir, le renouveler; mais
il se passe autre chose dans l'assimilation qu'une
pénétration de molécules. On ne peut comparer la
nutrition ni à une simple aggrégation, ni à une
combinaison chimique. Le sang artériel identique
pour toutes les parties, ne contient rien qui ressemble aux molécules différentes de nos divers organes, à celles du cerveau, du foie, des os, etc.;
pourtant, de même que dans cette source commune, les organes sécréteurs trouvent les matériaux
des sécrétions les plus variées, telles que le lait, la
bile, la salive, le sperme, etc.; de même aussi chacun de nos tissus y puise des principes qu'il assi-
mile à sa substance. Il y a donc une action élaboratrice particulière [1], un phénomène purement
vital, que les végétaux nous présentent d'une manière tout aussi surprenante. Dans le même terrain,
nous voyons croître les plantes les plus variées, et

(1) Cette propriété a été nommée force assimilatrice par
Dumas; force tonique, sensibilité organique, par Bichat;
affinité vitale, par d'autres, etc.

le même végétal avec la même sève, fournit des productions qui n'ont aucun rapport entre elles.

Nous le répétons, on ne sait pas comment la nutrition s'opère ; on ne sait pas davantage de quelle manière les fluides nutritifs sont puisés dans le sang. Les uns ont admis des cellules recevant le sang artériel, ou des vaisseaux qu'ils ont nommés exhalans nutritifs ; d'autres ont fait transsuder la substance nutritive par les porosités des artères ; enfin, il en est qui, admettant les vaisseaux capillaires, ont pensé que c'est à la différence que présente leurs orifices, qui admettent certaines molécules plutôt que d'autres, que sont dues les diverses nutritions. Ces opinions et bien d'autres, sont hypothétiques ; nos organes présentent des élémens qui ne se trouvent pas dans les alimens dont nous faisons usage ; qu'un homme se nourrisse exclusivement de végétaux, la proportion d'azote ne sera pas moindre chez lui. M. Vauquelin a expérimenté que la quantité de carbonate de chaux que fournissait une poule par la ponte et la défécation, était bien supérieure à celle de phosphate de chaux que contenait l'avoine dont il la nourrissait. Sans doute elle en eût produit encore, lors même que ses alimens n'en eussent pas contenu.

Quelques-uns de nos tissus ne reçoivent que la partie séreuse du sang, tels sont les membranes diaphanes, les ligamens, les tendons, les aponé

vroses, etc., tandis que d'autres reçoivent le sang
entier.

Quant à la substance nutritive, le père de la
Médecine la croyait unique pour tous les tissus. Les
uns l'ont jugée *glutineuse*, d'autres *mucoso-sucrée*;
Hallé pensait qu'elle consiste en un oxide *hydro-
carboneux*, base de l'oxide *oxalique*.

La nutrition ne se fait pas dans tous les tems,
dans toutes les circonstances, de la même manière.
Elle est beaucoup plus active dans la jeunesse
que dans la vieillesse, elle varie encore suivant
l'état de santé ou celui de maladie; ce qui prouve
qu'elle est due à l'activité vitale. Si un organe
est irrité, si la sensibilité en est changée, souvent
sa composition, la texture, sont modifiées, et
quelquefois dénaturées; c'est ce qui a lieu dans
les aberrations de tissus, c'est-à-dire lorsqu'une
partie prend les caractères qui appartiennent à une
autre; comme les ossifications des artères, les productions cartilagineuses anormales, ou dans les
dégénérescences, lorsqu'un organe offre une texture qui n'a rien d'analogue dans l'économie, les
squirrhes, etc.; plus souvent l'humeur nutritive,
au lieu de fournir à la composition de la partie malade, prend un caractère particulier; c'est ce qui
a lieu dans les plaies qui suppurent; il y a production d'un fluide nouveau, qui ne se fût pas formé
si le tissu eût joui de son mode de vitalité ordi-

naire. Ce pus ainsi produit par les élémens qui eussent servi à l'entretien de la partie malade, et qui est devenu une source si féconde d'effroi et de satisfaction, ne doit donc pas inquiéter par sa présence, ni causer de la joie par sa sortie; c'est une condition naturelle imposée à nos tissus dans certain degré d'inflammation. Il ne provient pas, comme on le croit communément, de l'intérieur, mais il est formé localement avec les fluides ordinaires d'assimilation qui arrivent en plus grande abondance, parce que, dans toute partie irritée, la circulation est plus active.

De la Décomposition.

Puisqu'il se fait dans nos tissus une assimilation constante, il était nécessaire qu'il s'y opérât une décomposition continuelle, sans quoi leur volume eût augmenté indéfiniment; c'est en effet ce qui a lieu.

Ce que nous avons dit au chapitre de l'*Absorption* nous dispense d'entrer ici dans tous les détails relatifs à la décomposition; pour ne pas nous répéter, nous devons y renvoyer nos lecteurs.

L'obscurité qui règne sur la fonction de composition, existe aussi sur celle de décomposition. Ce que l'on doit admettre, c'est que, si l'assimilation consiste en la solidification des parties constituantes du sang, ou en la production d'élémens nouveaux, par la propriété élaboratrice dont jouissent nos tissus, la décomposition doit être considérée comme la fluidification de ces mêmes parties, ou comme une action vitale nouvelle par laquelle les molécules de nos tissus changent encore de forme, afin de pouvoir être reprises par l'absorption, et par suite être rejetées.

Le résultat de l'assimilation a été pour le sang artériel de le priver de ses principes réparateurs; celui de la décomposition a été d'y joindre les molécules décomposées. Ainsi l'une et l'autre de ces fonctions a concouru à former le sang veineux, lequel, aussi bien que la lymphe qui provient de la même origine, ne peut plus servir à la nutrition sans avoir reçu de nouveaux principes réparateurs. (*Voyez Digestion, Circulation, Respiration.*)

De la Calorification.

L'histoire de la chaleur animale aurait pu indifféremment être faite en traitant de la respiration ou de la circulation, puisqu'elles y participent, l'une en fournissant le principe, l'autre en le faisant arriver dans les tissus. Néanmoins nous avons cru devoir nous en occuper ici, attendu que c'est surtout dans le système capillaire, et en même tems que la nutrition, que la calorification s'opère.

Le *calorique*, d'après l'opinion la plus généralement admise, et qui fut celle de Newton, est un corps simple, un fluide particulier impondérable qui émane du soleil, que tous les corps

contiennent dans des proportions variées, et qu'ils
dégagent dans un grand nombre de circonstances.
Le calorique, ainsi que la lumière, que plusieurs
physiciens regardent comme lui étant identique, a
été encore considéré comme un fluide répandu dans
la nature, auquel les astres et certaines conditions
impriment un mouvement vibratile, de la vitesse
duquel résulte la chaleur. C'est le système des ondulations qui, de nos jours, acquiert de plus en plus
de partisans.

Tous les corps avons-nous dit, contiennent du
calorique ; mais ce calorique, qu'il ne faut pas confondre avec ce lui qui détermine leur température,
est latent, et fait partie essentielle de leur composition actuelle ; il faut, pour qu'il se dégage,
qu'ils soient soumis à certaines conditions, ou
éprouvent des changemens chimiques. Le frotte-
ment, la percussion des corps produisent le dégagement d'une portion du calorique qu'ils contiennent; si l'on frotte vivement et avec force deux
morceaux de bois, ils s'échaufferont et finiront par
s'enflammer; le fer frappé violemment rougit, et la
percussion de l'acier sur un caillou suffit pour
brûler les parcelles métalliques qui se détachent.
La compression de l'air donne encore lieu au dégagement d'une vive chaleur, puisqu'il suffit d'en re-
fouler une petite quantité dans le briquet pneumatique pour allumer l'amadou que l'on a placé à
l'extrémité du piston.

Le calorique interposé entre les molécules des
corps, est l'agent qui produit leur plus ou moins
d'expansion [1] ; ainsi, toutes les fois que deux ou
plusieurs corps sont combinés de manière que
leurs molécules se rapprochent, il y a dégagement de chaleur, *et vice versâ*. La combinaison
de l'oxigène avec tous les corps est ce que l'on
nomme combustion , laquelle est d'autant plus
prompte, d'autant plus facile, que ces corps ont
plus d'affinité pour l'oxigène ; elle produit aussi par
ces conditions une plus vive chaleur.

Les lois qui président à la transmission du
calorique sont comme pour la lumière, le rayon-
nement direct et réfléchi ; ce dernier est modifié par
le plus ou moins de poli, et la couleur de la surface
des corps ; et de même que la lumière ne peut traverser que ceux qui ont une certaine transparence, de même aussi le calorique ne les pénètre
pas également tous. Il en est qui transmettent la
chaleur avec beaucoup de promptitude et que l'on
désigne sous le nom de bons conducteurs du calorique, comme les métaux, etc. ; tandis que d'autres

(1) Tout le monde sait que, plus un corps est échauffé, plus
ses molécules sont éloignées. On a fait l'application de cette
propriété de dilatation opérée par la chaleur dans les ma-
chines à vapeur. M. Gay-Lussac a constaté que, sous la
pression de 76 centimètres, et à la température de 100 degrés, l'eau en vapeur occupe un volume 1,700 fois plus
considérable qu'à l'état liquide, à 4 degrés au-dessus de glace.

s'en laissent pénétrer difficilement, tels sont les corps poreux.

Par suite de la propriété de se mouvoir dont jouit le calorique libre, l'équilibre de température tend toujours à s'établir entre les corps ; ceux qui en ont davantage en cèdent à ceux qui en ont moins, et de là provient pour nous les sensations de froid et de chaud. Notre température presque toujours supérieure à celle du milieu dans lequel nous vivons, doit donc rendre cet échange continuel, à notre désavantage, et nous n'y résisterions pas long-tems s'il ne se reproduisait en nous sans cesse de la chaleur.

L'habitude qu'a notre économie, de fournir à cette déperdition, fait que nous n'en sommes pas incommodés, et même que nous souffrons de la chaleur de l'atmosphère quand il y a encore plus de 10 degrés de différence en moins ; mais lorsque le froid [1] devient intense et surtout lorsqu'il persiste, nous ressentons bientôt l'effet des pertes excessives qu'il nous fait éprouver.

Tous les êtres vivans ont une chaleur propre indépendante de la température du milieu dans lequel ils vivent, et qui est chez eux un phénomène de la vie. Les corps privés de la vie, n'ont que le calorique latent qui se dégage, lorsque cer-

___

[1] Ne perdons pas de vue que le froid n'est pas un corps, mais qu'il ne doit être considéré que comme un état résultant du plus ou moins de privation du calorique.

taines conditions physiques ont lieu, ou que les
lois des affinités chimiques combinent diversement
leurs molécules; mais aussitôt que la cause cesse,
ces corps se mettent en équilibre de température
avec l'atmosphère ambiant, et continuent à lui
être soumis. Dans les êtres vivans au contraire, il
se produit continuellement un certain degré de
chaleur qui, réagissant contre la différence que présentent les corps environnans, leur permet d'y résister, pourvu qu'elle ne soit pas trop considérable;
c'est pour cela que, lorsqu'il fait un froid assez intense, nous voyons les êtres vivans ne pas éprouver
la congélation que le même degré de froid produit
chez des êtres semblables qui ont cessé de vivre.

Les végétaux, les animaux à sang froid, tels que
les reptiles, les poissons, etc., ont aussi une température indépendante des corps qui les environnent, et qui leur est supérieure, quand celle-ci est
peu élevée, ou inférieure dans le cas contraire. Les
animaux à sang chaud, les mammifères, les oiseaux
surtout, en ont une beaucoup plus élevée; mais, devant nous borner à étudier la chaleur animale chez
l'homme, nous observons seulement que celle des
oiseaux est de 8 à 10 degrés supérieure à la sienne.

Dans l'espèce humaine, la température du corps
est de 30 à 32 degrés, T. R.; sous quelque latitude
qu'on l'observe, entre les tropiques et dans les régions glaciales, la chaleur de l'homme se conserve
la même.

Les hommes qui vivent dans les climats brûlans, ont besoin de développer bien peu de calorique pour entretenir leur température, puisqu'ils n'éprouvent aucune perte en ce genre, et que, bien au contraire, les forces vitales ont souvent à réagir contre une chaleur supérieure; c'est pour cela qu'une nourriture végétale, des boissons rafraîchissantes, sont celles qui leur conviennent le mieux; et que les alimens échauffans, ceux tirés du règne animal, les boissons alcooliques, leur sont contraires. Mais les hommes qui vivent dans les climats glacés, supportant un froid qui leur soustrait continuellement une grande quantité de chaleur, ont besoin d'en produire beaucoup, et leur nourriture doit être essentiellement échauffante. Dans la Laponie, le Groënland, le Spitzberg, ils se nourrissent, en grande partie, de poissons salés, ou qui ont déjà subi un commencement de fermentation putride, et boivent de l'huile chaude; alimens dont la digestion est accompagnée d'un dégagement de calorique considérable. Tous les peuples septentrionaux abusent impunément des boissons spiritueuses. Elles sont aussi recherchées par les peuples des pays chauds; mais elles leur sont nuisibles, au lieu que les autres n'en sont aucunement incommodés. Nous avons été en France trop long-tems les témoins des excès que les Russes peuvent faire en ce genre, excès qui ne sont peut-être pas pour eux un abus.

La calorification ne se fait pas avec la même énergie à tous les âges, dans tous les tempéramens, dans l'état de santé et celui de maladie, celui de repos et d'activité. La chaleur intérieure est à peu près toujours la même chez l'enfant et chez le vieillard, dans l'homme bien constitué et dans celui qui traîne une vie languissante ; mais les uns résistent au froid, qui ne les incommode pas parceque les pertes qu'il leur fait éprouver sont facilement réparées ; au lieu que chez les autres, la nature concentre à l'intérieur la chaleur qu'elle s'efforce de produire, et ne saurait réagir contre l'action du froid. Leur peau glacée où une circulation lente entretient à peine la vie, loin d'être excitée par lui, serait bientôt frappée d'insensibilité et de mort. Voyez l'effet que va produire un bain froid sur ces deux individus ; chez le premier, la circulation capillaire de la surface du corps devenue très-active, la rendra rouge ; et loin de souffrir du froid, il ressentira une chaleur plus grande, une force plus considérable ; chez le second, ses membres transis, décolorés, soutiendront à peine son corps défaillant, à l'intérieur duquel la vie concentrera le peu de chaleur dont elle a à disposer ; et pour peu que la cause soit persistante, bientôt succédera un état de syncope, qui pourra compromettre ses jours.

Quant aux autres conditions qui influent sur la calorification, chacun a pu les observer. Il est aisé de concevoir que si, par une cause quelconque, la circulation de la périphérie du corps est augmentée, ainsi que la nutrition, la calorification étant une conséquence de celles-ci, doit être en proportion.

Si les forces vitales réagissent contre l'action réfrigérante de l'atmosphère et des corps ambians, elles n'agissent pas moins contre leur effet calorifiant. Bien que, sous la plupart des latitudes, nous ne soyons pas ordinairement exposés à lutter contre une chaleur supérieure à la nôtre, dans les régions torrides, la réflexion des rayons du soleil par les corps solides, élève souvent la température à un degré qui lui est supérieur ; ensuite il est des professions qui nécessitent de s'y soumettre, et l'habitude permet d'offrir des exemples fort extraordinaires en ce genre.

Les viandes de boucherie que l'on apprête dans nos cuisines, cuisent souvent à un degré de chaleur qui incommoderait, mais ne cuirait pas les animaux vivans : il y a plus ; on cite le fait authentique de deux filles qui ont pu rester plusieurs minutes sans être incommodées, dans un four dont la température a fait monter le thermomètre de Réaumur, qu'elles portaient, à 105 degrés.

Voici comment, depuis Franklin, on se rend compte de la faculté que nous avons de résister à la chaleur. Les fluides liquides ne peuvent passer à l'état de vapeur, qu'en employant une certaine quantité de calorique [1] ; or, par la chaleur, la tran-

(1) C'est ce qui fait que nous avons plus froid pendant le

spiration pulmonaire, et celle surtout qui se fait
à la surface du corps, sont augmentées, et leur vaporisation plus considérable, soustrait l'économie
à l'action·d'une chaleur trop forte. Chacun a pu
remarquer que la peau est ordinairement fraîche
lorsqu'il fait très-chaud, si la transpiration n'est
pas empêchée par un état maladif; mais au contraire qu'elle est brûlante quand la transpiration
n'a pas lieu. MM. Berger et Laroche ont pu rester
16 minutes dans une étuve sèche à la température
de 64 degrés R., et la leur ne s'est élevée que de
3 à 4 degrés; tandis qu'ils ont observé que l'animal que l'on exposait à cette température dans une
atmosphère chargée d'humidité, ne tardait pas à

dégel, parce qu'alors la glace absorbe beaucoup de chaleur
pour revenir à l'état d'eau. Le sel marin, que l'on ajoute à la
glace, pour produire un froid plus vif, ne détermine cet
effet que parce qu'étant très-soluble, il rend sa fusion plus
prompte, ce qui ne peut avoir lieu sans absorption de calorique et dégagement de froid. C'est aussi ce qui fait que
l'humidité nous en cause un si pénétrant, parce qu'elle se
vaporise aux dépens de notre chaleur. Enfin, c'est ce qui explique pourquoi les liqueurs qui se vaporisent très-prompt-
tement, comme l'esprit-de-vin, l'éther, etc., sont celles qui
produisent le froid le plus vif. C'est par suite de ce phénomène
que l'on fait, en Turquie, rafraîchir les boissons dans des
vases nommés *alcarazas*, en les exposant aux rayons du
soleil. Ces vases sont très-poreux et perméables à la liqueur
qu'ils contiennent; celle-ci, en se vaporisant à la surface,
abaisse la température de celle qui reste dans l'intérieur.

périr; c'est qu'alors l'évaporation de la transpiration cutanée et pulmonaire n'avait pas lieu, et qu'il n'y avait plus de moyen réfrigérant.

Quant à la cause productrice de la chaleur animale, elle est encore en quelque sorte ignorée. On ne peut plus admettre aujourd'hui la chaleur innée des anciens, qui pensaient que le but de la respiration était de rafraîchir le sang; on ne peut pas davantage considérer le cœur comme un foyer propre à entretenir la température du corps; celle de cet organe n'est pas plus élevée que les autres parties de l'organisation. Les opinions des chimistes basées sur l'effervescence du sang, soit qu'il supposassent le contact du soufre avec un sel volatil existant dans cette humeur, ou celui d'un alcali avec l'acide du chyle, ne sont pas plus fondées, non plus que celle basée sur l'existence du *phlogistique*.

MM. Lavoisier, Séguin et de Laplace, ont pensé que la calorification résulte de la combustion de l'hydrogène et du carbone par l'oxigène, dans l'acte de la respiration. Nous ne pouvons mieux faire que de citer ici ce passage extrait du Traité de Chimie, de M. Thénard. « Nous avons fait voir
» précédemment qu'il se formait sans cesse du gaz
» acide carbonique dans le poumon, par la com-
» binaison du carbone du sang veineux avec le gaz
» oxigène de l'air. Nous avons dit aussi que le sang
» artériel, parvenu aux extrémités des artères, su-

» bissait une décomposition, et cédait une portion
» de ses principes aux organes qu'il traversait. Or,
» nous savons que, dans toute combinaison inti-
» me, il y a dégagement de calorique; il doit
» donc s'en dégager dans les poumons par l'effet
» de la respiration, et dans toutes les parties du
» corps par l'effet de la nutrition. C'est à ces deux
» causes, et surtout à la première, que l'on doit
» attribuer la chaleur animale. » Quoi qu'il en
soit de la réalité de cette explication de la calorification, toujours est-il que, dans les maladies où les
fonctions du poumon se font moins bien, le rhume
par exemple, on éprouve un sentiment de froid
que tous les moyens extérieurs parviennent difficilement à faire cesser [1]. Enfin, MM. *Brodie* et *Chaussat*,
ont fait dépendre le phénomène qui nous occupe
de l'influence nerveuse, tandis que d'autres pensent
qu'il résulte de l'ensemble de plusieurs fonctions,
et qu'il est essentiellement vital. Sans doute la respiration introduit l'agent de la calorification (*l'oxi-*

(1) L'impression de chaleur et de froid que nous ressentons
dans l'état de maladie n'est pas toujours en rapport avec la
température réelle des parties qui nous la font éprouver. Elle
tient souvent aux modifications de la sensibilité; dans certaines inflammations locales, le malade éprouve parfois
une chaleur brûlante sans que la partie qui lui cause cette
sensation ait une température beaucoup plus élevée que
dans l'état naturel. Le phénomène contraire s'observe éga--
lement.

gène), la circulation le transmet avec les élémens de nutrition à tous les organes où, probablement aussi par l'influence nerveuse qui ne peut être expliquée, la nutrition a lieu en même tems que la calorification.

CHAPITRE VI.

Des Secrétions.

On entend par sécrétions la production des fluides ou humeurs, par des organes divers qui en puisent les matériaux dans le sang.

On doit distinguer trois sortes de sécrétions ; les sécrétions *glandulaires*, celles des *follicules*, et les sécrétions des membranes ou *exhalations*. De ces sécrétions, les unes sont *récrémentitielles*, c'est-à-dire, que leur produit versé dans des cavités qui ne communiquent pas au dehors, est repris par l'absorption, et rentre dans la circulation comme la sérosité, la synovie, la graisse ; etc. les autres sont dites *excrémentitielles*, et sont destinées à être rejetées au dehors. Parmi celles-ci ; il en est qui sont dépuratrices, telles que *l'urine*, l'humeur de la transpiration, celles de la perspiration pulmonaire et cutanée, et d'autres qui servent à l'accomplissement de diverses fonctions, le *mucus*, les *larmes* la *salive*, la *bile*, le *sperme*, le *lait*, etc. Ce que nous avons dit en traitant des humeurs et des tissus parenchymateux, nous dispense de revenir sur les généralités qui s'y rattachent ; occupons-nous des sécrétions en particulier.

Sécrétions Glandulaires.

Les sécrétions de certaines glandes, commencent avec la vie de l'individu, telles sont celles des
reins, du foie, qui préexistent à la naissance; celles
des glandes lacrymales, salivaires, etc. ; d'autres
n'entrent en fonction qu'à certaines époques de la
vie, comme les testicules, les glandes mammaires.
Les unes ont une action continue pendant toute sa
durée, celle des autres présente des intermittences
plus ou moins prolongées.

Il en est qui versent immédiatement le produit
de leur sécrétion; d'autres ont un réservoir où
se rend le fluide sécrété qui ne sort que par certaines conditions.

Tout ce que l'on a écrit pour expliquer de quelle
manière les glandes produisent leurs sécrétions,
n'a rien appris de satisfaisant; nous ne pourrions
que répéter ici ce que nous avons dit en traitant de
l'assimilation. Admirons ces résultats au-dessus de
notre intelligence, et ne murmurons pas de ne
pouvoir pénétrer tous les secrets de la nature,
quand nous en avons déjà tant dévoilé. Ce que
l'anatomie a démontré, c'est que les vaisseaux sanguins se ramifient à l'infini dans les glandes,
et que d'une manière tout aussi peu appréciable,
il naît dans leurs tissus des ramifications de vaisseaux contenant l'humeur sécrétée, lesquels, en se
réunissant, donnent lieu à des ramuscules pouvant

être aperçues, et qui, par des réunions successives, se terminent par un ou plusieurs conduits excréteurs. Mais ces capillaires excréteurs font-ils suite aux capillaires artériels comme le prétendait *Ruisch*, ou leur origine appartient-elle au tissu de l'organe par des follicules intermédiaires comme le voulait *Malpighi?* c'est ce qui ne peut être décidé. Les glandes forment-elles le produit de leurs sécrétions de toutes pièces, en puisant dans le sang les élémens nécessaires, et leur faisant subir des combinaisons nouvelles? ou bien trouvent-elles dans celui-ci les matériaux tout formés des produits qu'elles élaborent par un mode de sensibilité propre à chacune d'elles [1]? on ne le sait pas davantage; cependant tout milite en faveur de la première supposition, qui est celle de Bordeu, Bichat, et des physiologistes modernes. Il est presque évident qu'il se passe dans les glandes une action moléculaire vitale, et on peut en trouver la preuve dans les modifications qu'éprouvent les fluides sécrétés, si le mode de sensibilité de la glande est changé par une circonstance maladive.

Ce fait de l'influence de l'état des organes sécréteurs sur la nature de l'humeur sécrétée, ne peut être contesté ; il suffit de rappeler les variations

---

[1] Descartes et les mécanistes ont considéré les organes sécréteurs comme des cribles ; ils n'ont vu, dans les sécrétions, qu'une filtration de globules existant dans le sang.

que nous présente l'urine, lorsque la vitalité des
reins est modifiée; celles que nous offre le lait si une
affection morale vient influencer les glandes mammaires; celles non moins évidentes que les passions
font éprouver à la sécrétion de la bile; enfin la colère agit si puissamment sur la nature du produit
des glandes salivaires, que souvent elle cause seule
la virulence de la salive chez certains animaux.

Malgré ces preuves irrécusables, il est encore des
médecins qui, bien que n'osant plus s'avouer humoristes, en ce sens qui attribue la plupart des
maladies à la nature chimique des humeurs, semblent nier que leurs altérations soient une conséquence de celles des propriétés vitales des organes
qui les produisent; cependant, nous avons vu que,
par suite de l'inflammation du tissu cellulaire, les
fluides qui eussent été réparateurs, changent de
nature, et sont convertis en pus; pourquoi les autres altérations qu'éprouvent nos fluides, ne ré-
sulteraient-elles pas de modifications survenues
dans les propriétés vitales de tous les tissus? Ils
cherchent à persuader que, dans ces derniers tems,
on a considéré les humeurs comme étant inalté-
rables. Qui a jamais prétendu cela? Les médecins
physiologistes, en admettent très-bien l'altération,
mais ils ne les considèrent pas comme étant primitivement altérées dans la plupart des cas. Les
humeurs ne sont-elles pas le produit des tissus?
Or, lorsque ceux-ci sont éloignés de leur état

normal, les fluides fournis par eux doivent être
modifiés, cela est tout simple. La sécrétion d'une
membrane enflammée diffère de celle qu'elle produit dans l'état sain ; les glandes sont dans le
même cas aussi bien que les autres organes. On
parle de virus qui agissent sur eux, et qui pénètrent par les humeurs, assurément, dans ce
cas, elles ont l'initiative ; mais les virus sont étrangers à l'économie lorsqu'ils viennent du dehors, et
jamais leur influence morbifique ne se manifeste
qu'en agissant sur les solides ; lorsqu'ils se développent spontanément, ils sont encore le résultat
d'un changement dans les propriétés vitales. Concluons donc que les altérations des humeurs n'ont
lieu que par suite de celles des organes qui les se-
crètent, et que celles qui en sont indépendantes,
leur viennent du dehors et ne nuisent que par
leur action sur nos tissus.

Des vaisseaux lymphatiques et des nerfs se distribuent aux glandes. On conçoit que ces derniers
surtout doivent y être nombreux, puisque c'est
de la sensibilité organique dont ils jouissent que
dépend leur fonction. Ces nerfs proviennent de la
moëlle spinale et des ganglions ; leurs rameaux sont
surtout fournis par ceux qui se répandent à l'organe avec la fonction duquel la glande a des rapports d'action, et cela devait être afin d'établir une
similitude d'activité et de repos.

Sécrétion des Larmes.

Les glandes lacrymales sont deux corps ovoïdes aplatis, d'un jaune rougeâtre, de la grosseur d'une petite amande, logés dans une dépression de l'os frontal, à la partie supérieure externe, et antérieure des orbites; elles sont composées d'un assez grand nombre de petits lobules unis par du tissu cellulaire, parcourus de vaisseaux et de nerfs.

L'humeur fournie par ces glandes, est composée d'eau, de mucus, et d'une faible proportion de soude, de sel marin, de phosphates de chaux et de soude; elle est versée par six ou sept conduits excréteurs, et sert à faciliter les mouvemens du globe de l'œil, ainsi qu'à le débarrasser des corps étrangers qui ont pu s'attacher à sa surface. Dans ce dernier cas, la sécrétion des larmes est augmentée, et bientôt elle entraîne le corps dont la présence irrite.

Dans l'état ordinaire, la sécrétion des larmes est peu considérable; leur épanchement sur les joues est empêché par les bords des paupières qui contiennent dans leur épaisseur des follicules nommées glandes de *Méibomius*, lesquelles fournissent un fluide onctueux qui s'oppose à leur écoulement. La *caroncule lacrymale*, petit tubercule rougeâtre situé derrière la commissure interne des paupières, concourt au même but.

Les bords des paupières sont coupés obliquement de manière que, lorsqu'ils sont rapprochés,
ils forment par leur réunion, un petit canal triangulaire, qui favorise l'écoulement des larmes vers
l'angle interne de l'œil; à cette commissure, et à
l'une et l'autre paupières, on remarque une petite
élévation au sommet de laquelle est l'orifice des
points lacrymaux, destinés à absorber les larmes à mesure qu'elles arrivent vers eux, et à les transmettre
par les conduits *lacrymaux* dans les sacs du même
nom, petites poches membraneuses qui de chaque
côté se continuant avec le *canal nasal*, les font parvenir dans les fosses *nasales*.

Chacun sait que la sécrétion des glandes lacrymales est très-facilement augmentée par les affections morales, surtout chez les femmes et les sujets
faibles.

L'écoulement des larmes est une crise favorable
chez les personnes qui ont les nerfs malades; chez
celles en proie à des chagrins violens, et surtout
chez les hommes qui ne pleurent que très-difficilement. Avant qu'elle ait lieu, la respiration et la
circulation sont gênées; on éprouve une oppres-
sion extrêmement pénible; mais s'il devient possible de répandre des pleurs qui sont alors accom-
pagnés de sanglots, on éprouve un soulagement
d'autant plus salutaire que l'on conserve pendant
long-tems la faculté de pleurer. La première crise
est extrêmement violente, mais après, les larmes cou-

lent naturellement, et ce n'est pas sans raison qu'on leur trouve des charmes. La nature pouvait-elle tout refuser à ceux qu'elle frappe des coups les plus cruels ; et le malheureux qu'elle créa trop sensible, eût-il survécu à son désespoir, si, dans sa douleur même, il n'eût trouvé quelque adoucissement à ses maux ?

Que ceux qui sont appelés à donner des consolations à une personne, dont le cœur vient d'être déchiré par la perte de ce qu'elle avait de plus cher, se gardent de lui faire entrevoir un avenir plus heureux, fondé sur l'affaiblissement de sa douleur et l'oubli de sa cause ; mais plutôt qu'ils pleurent avec elle, qu'ils paraissent vouloir entretenir sa peine et la partager ; alors, après avoir gagné la confiance, si facile à obtenir de celui qui est malheureux, on cherchera à le distraire de ses maux, et l'on y parviendra d'autant mieux qu'on aura soin de ne pas paraître avoir ce but, et qu'il ne l'apercevra pas.

Sécrétion de la Salive.

La salive est fournie par six glandes, dont trois de chaque côté, de forme variée, de couleur grisâtre, d'un tissu ferme et résistant, composées de lobes et lobules irréguliers. Leurs conduits excréteurs s'ouvrent dans l'intérieur de la bouche où ils versent un fluide limpide et visqueux, peu abondant dans l'état ordinaire, mais dont la sécrétion devient fort active pendant la mastication.

Ces glandes sont :

Les *Parotides* situées au dessous et devant le pavillon de l'oreille ; ce sont les plus considérables ; leur forme est celle d'une pyramide très-irrégulière dont la base est tournée en dehors. Leurs conduits excréteurs se réunissent en un seul tronc pour chaque glande (*conduit de Stenon*), qui traverse en partie l'épaisseur de la joue, et vient s'ouvrir à sa surface interne au niveau de la seconde dent molaire.

Les *Glandes sous-maxillaires*, irrégulièrement ovoïdes, sont situées aux côtés internes des branches et du corps de la mâchoire inférieure ; leurs conduits excréteurs (*conduit de Warthon*), viennent s'ouvrir sur les côtés du frein de la langue.

Les *Glandes sublinguales* sont placées dans l'épaisseur de la paroi inférieure de la bouche au dessous de la portion antérieure de la langue. Plus petites que les précédentes, oblongues d'arrière en avant, ces glandes ont des conduits forts déliés, au nombre de 18 à 20 pour chacune, s'ouvrant sur les côtés du frein de la langue et dans les conduits des glandes sous-maxillaires, dont celles-ci semblent n'être que des sortes d'appendices.

La salive est composée de 992,9 d'eau, 2, 9 d'une matière animale particulière, 1, 4 de mucus, 1, 7 d'hydro-chlorates alcalins, 0,9 de lactate de soude et matière animale ; 0,2 de soude. Lorsqu'elle est agitée, elle devient facilement écumeuse.

La quantité de salive sécrétée pendant une journée, est très-considérable, mais on ne peut la préciser. Cette quantité varie d'ailleurs suivant beaucoup de circonstances : l'état de santé et de maladie, l'âge, la constitution, et la nature des alimens. Il est des substances dites *sialagogues* qui ont la propriété d'en exciter la sécrétion ; on sait combien l'emploi du mercure la rend considérable. Nous avons traité de ses usages en faisant l'histoire de la digestion.

Sécrétion pancréatique.

Nous devons rapprocher la sécrétion du pancréas de celle des glandes salivaires, à cause des rapports qui existent entre ces humeurs.

Le pancréas est une glande allongée, située profondément dans l'abdomen, et couchée transversalement sur la colonne vertébrale, derrière l'estomac. Sa forme est irrégulière, de même que son poids qui varie de 3 à 6 onces. Sa texture a beaucoup d'analogie avec celle des glandes salivaires, sa couleur est d'un blanc grisâtre rosé ; de chacune de ses granulations, naissent les radicules de son conduit excréteur qui quelquefois est multiple, et va s'ouvrir dans le canal *cholédoque*, ou avec celui-ci dans l'intestin *duodenum*.

Le fluide pancréatique sert à la digestion, peut-être d'une manière analogue à la salive ; **on a**

aussi nommé cet organe glande-salivaire de l'abdomen.

Sécrétion du Lait.

De toutes les glandes qui présentent des intermittences d'action, les glandes mammaires éprouvent les plus longs intervalles de repos, de même
qu'elles sont le siége de la sécrétion la plus active
pendant le tems de la lactation.

Ces organes très-peu développés chez l'homme,
ne le sont guère davantage chez la femme jusqu'à
l'époque de la puberté; mais alors ils acquièrent
assez rapidement un volume plus ou moins considérable, qui augmente surtout après la conception
et pendant l'allaitement.

Il existe entre les organes sécréteurs du lait, et
ceux de la génération, une sympathie si étroite,
que ces derniers ne peuvent être excités sans que
les autres ne participent à cette excitation; aussi
les mamelles s'érigent-elles pendant le coït, et dans
le tems de la menstruation.

Le volume des glandes mammaires n'est pas constamment en rapport avec la grosseur des seins, qui
sont en grande partie formés par du tissu adipeux; en sorte que les meilleures nourrices ne sont
pas toujours celles qui les ont plus volumineux,
mais bien lorsque chez elles les organes sécréteurs
très - développés, jouissent d'une activité plus
grande.

Les glandes mammaires sont situées sous la cou-

che graisseuse des mamelles; leur forme est convexe, irrégulièrement circonscrite à leur base,
leur couleur et d'un blanc rosé ; elles sont composées de plusieurs lobes dont chacun résulte de l'assemblage de granulations arrondies d'où naissent
des conduits qui se réunissant pour former des
troncs plus considérables au nombre de quinze à
dix-huit, se dirigent vers le mamelon.

La sécrétion du lait est propre aux femelles des
animaux après la parturition, elle commence néanmoins pendant la grossesse et devient fort active après l'accouchement. On cite à la vérité quelques exemples de jeunes vierges, et celui d'un
homme chez lesquels la succion a pu provoquer
cette sécrétion, mais ces faits sont rares et d'ailleurs
exceptionnels.

Le lait est d'une pesanteur spécifique un peu
plus considérable que celle de l'eau; il est composé
d'eau, de matière caséeuse, crémeuse, de sucre
de lait et de différens sels, tels que le muriate,
phosphate et acétate de potasse ; tartrate de fer et
phosphate terreux.

Le lait de la femme contient davantage de sucre
de lait et de crème, et beaucoup moins de matière
caséeuse, que celui de vache; d'une saveur plus
douce, il a moins de consistance, et la crème qu'il
contient ne fournit pas de beurre.

Le lait produit le premier et le second jours
après l'accouchement (*colostrum*), est très-séreux,

et passe pour avoir une propriété laxative convenable pour faire rendre à l'enfant le *méconium*. Quoi qu'il en soit, il est sûr au moins qu'il se trouve en harmonie avec la délicatesse des organes du nouveau-né, et que ce n'est qu'à mesure que celui-ci se fortifie qu'il prend plus de consistance et devient plus nutritif.

On avait pensé que les matériaux du lait étaient apportés par les vaisseaux lymphatiques; mais aujourd'hui on s'accorde à reconnaître que cette sécrétion comme toutes les autres, est fournie par le sang artériel. Nous verrons bientôt, qu'il n'y a que celle de la bile qui fasse exception à cette règle.

La sécrétion du lait et ses qualités, sont manifestement modifiées par la quantité et la nature des alimens ; souvent il participe de leurs propriétés d'une manière remarquable.

Ordinairement pendant la lactation, l'écoulement menstruel, n'a pas lieu, et lorsqu'il se rétablit, la sécrétion du lait devient moindre de même qu'après la conception. On conçoit que si les forces vitales et les matériaux de composition sont déviés vers un autre organe, ce doit être aux dépens d'une fonction qui nécessite une grande déperdition ; mais il ne faut pas croire que, dans ces circonstances le lait acquière des propriétés dangereuses.

Le lait a été de tout tems un sujet d'erreur et d'effroi pour les personnes qui n'ont pas nourri leurs enfans, et pour celles qui, après avoir nourri,

n'ont pas cru s'être suffisamment droguées. Il n'est
pas d'absurdités que l'on n'ait débité sur son
compte. D'après les commères et les gardes-mala-
des, c'est le lait qui coule sous forme de lochies,
après l'accouchement, lorsque la femme ne nourrit
pas ; et c'est à lui que les femmes du peuple attribuent toutes les incommodités et les maladies
qu'elles ont le reste de leur vie. Il n'est pas rare
d'entendre dire, à une femme qui n'a pas eu d'enfant depuis trente ans, et qui est malade pour la
première fois, qu'elle a un lait répandu, lequel,
suivant l'occurrence, s'est fixé à la tête ou au talon.

La cessation de la sécrétion du lait, comme celle
de toute autre sécrétion, expose sans doute à des
maladies, si elle a lieu intempestivement et sans
les précautions convenables : il en est dans ce cas
comme lorsqu'on supprime brusquement un écoulement habituel, naturel ou artificiel. L'activité
vitale dont l'organe est le siége, l'afflux des humeurs qui s'y portent cessant tout à coup, peuvent se diriger vers un autre point, et en déterminer l'inflammation : mais, dans ce cas, ce ne sera
pas le lait qui ira se promener çà et là pour causer
les maladies ; celui qui aura été formé sera bientôt
résorbé et soustrait à l'économie par les émonctoires
naturels (l'urine, les sueurs) ; il cessera, d'ailleurs, d'être du lait aussitôt qu'il aura été repris
par l'absorption. C'est donc l'activité dont jouis-
saient les organes sécréteurs et les humeurs qu'ils

dépensaient qui peuvent causer des désordres

En conséquence il est prudent, surtout lorsqu'
l'on cesse brusquement d'allaiter, d'exciter modé-
rément l'action d'autres organes, tels que le tub'
digestif, les reins, la peau, suivant la disposition
individuelle et la saison, et de diminuer la nourriture afin de fournir moins à la sécrétion que l'oi
veut supprimer. N'est-il pas plaisant de voir ceu
qui redoutent le plus les funestes effets de la ré
percussion du lait, conseiller l'usage de la racin
de canne, substance tant vantée, et qui ne pos
sède aucune propriété.

Sécrétion de la Bile.

Le foie, organe sécréteur de la bile, est le vis
cère le plus volumineux du corps humain. Plac
dans l'abdomen, sous le diaphragme, il y occup
tout l'hypocondre droit et une partie de l'épigastre
En bas, et à gauche, il est en rapport avec l'esto
mac; en haut, avec le diaphragme auquel il est fix
par les ligamens *coronaires*, à droite et en avant i
est recouvert par les dernières fosses côtes et leur
cartilages.

Le foie est impair, non symétrique, d'une cou
leur brune rougeâtre; sa texture est très-dense
son poids varie de trois à cinq livres. Cet organ
est partagé en trois lobes dont la réunion form
une masse convexe supérieurement. La face infé
rieure est irrégulièrement concave, et présent

une dépression qui repose sur l'estomac; une scissure longitudinale, dirigée d'avant en arrière, sépare le lobe droit ou grand lobe, du lobe gauche ou lobe moyen. On remarque une autre scissure dirigée de droite à gauche, moins large et moins profonde que la précédente, qu'elle coupe à angle droit, par laquelle pénètrent les vaisseaux et les nerfs qui vont se ramifier dans l'organe. Derrière celle-ci est le petit lobe du foie.

Dans un enfoncement superficiel de la face inférieure du lobe droit, se trouve la vésicule biliaire, poche membraneuse, pyriforme qui sert de réservoir à la bile hors le tems de la digestion. Un conduit nommé *canal hépatique*, sort du foie et se réunit à celui qui provient de la vésicule, *canal cystique*, pour former le canal *cholédoque*, qui va verser la bile dans l'intestin duodenum.

Le tissu du foie est formé de granulations qui présentent des points jaunes irrégulièrement disséminés, et qui répondent aux radicules des conduits excréteurs de la bile.

Il reçoit des nerfs qui lui viennent du pneumogastrique, du plexus *hépatique* et du diaphragmatique; des vaisseaux lymphatiques, une artère artère hépatique), sert à sa nutrition. Est-ce du sang qu'elle fournit que provient le fluide sécrété, comme cela a lieu dans les autres glandes, ou bien le foie en puise-t-il les matériaux dans le sang que lui fournit la veine-porte et qui provient des autres organes de l'abdomen? Les opinions des physiologistes sont partagées : les uns, parmi lesquels se trouvent Bichat et M. Broussais, fondés sur les lois de l'analogie, pensent que c'est le sang de l'artère hépatique qui fournit à la sécrétion du foie. Mais alors pourquoi cette glande reçoit-elle du sang veineux contrairement à tous les autres organes [1]? On ne trouve pas de raisons satisfaisantes pour résoudre cette question, si ce n'est de supposer au foie une action élaboratrice sur ce sang ; ou de remplir à son égard l'office que l'on a attribué à la rate ; ce sont là des hypothèses. Haller, M. le professeur Richerand et le plus grand nombre des physiologistes pensent, au contraire, que le volume de l'artère hépatique n'est pas assez considérable pour fournir à la nutrition d'un organe aussi volumineux que le foie et à la sécrétion de la bile ; fondés d'ailleurs sur d'autres considérations que la nature de cet ouvrage nous fait négliger ils la font provenir du sang fourni par la veine porte.

La sécrétion du foie est continuelle. Hors le temps de la digestion, la bile se rend dans la vésicule où elle est concentrée par l'absorption et devient plus jaune, plus amère et plus épaisse. Pendant la digestion la bile fournie actuellement et celle de la vésicule sont versées dans l'intestin duode-

______
(1) Les poumons exceptés.

num, où elles se mêlent au chyme. (Voyez *Digestion.*)

La bile est un liquide de couleur jaune verdâtre, d'une saveur amère. Elle est formée d'eau, d'albumine, de mucus, de picromel, d'une sorte de résine, de soude, d'hydro-chlorate et de potasse, de sulfate de soude, phosphate de chaux et d'oxyde de fer, plus une substance particulière.

L'existence de la bile semble être pour beaucoup de personnes un obstacle à la santé; avoir de la bile, signifie pour elles être malade. Nous avons fait connaître à nos lecteurs le rôle important qu'elle joue dans la digestion, ainsi il n'est pas nécessaire de combattre ce préjugé.

La bile étant versée dans l'intestin duodenum qui fait suite à l'estomac, il y a ordinairement peu ou point de cette humeur dans ce dernier viscère; il en reflue cependant quelquefois par l'anneau pylorique, surtout pendant les efforts de vomissement, et nous en rendons plus ou moins alors; mais ce phénomène qui peut avoir lieu, quelle que soit la disposition de l'individu, n'est pas toujours pour l'homme instruit l'indice d'une surabondance de ce fluide.

Les affections morales ont une grande influence sur l'organe sécréteur de la bile, puisqu'elles causent des maladies où cette sécrétion est modifiée d'une manière-remarquable. Nous ne devons ici que le rappeler.

Sécrétion de l'Urine.

Les reins organes, sécréteurs de l'urine, sont deux glandes situées profondément dans la région lombaire, sur les côtés de la colonne vertébrale, à la hauteur des deux dernières vertèbres dorsales. Leur couleur est d'un rouge brun, leur forme est celle d'un ovoïde comprimé sur les deux faces, échancré sur son bord interne ; ils ont beaucoup de ressemblance avec la graine de haricot [1]. Ils sont enveloppés de beaucoup de graisse. Leur tissu est plus consistant que celui des autres glandes, il est formé de deux substances, l'une extérieure *corticale*, est d'un tissu granuleux auquel on attribue la sécrétion de l'urine ; l'autre intérieure nommée *tubuleuse* ou *mamelonnée*, est pénétrée par beaucoup de vaisseaux sanguins, et formée de cônes ou mamelons, dont la base est tournée vers la substance corticale, et le sommet dirigé vers la scissure, s'ouvre dans de petits conduits membraneux (*les calices*), qui à leur tour se rendent dans une petite poche (*le bassinet*). Aux bassinets font suite les uretères, conduits membraneux de la grosseur d'une plume à écrire, qui descendent de chacun des reins, et vont s'ouvrir dans la vessie, à laquelle ils transmettent continuellement l'urine qui s'amasse dans

---

(1) On les nomme rognons en terme de boucherie.

ce réservoir, jusqu'à ce que sa quantité en sollicite l'expulsion.

Chaque rein reçoit une artère assez considérable (*artère rénale*), qui provient de l'aorte abdominale, et se ramifie dans son tissu, où elle porte le sang qui fournit à la sécrétion de l'urine; des veines et des vaisseaux lymphatiques se réunissent pour former des troncs qui reportent le sang qui a servi à la sécrétion et à la nutrition de l'organe, dans la veine-cave inférieure et la lymphe aux ganglions lombaires. Les nerfs qui se rendent aux reins, proviennent des ganglions semilunaires, du plexus solaire et cœliaque, et des nerfs petits splanchniques.

Sur l'extrémité supérieure de chacun des reins, existe un petit corps ovoïde d'un brun jaunâtre, nommé *capsule surrénale*, dont les usages sont inconnus.

De toutes les sécrétions, celle de l'urine a lieu avec le plus de rapidité. On estime, d'après la grosseur des artères rénales, que mille onces de sang traversent les reins dans une heure; ainsi, comme l'observe M. le professeur Richerand, en supposant qu'il ne contienne qu'un dixième de matériaux propres à fournir l'urine, il pourra en être sécrété six livres un quart dans cet intervalle. On a donc eu tort de tant discourir afin de démontrer une autre voie de transmission pour les liquides que reçoit l'estomac, et qui sont si promptement rendus ; l'activité de l'absorption et de la sécrétion de l'urine, en expliquent suffisamment la possibilité.

L'urine est de toutes les humeurs excrétées, celle qui renferme le plus des résidus de notre décomposition. Lorsque la transpiration est très-abondante, sa quantité est beaucoup diminuée, mais elle est alors épaisse, très-colorée, ce qui prouve qu'elle contient dans ces circonstances, sous un moindre volume, à peu près la même quantité de substances animales.

L'urine est composée d'eau, d'urée, de mucus, d'acide urique, phosphorique, de phosphate de soude, d'ammoniaque, de chaux et de magnésie, de sulfate, de potasse et de soude, etc.

En lisant la série des principes constituans de l'urine, nos lecteurs ne pensent-ils pas que ces élémens chimiques ont peu de ressemblance avec des symptômes de maladies ; cependant il y a encore de nos jours des hommes assez impudens pour prétendre reconnaître toutes nos affections à l'inspection de cette humeur.

Il ne suffit pas de regarder l'urine pour savoir de quoi elle est composée ; mais comme cette connaissance importe peu aux illuminés dont nous parlons, ils n'ont garde de prendre la peine de l'analyser : ils la voient, et cela leur suffit pour prononcer que le malade a des *flugmes*, de *l'humeur*, le *ventre grouillant*, ou toutes autres prophéties qui ne compromettraient pas le talent divinatoire de ces modernes oracles, s'il ne leur arrivait parfois de juger devoir être enceinte la personne dont ils ont l'urine sous les yeux, bien qu'elle provienne d'un homme.

Il me souvient qu'étant élève en médecine, je m'efforçais à dissuader quelques personnes de leur confiance aux médecins d'urine; j'avais beau opposer à leur croyance les argumens les plus péremptoires, je les voyais avec peine y persister. Impatienté de voir ainsi la raison sacrifiée à l'erreur, je m'avisai d'un moyen qui réussit au-delà de mes espérances. Je remplis de bière une fiole, et sur-le-champ un domestique fut chargé de la porter chez un des plus fameux de ces sorciers, avec recommandation de ne donner aucuns renseignemens sur le malade, sur la maladie, et surtout de conserver le sang-froid que nécessitait une mission aussi importante. Bientôt nous reçûmes la consultation que je n'eus pas besoin de commenter pour en faire apprécier l'auteur.

L'inspection de l'urine, jointe à la connaissance d'autres symptômes, sert à connaître certaines affections des voies urinaires. On juge par sa quantité, sa couleur, de la manière dont la sécrétion est exercée, de l'état d'irritation directe ou sympathique de ses organes sécréteurs et excréteurs, mais voilà tout; au-delà tout n'est qu'erreur, ou, pour mieux dire, mauvaise foi.

La vessie, réservoir de l'urine, est une poche

musculo-membraneuse située à la partie inférieure
et antérieure de l'abdomen, dans l'excavation du
bassin, derrière les pubis, au-devant de l'intestin
rectum ou de l'utérus. Son intérieur est tapissé par
une membrane muqueuse ; à sa partie inférieure et
antérieure est l'orifice excréteur nommé *col de la
vessie*. Celui-ci est épais, arrondi, entouré extérieurement par la prostate, et fermé intérieurement par une sorte de prolongement fibreux qui
s'oppose à la sortie continuelle de l'urine.

Le canal de l'urètre, qui se termine à l'extrémité
du gland chez l'homme, et sous le clitoris chez la
femme, fait suite au col de la vessie et transmet
l'urine au dehors.

Lorsque, par suite de l'accumulation de l'urine
dans la vessie, ses parois sont distendues jusqu'à
un certain point ; ou que, par l'absorption qui se
fait à sa surface, cette humeur est devenue plus irritante, la sensibilité de la vessie en sollicite l'expulsion, et nous ressentons le besoin d'uriner.

La sortie de l'urine est produite par la contraction volontaire de la couche musculeuse qui entre
dans la texture de la vessie ; laquelle comprime
le liquide dans la direction du col de cet organe,
force l'obstacle qu'il opposait, et la sortie de l'urine
a lieu avec plus ou moins d'énergie, suivant celles
qu'employent les puissances expultrices. L'action
de la vessie est aidée par celle du diaphragme
qui comprime les viscères abdominaux, en pre-

nant un point d'appui sur les organes de la respiration, et aussi par la contraction des muscles releveurs de l'anus et bulbo caverneux; c'est par
le concours de ceux-ci que sortent les dernières
gouttes d'urine; mais c'est la vessie qui agit plus
particulièrement dans l'expulsion du premier jet,
et qui l'entretien, à moins que nous ne fassions
effort pour l'accélérer.

Il est des impressions morales qui agissent puissamment sur l'excrétion de l'urine; les unes produisent de fréquens besoins d'uriner; telles sont la
joie, la terreur; d'autres, au contraire, s'opposent
à ce qu'un besoin réel puisse être satisfait; la crainte,
la pudeur et toute préoccupation un peu forte.

L'urine participe de la nature des alimens; il en
est qui ont une influence plus marquée sur ses organes sécréteurs, et qui lui donnent des odeurs
particulières. On sait combien elle est fétide quand
on a mangé des asperges; au contraire, lorsque
l'on a pris de la térébenthine, ou même si l'on est
resté dans un appartement où il en a été employé,
elle exhale une odeur de violette très-prononcée.

Sécrétion du Sperme.

La liqueur spermatique ou séminale est fournie
par deux glandes nommées *testicules*, logées dans
les bourses (*scrotum*) où elles sont suspendues par
des ligamens musculo-membraneux, des vaisseaux
et des nerfs. Leur parenchyme est mou, jaunâtre,

partagé en lobes et lobules ; un examen plus attentif permet d'observer dans ces organes une immense quantité de filamens d'une ténuité extrême, repliés en tous sens, dont le nombre a été évalué, par *Monro*, à 62,500, et dont il a estimé la longueur à 5,208 pieds. Ces filamens sont les *vaisseaux séminifères;* ils se dirigent vers le bord supérieur de chaque testicule, et se réunissent, avant d'y parvenir, en 10 à 20 troncs qui traversent un renflement membraneux, oblong, nommé *corps d'hyghmor,* formant, pour chaque testicule, un conduit unique qui constitue d'abord l'*épididyme.*

L'épididyme est un petit corps vermiforme, renflé à ses extrémités, couché sur le bord supérieur des testicules, recevant les troncs séminifères, et se continuant avec le conduit déférent qui porte le sperme aux *vésicules séminales*, et aux conduits éjaculateurs, en remontant avec les cordons spermatiques.

Ces vésicules *séminales* sont deux petites poches membraneuses, servant de réservoir à l'humeur sécrétée par les testicules, situées au-dessous de la vessie, devant l'insertion des uretères, et se terminant par un canal qui s'ouvre dans le conduit déférent. Pendant son séjour dans les vésicules séminales, le sperme éprouve une élaboration qui concentre ses propriétés fécondantes. C'est à l'absorption du sperme que Cabanis attribue les changemens qui annoncent la virilité : le sang par sa présence devient plus excitant, diverses fonctions s'exercent avec plus d'énergie, et plusieurs humeurs acquièrent une odeur particulière.

Les conduits éjaculateurs sont formés par la réunion des conduits déférens et de ceux qui terminent les vésicules séminales; ils s'ouvrent dans l'urètre qui, dans l'acte de la copulation, sert à la transmission du sperme.

Les testicules sont recouverts par plusieurs membranes ; l'extérieure, *scrotum*, est l'enveloppe cutanée, toujours plus brune que les autres parties de la peau ; elle est très-extensible et offre des rides nombreuses, lorsque, par l'action du froid ou du coït, les bourses sont contractées; on remarque à sa partie moyenne une ligne saillante appelée *raphé*.

Au-dessous du scrotum existe le *dartos*, poches celluleuses qui séparent les deux testicules. Sur le dartos est une membrane musculeuse (*muscle crémastère*) dont les fibres se continuent avec celles du petit oblique de l'abdomen, et dont l'usage est de soutenir les testicules et de les relever pendant le coït et d'autres circonstances. Enfin on observe encore une membrane *fibreuse* et une *séreuse ;* cette dernière, comme toutes celles de même nature, se réfléchit sur les organes qu'elle enveloppe.

Les muscles crémastères, les tuniques fibreuses et séreuses, les vaisseaux artériels, veineux et lymphatiques, les conduits déférens et les nerfs, forment

les cordons spermatiques qui descendent des anneaux inguinaux et suspendent les testicules.

Ces organes, d'abord contenus dans l'abdomen,
traversent les annéaux inguinaux et descendent
dans les bourses ordinairement vers sept à huit
mois de la vie intra-utérine; quelquefois ce n'est
qu'après la naissance, et même à l'âge de sept à
huit ans qu'ils s'y rendent. Il y a des exemples de
personnes chez lesquelles la descente des testicules
n'a pas eu lieu. Le testicule du côté droit est assez
constamment plus élevé que le gauche. Ces glandes
sont douées d'une très-vive sensibilité qui se manifeste par la moindre compression; s'ils éprouvent
l'action d'une violence extérieure, il en résulte
une douleur particulière des plus vives qui détruit
instantanément les forces de l'individu.

La nature chimique du fluide spermatique, ne
peut qu'être imparfaitement connue, parce qu'il est
toujours uni avec une certaine quantité de mucus
fourni par les membranes qu'il parcourt et les
glandes prostate et de Cowper. L'analyse qui en a
été faite par M. Vauquelin a donné 900 parties
d'eau, 60 de mucus animal, 10 de soude, et 30 de
phosphate de chaux. Cette humeur recueillie après
son émission, présente une partie épaisse, opaque,
et une autre plus fluide et transparente; la première est le produit des testicules; son odeur est
fade et analogue à celle du pollen de plusieurs
végétaux; elle est extrêmement prononcée dans la

fleur du châtaigner; on la rencontre aussi dans quelques graines céréales.

En l'examinant au microscope, on y remarque une multitude d'animalcules dont la présence a donné lieu à plusieurs théories sur la génération; nous nous en occuperons en traitant cette fonction.

2°. *Sécrétions folliculeuses*.

Celles-ci plus simples que les sécrétions glandulaires, sont effectuées par de petits organes vésiculeux situés dans l'épaisseur de la peau et des membranes muqueuses; ou bien par des corps glanduleux que l'on considère comme étant des aglomérations de follicules.

Les follicules simples ou composés, fournissent divers fluides plus ou moins onctueux, ayant pour usage de lubrifier certaines parties, ou d'atténuer l'impression que pourrait produire le contact de certains corps.

Les follicules simples sont très-multipliés dans le tissu de la peau, où on les appelle *sébacés*, parce qu'ils fournissent une humeur onctueuse. Ils sont surtout très-nombreux à celle du crâne, derrière les oreilles, aux bords des paupières, aux aisselles, aux aînes, à la marge de l'anus, aux plis des fesses, etc.

On nomme follicule *caséeux* ceux qui existent le long des grandes lèvres chez la femme, et autour du gland chez l'homme; *cérumineux* ceux du conduit auditif externe, dont le produit, par son amertume, éloigne les insectes qui chercheraient à s'y introduire; et ceux qui existent au bords des paupières, qui fournissent la chassie (*humeur de meibomius*).

Il existe aussi un grand nombre de follicules simples dans les membranes muqueuses gastro-pulmonaires et génito-urinaires, qui produisent des mucus différens.

Le *tyhmus* et la *thyroïde*, dont nous avons donné la description dans la première partie, en traitant des tissus; les *amygdales* situées dans l'écartement des piliers du voile du palais, les *caroncules lacry-males* situés à l'angle interne de l'œil dont nous nous sommes occupés en traitant de la digestion et de la sécrétion des larmes; enfin, la *prostate* et les *glandes de Cowper*, dont l'une embrasse le col de la vessie, et les autres, au nombre de deux, situées au-devant de la prostate; sont considérés comme des follicules composés qui fournissent un mucus plus ou moins analogue.

3°. *Sécrétion membraneuse.*

Nous avons vu, en traitant des fluides en général, que l'exhalation était propre à plusieurs de nos parties; que le tissu cellulaire, les membranes muqueuses, séreuses, synoviales, médullaires, la peau, sont le siége de différentes exhalations telles que : la sérosité et la graisse ; le mucus, la synovie, la moelle et la transpiration. Malgré la ressemblance qui existe entre le sérum du sang et plusieurs fluides exhalés, on ne peut admettre que les membranes soient passives dans leurs productions, et se laissent seulement traverser par les humeurs qui viennent se répandre à leurs surfaces ; d'ailleurs ces humeurs ne sont pas semblables, elles offrent des caractères particuliers à chacune d'elles, ce qui prouve qu'elles sont le résultat d'une véritable sécrétion, variable comme le mode de sensibilité de l'organe sécréteur.

Le *tissu cellulaire* exhale un fluide lympide, ou, si l'on veut, une vapeur qui est resorbée (Voyez *absorption*). Ce fluide est composé d'eau, d'albumine et de quelques sels ; il fournit encore la graisse qui est plus ou moins consistante, plus ou moins abondante, suivant la région du corps, l'espèce des animaux chez lesquels on l'observe, et aussi eu égard à leur genre de nourriture et à leur constitution particulière.

La graisse est plus abondante et plus consistante chez les animaux herbivores que chez les carnivores ; dans l'homme elle est assez fluide, et varie beaucoup en quantité suivant les individus.

On attribue à la graisse plusieurs usages : ceux de garantir les organes qu'elle recouvre, d'entretenir la température, de diminuer la susceptibilité nerveuse. Il est vrai qu'une personne très-grasse à moins a redouter les contusions et les chutes que celle qui ne l'est pas; mais comme il y a autant des unes que des autres, et que, d'ailleurs, il est des espèces d'animaux qui sont constamment maigres, on ne peut croire que la nature ait eu en vue ce premier but.

Si la graisse n'entretient pas la température, il est constant qu'elle rend moins sensible au froid; d'abord, parce qu'étant mauvais conducteur du calorique, elle isole, en quelque sorte, les parties qu'elle recouvre; ensuite en éloignant la surface du corps des cordons nerveux sous-cutanés, elle diminue la sensibilité. La plupart des animaux qui vivent dans les climats froids, sont pourvus de beaucoup de graisse, et bien certainement les personnes qui ont de l'embonpoint sont ordinairement moins frileuses.

La graisse doit surtout être considérée comme le résultat d'un surcroît de nutrition, et une réserve que la nature se ménage contre l'abstinence. En effet, si nous sommes long-tems sans prendre des alimens, la graisse se dissipe, et entretien la nutrition; le jeûne est plus facilement supporté par les personnes grasses, et l'on sait que les animaux dormeurs, tels que les loirs, les marmottes, etc., qui passent les hivers sans prendre de nourriture, vivent ainsi sur eux-même, et sont fort maigres au printems.

Si dans l'homme le développement des muscles

produit ces formes herculanées, indice de la force,
c'est la graisse qui, adoucissant les saillies, donne
lieu à ces contours gracieux que nous présente la
femme qui fut destinée à régner par ses charmes.

Les membranes répandues à l'intérieur des os,
produisent la moelle qui n'est qu'une modification
de la graisse, ou huile animale.

Celles qui tapissent les cavités du corps, fournissent une exhalation analogue au fluide produit
par le tissu cellulaire (*Voyez Membranes séreuses*);
celle qui est sécrétée par les membranes synoviales
est plus visqueuse, et les principes chimiques n'en
sont pas absolument les mêmes; néanmoins les humeurs fournies par les unes et les autres, donnent
à l'analyse à peu près les mêmes résultats que le
sérum du sang.

En traitant des membranes musqueuses, nous
avons eu occasion de nous occuper de la sécrétion
dont elles sont le siége, nous n'y reviendrons pas [1].
Quant à l'exhalation sanguine qui a lieu périodiquement à la surface de celle qui tapisse l'intérieur
de la matrice, elle doit trouver place ici, malgré
qu'elle diffère du produit habituel des autres mem-

---

[1] Le mucus animal n'est pas tout-à-fait identique pour
toutes les membranes muqueuses; cependant il contient généralement de l'eau, une matière muqueuse, des hydro-
chlorates de potasse et de soude, du tartate de soude, une
substance animale, de la soude, du phosphate de soude, de
l'albumine, etc.

branes de ce genre. Cependant, si dans l'état de santé il ne se fait pas d'exhalation sanguine à la surface des autres membranes musqueuses, il n'est pas rare, dans certaines conditions maladives, qu'elles deviennent le siège d'hémorhagies qui ont lieu comme les menstrues par un suintement à leur surface ; mais comme elles rentrent dans le domaine de la pathologie, nous ne devons pas nous y arrêter.

De la Menstruation.

Les règles ou menstrues, sont un phénomène que ne présentent pas les femelles de tous les animaux ; il n'a même lieu que chez très-peu d'espèces ; dans la nôtre il semble être inséparable de l'état de santé. Il y a bien eu quelques femmes qui, n'ayant jamais été reglées, n'ont pas été sujètes aux maladies ; d'autres qui, après avoir eu leurs règles, les ont vu cesser avant l'âge du retour sans en être incommodées ; mais ces cas sont rares ; et en général les femmes qui, dans l'âge propre à la fécondation, ne sont pas assujéties à cet écoulement périodique, ou celles chez lesquelles il n'a lieu qu'imparfaitement, sont rarement bien portantes.

Il serait oiseux de se demander pourquoi la nature a soumis notre espèce à cette incommodité, quand elle a pu en dispenser la plupart des autres. Il est bien des questions que l'on pourrait se faire et auxquelles il ne serait pas plus aisé de répondre. La menstruation existant, voici comment on peut expliquer son utilité.

Avant l'époque de la puberté, les organes de la génération n'ont qu'une vitalité suffisante à leur nutrition; mais à l'âge où la nature attend d'eux l'accomplissement de fonctions de la plus grande importance, elle dirige de ce côté l'activité nécessaire à un accroissement rapide, et l'excitation qui va bientôt solliciter l'acte de la fécondation. A cette époque facilement appréciable, soit par les changemens physiques qu'elle amène, ou par la disposition morale que l'on remarque dans les deux sexes, la sécrétion du sperme a lieu chez l'homme; chez la femme la matrice devient un centre de fluxion sanguine, nécessaire pour la nutrition du fœtus pendant la gestation, mais qui, dans l'état de vacuité de l'organe, produit périodiquement une exsudation qui est le flux menstruel. Maintenant, si l'on demande pourquoi celle-ci n'a lieu qu'à des périodes mensuelles, nous demanderons à notre tour pourquoi cet intervalle ne serait-il pas celui où l'état de congestion de la matrice, ou la pléthore générale sont suffisans pour déterminer l'exsudation? N'y a-t-il pas des hommes hémorroïdaires qui ont aussi des pertes de sang périodiques? et d'ailleurs, toutes les femmes ne sont pas réglées de mois en mois, ce qui prouve que, si les conditions qui provoquent les menstrues existent avant, le phénomène a lieu [1].

(1) A l'appui de ces considérations, nous rappelons que les

La menstruation s'établit généralement dans nos
climats de treize à seize ans, mais elle est beaucoup
plus précoce chez les peuples qui habitent entre les
tropiques, où elle commence dès l'âge de neuf à
douze ans; dans le nord, au contraire, les filles ne
sont réglées que de seize à vingt ans.

La durée et la quantité des règles sont dépendantes des climats, du tempérament de l'individu,
et de l'état actuel de la matrice et des autres organes. Les règles coulent communément de trois
à six jours, quelquefois elles paraissent à peine,
ou durent pendant huit jours. Dans les climats tempérés, la quantité de sang qui s'écoule peut être
évaluée de six à dix onces: sous l'équateur et dans
les régions septentrionales, les menstrues sont peu
abondantes.

Puisque le sang menstruel doit être considéré
comme le résultat d'une congestion qui a lieu à la
matrice, il est facile d'en conclure que toute irritation étrangère à cet organe, assez forte pour attirer
sur le point où elle siége cet état fluxionnaire,
devra naturellement déranger ou supprimer l'écoulement menstruel; c'est aussi ce que l'on remarque
dans un grand nombre de maladies. Maintenant

femmes Brésiliennes, que la paresse de leurs maris condam-
nait à une vie très-laborieuse, étaient fort peu réglées; que
chez nous, les femmes de la campagne, qui travaillent beaucoup, perdent ordinairement moins de sang par les menstrues que celles des villes qui vivent dans l'oisiveté.

que nos lecteurs réfléchissent avec nous sur les
moyens qui paraissent devoir le mieux contribuer
à rappeler le flux menstruel, lorsqu'il a été supprimé
par les causes dont nous venons de parler; et qu'ils
jugent eux-mêmes s'ils doivent toujours être diri-
gés sur l'organe utérin, et de nature excitante.

Autrefois les règles étant supprimées, on ne con-
naissait qu'un mode de traitement; c'était de donner
des médicamens connus sous le nom d'emménago-
gues, et qui sont tous des excitans très-énergiques;
aujourd'hui telle est encore la manière de voir dans
le public, et peut-être de quelques personnes de
l'art. Cependant que résulte-t-il de cette médica-
tion? c'est que l'on accroît la maladie qui a causé
la suppression, et que les règles ne paraissent pas
davantage. Supposez une personne chez laquelle
une phthisie avancée a produit l'absence des règles, et calculez les résultats que vont amener des
médicamens, tels que le fer, le safran, la rhue, la
sabine, etc. Supposez encore une personne actuellement réglée, qui soit atteinte d'une inflammation
violente de l'estomac (*gastrite*), ou des intestins
(*entérite*); croyez-vous que ce soit par de pareils
remèdes, et d'autres tout aussi incendiaires, que les
règles seront rappelées? Non, certes, ils tueront la
malade sans provoquer le retour des menstrues.
Combien de fois, dans des cas semblables, nous les
avons vues reparaître après avoir administré des
rafraîchissans qui calmaient l'inflammation, et

permettaient à la nature de diriger de nouveau, vers la matrice, les fluides qui n'étaient plus attirés par la maladie sur d'autres organes.

Concluons que s'il est des cas où il faille exciter l'économie pour faire paraître ou augmenter le flux menstruel, ce n'est pas lorsque le dérangement tient à l'existence d'une autre affection ; et gardons-nous de l'emploi inconsidéré de tous ces excitans ferrugineux et autres, de ces merveilleux élixirs qui n'opèrent trop souvent des prodiges qu'au profit de l'empire de Pluton.

De la Transpiration.

La peau est le siége d'une sécrétion abondante, connue sous le nom de *transpiration*. On distingue : la transpiration insensible ou perspiration, lorsqu'elle est assez peu abondante pour ne pas être facilement aperçue ; et la transpiration sensible, ou sueur lorsqu'elle est plus prononcée.

Le suintement perspiratoire, dont il est ici question, ne doit pas être confondu avec la sécrétion des follicules de la peau, puisqu'il n'est pas de même nature, que ces organes ne le produisent point, et qu'il a lieu par une exsudation capillaire comme dans les autres membranes. L'humeur des follicules et perspirée, se confondent dans la sueur.

La transpiration est une des voies par lesquelles la nature se débarrasse des matières excrémentitielles ; son action est modifiée par un grand

nombre de circonstances. Très-abondante dans les
climats chauds, elle l'est peu dans les pays septentrionaux ; dans les premiers, la peau jouit d'une
activité de sécrétion qui la rend le principal agent
dépurateur de l'économie ; aussi les maladies des
tégumens y sont-elles beaucoup plus nombreuses et
plus fréquentes. Dans les pays froids, au contraire,
ce sont les voies urinaires qui débarrassent plus
particulièrement le corps des molécules de décomposition, en même tems que la muqueuse pulmonaire rejette une grande quantité des fluides sur-
abondans. On observe chez les peuples qui les
habitent, un plus grand nombre de maladies des
organes qui concourent à la sécrétion de l'urine et
de celles des poumons.

Les fonctions perspiratrices de la peau, sont unies
par une sympathie d'activité très-étroite avec
les reins et la muqueuse pulmonaire ; nous l'a-
vons déjà fait remarquer. Qui ne sait avec quelle
facilité celle-ci est influencée par les modifications brusques, qu'éprouve la transpiration,
surtout chez certaines personnes qui ont la poitrine faible ? Lorsque, par les variations atmosphé-
riques, par le passage trop brusque d'un exercice
violent au repos, ou par toute autre cause, la transpiration est subitement arrêtée, nous sommes exposés à une inflammation de quelques parties du
corps, et surtout de la poitrine ; cela tient moins,
comme l'observe fort judicieusement M. Adelon,

à la répercussion de l'humeur transpirée, qu'au déplacement de l'action vitale qui était fort active à la peau, et qui se porte sur un autre organe, ordinairement celui qui est le plus susceptible : ce qui explique la facilité avec laquelle certaines personnes s'enrhument, ou sont affectées de douleurs rhumatismales [1].

L'état physique et moral, de repos et d'activité, de santé, de maladie, de force et de faiblesse, l'âge, la constitution, sont autant de circonstances qui influent puissamment sur la production de la transpiration sensible et insensible.

Beaucoup de physiologistes pensent que la transpiration est le plus communément la voie par laquelle nous perdons davantage. D'après *Sanctorius* [2], sur huit livres d'alimens solides et liquides, cinq se dissipent par la transpiration : d'autres auteurs ont établi des proportions plus élevées ; il en est cependant qui en ont proposé de beaucoup moins fortes ; mais d'après ce que nous avons dit des causes nom-

(1) Les peuples septentrionaux ont des usages qui contrastent beaucoup avec notre susceptibilité ; mais s'ils n'en sont pas victimes c'est qu'ils y ont été accoutumés dès la naissance, et cela justifie ce que dit Buffon : « que nous ne connaissons pas assez jusqu'où peuvent s'étendre les limites » de ce que notre corps est capable de souffrir, d'acquérir » ou de perdre par l'habitude. »

(2) Ce médecin expérimenta pendant trente ans sur les différentes déperditions de notre économie.

breuses qui influent sur l'exercice de cette fonction, on conçoit qu'il est difficile de donner une évaluation juste. On pense plus généralement que, dans les climats tempérés, la quantité d'humeurs transpirées, est à peu près égale à celle de l'urine, et varie de deux à quatre livres en vingt-quatre heures.

Il y a de graves inconvéniens à ne pas favoriser la transpiration. Il faut que le choix des vêtemens, les soins de propreté en maintenant la peau dans une température convenable, et la débarrassant de la matière perspirée que dessèche l'atmosphère, favorise cette importante fonction. Déplorons les préjugés de ceux qui, conservant toute leur vie la crasse baptismale, s'exposent à une multitude de maladies, et qui condamnent leurs enfans à la gourme, à la teigne, à des engorgemens glanduleux, en leur laissant sur la tête une croûte épaisse, que l'ignorance leur a appris à respecter, comme si un résultat de la malpropreté, qui s'oppose à l'exercice d'une fonction nécessaire, pouvait être considéré comme un avantage.

L'humeur de la transpiration est formée d'eau, d'une petite quantité d'acide acétique, d'hydrochlorates de soude et de potasse, très-peu de phosphate terreux et d'oxide de fer.

TROISIÈME PARTIE.

FONCTIONS DE RELATIONS.

Considérations générales.

Les fonctions que nous avons étudiées jusqu'ici ne sont relatives qu'à l'entretien de la vie et à la nutrition des organes; celles dont nous avons à nous occuper étendent notre existence, en nous mettant en rapport avec les objets qui nous environnent. Les premières s'exercent, pour la plupart, sans que nous en ayons la conscience, sans que notre volonté puisse les empêcher; leur action est à peu près continue. Les fonctions de relations, au contraire, sont presque toutes dépendantes de notre volonté, et nécessitent des intermittences d'activité et de repos.

Le cerveau, organe nécessaire à l'exercice de toutes les fonctions dans notre espèce, est plus spécialement indispensable à celles-ci. La moelle allongée, la moelle épinière et les nerfs qui en proviennent sont les agens qui concourent à leur accomplissement.

Nous disons que les fonctions de relations sont dépendantes de notre volonté, cependant nous ne prétendons pas dire qu'il nous soit toujours possible de nous soustraire aux sensations dont nous voudrions éviter les effets désagréables. S'il est des personnes organisées de manière à pouvoir rester indifférentes aux événemens les plus funestes, aux discours les plus offensans, il en est d'autres pour lesquelles tout est sujet d'affliction, et dont l'existence est empoisonnée même par les causes les plus futiles [1]. Maintenant, doit-on considérer comme étant le plus heureusement organisés, ceux qui sont le moins accessibles aux impressions, ou ceux doués d'une sensibilité très-vive? Si l'on pense avec beaucoup de philosophes que la somme des maux est supérieure à celle des impressions agréables, on sera porté à conclure en faveur des premiers; mais, si l'on considère que chez eux le bonheur est négatif, c'est-à-dire qu'il n'y a qu'absence de souffrance, tandis qu'il y a peu ou point de sensations agréables, peut-être sera-t-on fort embarrassé pour prononcer entre eux. Si l'être sensible a souvent à souffrir, il connaît aussi une multitude de jouissances ignorées de ceux qui ont une organisation opposée. L'âge de la décrépitude nous présente en quelque sorte l'image de la première organisation : le vieillard est dans

______

(1) Le raisonnement nous sert souvent à combattre les impressions pénibles en nous les faisant juger de manière à y être moins sensible si elles ont quelque importance, ou en nous portant à les mépriser si elles n'en ont aucune.

l'indifférence sur tout ce qui l'entoure; il est insensible aux affections les plus douces et les plus
naturelles, comme aux événemens heureux ou
malheureux. Dans l'enfance, au contraire, nous
trouvons la seconde disposition : à cet âge, tout
est plaisir ou peine; les causes les plus frivoles
produisent la joie la plus vive, et la moindre con-
trariété suffit pour faire couler les pleurs; mais
combien sont peu durables ces impressions diverses! Sous ces rapports, le médecin a bien souvent
occasion d'observer des vieillards et des enfans de
tous les âges de la vie.

CHAPITRE PREMIER.

Fonctions du Système nerveux.

Nous avons vu que l'appareil nerveux se compose du cerveau, organe de toutes les facultés morales et de la perception des sensations internes et extérieures; de son prolongement rachidien et des nerfs qui en proviennent, lesquels reçoivent les impressions et les transmettent au cerveau d'une part; de l'autre, sont les agens des volitions; enfin d'un ordre de nerf particulier, présidant aux fonctions de la vie intérieure, dont l'action n'est pas sous la dépendance de la volonté...

Fonctions du Cerveau.

Si tout est admirable dans notre organisation, les fonctions du cerveau le sont sans doute bien davantage. S'il est difficile et souvent impossible de se rendre compte de la nature intime des phénomènes de la vie, cette difficulté devient encore bien plus grande à l'égard des fonctions de l'organe qui nous occupe. Peut-être parviendra-t-on un jour à connaître l'agent qui établit les rapports entre le cerveau et les autres organes; mais saura-t-on jamais quelque chose de ses fonctions intellectuelles? Qui pourra analyser la pensée, avoir une idée satisfaisante du jugement, comprendre la mémoire, et se rendre compte des passions?

Pour traiter complétement des fonctions du cerveau, il faudrait, sortant du domaine de la physiologie, entrer dans celui de la métaphysique et de la philosophie; donner l'histoire de toutes les facultés intellectuelles et des passions, dans leurs rapports avec les lois sociales, les mœurs et les dogmes religieux. On conçoit combien devrait être vaste une pareille tentative, mais outre qu'elle serait beaucoup au-dessus de nos forces, nous devons être éloignés de l'entreprendre, puisqu'elle sortirait de notre sujet. Nous devons donc, sous ces raports, renvoyer nos lecteurs aux ouvrages des idéologistes, des moralistes, etc.

Aucun organe n'a été plus étudié que le cerveau; aucun n'est resté moins connu relativement à ses fonctions. Déjà Pythagore le croyait le siége de la pensée, Platon le regardait comme l'organe le plus précieux; presque tous les philosophes ont vu en lui le centre des perceptions; enfin, comme nous verrons en traitant de la vie, on y a aussi plus généralement placé le siége de l'âme.

C'est en lui que réside le *moi*, mais quel est ce *moi*, comment agit-il, quelle est la portion du cerveau qui le renferme? Sur tout cela ignorance complète.

Toutes les impressions reçues par les sens, toutes les sensations pénibles ou agréables qui se sont produites dans nos tissus, dans nos organes, sont perçues par le cerveau (*perception*); il compare les sensations, ce qui détermine le *jugement*; il en garde le souvenir, ce qui est la *mémoire*, enfin, il combine les perceptions reçues, il crée des idées nouvelles, c'est l'*imagination*. Lorsqu'après avoir perçu et jugé les sensations, il réagit sur les nerfs moteurs, il les rend les agens par lesquels a lieu l'exécution de ses déterminations; ce sont les *volitions*.

Deux opinions divisent les savans sur les fonctions du cerveau. D'après les uns, cet organe préside en entier à toutes nos facultés morales et physiques; d'autres au contraire, pensent que chaque faculté est dévolue à certaines de ses parties.

Avant M. Gall, on avait déjà admis la division des attributions du cerveau; mais c'est lui qui le premier a précisé le siége de chacune d'elles, dont le plus ou moindre développement donne lieu aux penchans et aux passions; et comme le crâne est exactement moulé sur le cerveau, il présente des élévations aux endroits où celui-ci est plus développé. C'est donc sur l'observation des protubérances qui existent au crâne, et sur la connaissance des attributions, que l'on suppose appartenir aux portions du cerveau correspondantes, que repose le système de M. Gall.

Cet auteur admet vingt-sept organes cérébraux, qui sont : 1° instinct vénérien, 2° amour de la progéniture, 3° instinct de l'amitié, 4° du courage, 5° du meurtre, 6° de la ruse, 7° du vol, 8° de l'orgueil, 9° de la vanité, 10° de la circonspection, 11° de la perfectibilité, 12° des localités, 13° des personnes, 14° de la peinture, 15° de la musique, 16° du calcul, 17° des mots, 18° des langages, 19° de l'industrie, 20° de la sagacité comparative, 21° de la pénétration métaphysique, 22° du bel esprit, 23° de la poésie, 24° de la douceur, 25° de l'imitation, 26° de la théosophie, 27° de la persévérance.

Quoi qu'il en soit de la réalité du système de M. Gall, il n'en est pas moins constant que l'organisation morale n'est pas la même chez tous les animaux. Les brutes nous présentent les nuances les plus variées, et les différences les plus tranchées. Telle espèce est portée à la destruction [1], tandis que telle autre est d'une douceur que rien ne peut altérer; les uns sont susceptibles d'attachement, de reconnaissance, les autres conservent leur indépendance et restent insensibles aux bienfaits. Parmi nos animaux domestiques, nous remarquons aussi des différences individuelles; il en est de jaloux, de susceptibles, d'intelligens, de stu-

---

(1) Nous ne parlons pas de la destruction nécessaire à l'existence de l'individu; celle-ci, établie par la nature, est en quelque sorte légitime; mais il est des animaux qui détruisent lors même que l'intérêt de leur conservation ne les porte pas à la férocité.

pides; et si les modifications sont moins nombreuses
que chez l'homme, c'est que leurs facultés intellectuelles sont moindres aussi bien que leurs
passions.

On ne peut se refuser à admettre dans l'homme,
des penchans innés qui se montrent souvent dès
le premier âge de la vie; parfois un enfant à la
mamelle meurt de jalousie, et certes chez lui, ce
sentiment ne peut être attribué à un vice de l'éducation ou du jugement.

Il suffit d'observer autour de soi pour remarquer toutes les nuances d'aptitudes et de passions.
Ne voyons-nous pas des hommes qui montrent la
plus grande supériorité dans un art, être au-dessous
de leurs semblables pour toute autre chose? Souvent
le penseur le plus profond sait à peine s'exprimer,
et l'homme qui produit des ouvrages fort spiri-
tuels peut avoir une très-mauvaise judiciaire. La
mémoire se présente encore sous des nuances variées ; les uns conservent très-bien le souvenir des
faits et ne sauraient retenir un nom. Nous connaissons des personnes qui apprendraient aisément
un poème, et qui ont de la peine à retenir le nu-
méro de leur demeure.

Il en est de même des facultés que nous désignons
sous le nom de passions. Mais s'il est malheureux
d'avoir à combattre un penchant vicieux, cela ne
veut pas dire que l'on soit dans l'obligation de s'y
livrer. S'il n'est pas en notre pouvoir d'acquérir

les dispositions que notre organisation nous refuse, il ne s'en suit pas qu'il soit impossible de ré- primer celles que nous avons. « Il faut distin-
» guer dans les passions, dit M. Adelon, le penchant
» particulier qui la constitue, et l'action déter-
» minée à laquelle elle sollicite ; si l'une est irré-
» sistible, l'autre ne l'est pas ; la passion n'est en
» quelque sorte qu'une sollicitation à une action ;
» mais cette action n'en est pas moins laissée à la
» dépendance de notre volonté. » Sans doute il en coûte davantage à l'homme jaloux, par exemple, pour vaincre sa passion, qu'à celui qui connaît à peine le sentiment de la jalousie ; mais une éduca- tion bien dirigée et le raisonnement, suffisent pour atténuer l'effet des prédispositions qui tiennent à l'or- ganisme, quand la volonté agit convenablement.

Rapport du Cerveau avec les autres organes.

Personne n'a mieux fait connaître les rapports du cerveau avec les autres viscères que Cabanis, Bi- chat et M. le professeur Broussais. Plus on médite les idées qu'ils ont émises sur ce sujet, et plus on est pénétré de leur exactitude. En effet, la plupart des actes instinctifs qui se rapportent à la conser- vation de l'individu, et ceux qui tendent à la pro- pagation de l'espèce, sont sollicités par certains organes. Ainsi les passions qui se rattachent aux actes dont il s'agit, dépendent moins du cerveau que du besoin qu'éprouvent les viscères qui servent

à ces fonctions. Celui-ci est alors soumis à l'influence qu'exercent sur lui ces organes, pour provoquer les actes que leur état rend nécessaires, et
que sa détermination fera exécuter.

Si l'estomac éprouve le besoin des alimens, la
sensation qu'il réfléchit au cerveau, donne lieu à ce
qu'il fasse opérer les actions qui tendent à recher-
cher une substance nutritive, et à l'ingérer dans
ce viscère. Si l'on interrompait les communications
nerveuses qui existent entre ces deux organes, l'individu périrait d'inanition sans éprouver le sentiment de la faim. Après avoir satisfait ce besoin,
l'estomac fait éprouver la satiété; mais si la section
de la huitième paire de nerfs avait eu lieu, l'animal se gorgerait d'alimens jusqu'à ce qu'il ne lui
fût plus possible d'en admettre, sans être averti de
l'excès d'alimentation auquel il se serait livré. C'est
par suite de ces rapports que l'état des agens de
la digestion influe d'une manière aussi marquée sur
la direction des idées, et les actes qui en sont la
conséquence.

L'entier développement des organes de la génération, l'état d'excitation dans lequel ils sont chez
certains individus, ou après une continence prolongée, dirigent les idées sur l'accomplissement
de l'acte vénérien; et si, dans ces circonstances, les
mœurs et les lois sociales s'opposent à la satisfaction du besoin, ce n'est pas sans effort de raisonnement que l'on fait taire la sollicitation que l'on

éprouve. On sait à quels excès certaines maladies
génitales, portent quelquefois les personnes les
moins impudiques, et jusqu'à quel point l'état
de grossesse dénature souvent les penchans et les
goûts. Avant l'âge de la puberté, ou après celui
du retour, à la suite de la castration, ou de l'usage
du coït, l'excitation des organes de la reproduction
n'existant pas encore, ou ayant cessé d'avoir lieu ;
le cerveau n'étant pas influencé par eux, la direction des idées ne porte pas au rapprochement des
sexes. Nous pourrions continuer nos exemples en
passant en revue la plupart des fonctions de la
vie intérieure ; mais ceux que nous avons donnés
suffisent pour prouver combien sont étroits les
rapports qui les unissent avec le cerveau. Nous
verrons bientôt que ceux qui existent entre ce
viscère et les fonctions de la vie animale ou de
relation, sont encore plus intimes.

Si le cerveau est influencé par les organes de la
vie intérieure, ceux-ci ne le sont pas moins par
le cerveau. La volonté ne peut rien sur l'exercice
des fonctions de la plupart d'entre eux ; elle n'agit
que très-peu sur celui de quelques-uns ; mais leur
action, bien que dans une dépendance moins étroite,
ne laisse pas d'être modifiée par les affections morales ; on en a des exemples dans les nombreuses
maladies que présentent les viscères par suite de
passions tristes ou violentes ; elles agissent si puissamment sur le cœur, qu'elles en pervertissent

instantanément les contractions, et produisent souvent des maladies mortelles, lorsqu'elles sont persistantes [1].

Il en est de même de l'estomac, peut-être d'une manière moins appréciable, mais trop souvent les résultats en sont aussi fâcheux. Le foie, l'utérus, la peau, et pour mieux dire tous nos organes ressentent les effets de la dépendance dans laquelle ils sont du cerveau. Qui ne sait les nombreux phénomènes que les passions déterminent dans toute l'économie; faut-il rappeler que les chagrins, en même tems qu'ils font perdre l'appétit, diminuent aussi la faculté digestive? que souvent leur influence sur le foie, cause la jaunisse et d'autres maladies de ce viscère. Ne sait-on pas que la frayeur qui glace la peau en même tems qu'elle fait perdre l'énergie musculaire, produit souvent des évacuations spontanées? La colère qui change l'expression de la figure, ne trouble pas moins la circulation, elle décolore la peau en concentrant le sang vers le cœur, ou le fait circuler avec plus d'énergie, d'où résulte la perte des forces et un tremblement général, ou un surcroît de vigueur.

Les passions agissent si puissamment sur les sécrétions, que dans certains cas, la salive acquiert

(1) Ces rapports sont tellement évidens qu'ils ont donné lieu à ce que l'on ait fait du cœur, au figuré, le siége des sentimens, bien que cet organe ne fasse qu'en supporter l'influence.

des propriétés extrèmement venimeuses. Souvent l'attention que l'on porte à écouter un fait qui intéresse, ou l'action que l'on met à un récit, suffisent pour causer une transpiration abondante. La sécrétion des larmes augmentées dans les passions tristes , et une multitude d'autres faits pourraient être encore cités comme preuve des rapports sympathiques dont il s'agit.

Enfin, les impressions morales, agréables ou pénibles, ont une telle influence sur l'exercice des fonctions, que souvent elles ont suffi pour causer la mort instantanément : Sophocle mourut dans l'ivresse que lui causèrent ses succès; Polycrate eût le même sort par le plaisir qu'il éprouva du triomphe de ses fils. L'histoire rapporte beaucoup d'exemples analogues; et elle en offre encore bien davantage, de morts occasionées par des impressions pénibles.

La connaissance des rapports dont il s'agit , et les conséquences qui en résultent pour le traitement de beaucoup de maladies, sont de la plus haute importance dans la pratique de la médecine. Souvent on s'efforce de chercher à rendre la santé au moyen des agens trop nombreux de nos pharmacies, quand il suffirait d'avoir su pénétrer la cause morale de la maladie, et d'employer plus dignement son ministère en cherchant à la faire cesser ; ou au moins, si elle était de nature à ne pouvoir être détruite, combien le raisonnement, les moyens d'en-

couragement et de persuasion, ne vaudraient-ils
pas mieux que des substance médicamenteuses, qui,
ne pouvant produire aucun bien, doivent nécessairement être nuisibles! Sous ce rapport il èst tel
médecin qui apprendrait beaucoup plus dans l'intérêt de ses malades à la représentation de *Stratonice*,
que dans nos volumineux recueils de formules [1].

Les prêtres de l'ancienne Égypte et de la Grèce,
s'il n'étaient pas de meilleure foi que la plupart de
nos charlatans, avaient au moins le bon esprit
de tirer parti de l'effet de la superstition pour
obtenir la guérison des malades qui se confiaient
à eux. C'est ainsi que l'on doit se rendre compte
des cures miraculeuses qu'ils opéraient dans les
temples; et c'est encore par l'influence de l'imagination sur l'état des organes, que tous les jours un
malade sort guéri de la consultation du médecin
qui a su lui inspirer de la confiance, et qui s'est
attaché à détruire des craintes peu fondées sur
l'existence d'une maladie due à l'influence du
cerveau.

Il est rapporté dans l'Encyclopédie qu'une dame
qui désirait souvent être purgée, reçut de son mé-

---

(1) Bouvart traitant un négociant, dont le mauvais état de
ses affaires causait la maladie, qui paraissait devoir le conduire au tombeau, lui laissa cette ordonnance : Bon pour
trente mille francs à prendre chez mon notaire, et, par
cette formule, la mieux appropriée à la cause de la maladie,
il sauva les jours de son malade.

decin, qui ne croyait pas devoir la satisfaire, des
pilules de mie de pain. La malade les prit, pleine
de l'idée que c'était le médicament désiré, et fut
purgée un grand nombre de fois.

Hufieland supprima les accès d'une fièvre inter-
mittente qui revenait toujours à la même heure,
et avait résisté à tous les moyens, en avançant de
deux heures la pendule du malade qui, se croyant
guéri, en éprouva une telle joie qu'il le fut réellement.

Du Sommeil, des Songes et du Somnambulisme.

Le sommeil n'est pas, comme on l'a pensé long-
tems, un état entièrement passif, que l'on puisse
comparer à une cessation d'être momentanée; on doit
plutôt le considérer comme étant une suspension
plus ou moins complète des fonctions de relation.
Nous disons plus ou moins complète, parce qu'en
effet, selon qu'il est moins profond, il est un plus
grand nombre de facultés qui restent en exercice;
il y a plus, c'est que, parfois, il en est qui acquièrent un développement plus considérable que dans
la veille. L'imagination, par exemple, est souvent
beaucoup plus active; ses productions, chez certains
individus, deviennent plus sublimes que lorsqu'ils
sont éveillés. Souvent, dans nos rêves, nous voyons
des palais, des jardins qui surpassent tout ce que
notre génie créateur pourrait nous faire imaginer si
nous ne dormions pas. Parfois on se rappelle au ré-

veil l'image de beautés qui font regretter la trop courte durée de l'illusion. Quelle est la personne d'ailleurs très-ordinaire, à laquelle il n'est arrivé d'avoir des pensées fortes, de prononcer des discours éloquens dans cet état qui, malheureusement après sa durée, laissait à peine un léger souvenir? Dans le sommeil nous sentons aussi plus vivement des plaisirs qui, dans la veille, nous causent des sensations fort ordinaires ; il en est de même des impressions pénibles, lesquelles donnent lieu parfois à des cris et des pleurs.

Le besoin du sommeil s'annonce par une sensation particulière que chacun a éprouvée. On sent une disposition à clore les paupières, à laquelle on ne peut résister sans effort à son début ; bientôt il devient impossible de ne pas lui céder. L'action des muscles soumis à la volonté s'arrête, moins cependant celle des muscles orbiculaires des paupières, qui, avec ceux de la vie organique, doivent continuer leurs fonctions. La respiration devient plus lente ; la sensibilité physique diminue ; le sens de la vue cesse le premier ; le goût, l'odorat, l'ouïe, le toucher, ne tardent pas à être suspendus. Les facultés intellectuelles s'éteignent aussi successivement. Dans les premiers instans les idées deviennent confuses et bientôt elle cessent entièrement, ou n'existent que par les rêves.

Si l'on veut avoir une idée exacte de l'état moral des aliénés, il ne faut que se rappeler ce qu'on

éprouve lorsque le sommeil est léger; celui par
exemple, auquel nous nous livrons dans la journée, lorsqu'étant accablés par la chaleur ou la fatigue, nous cédons quelques instans à ce besoin.
Nos idées deviennent incohérentes, elles participent des impressions que nos sens, dans cet
état, perçoivent encore, mais se confondent avec
une sorte de rêvasserie qui constitue une espèce de
délire.

Pendant la durée du sommeil, les fonctions de
la vie intérieure continuent à s'exercer; mais avec
moins d'énergie; c'est à tort que l'on a pensé
qu'elles avaient lieu dans cet état avec une activité
plus grande. Celui qui dort beaucoup dépense
moins, et c'est la seule raison qui a pu motiver
cette erreur.

La durée du sommeil présente des différences
considérables, suivant les individus, l'âge, l'état
de santé ou de maladie; il est des personnes pour
lesquelles trois ou quatre heures de sommeil suffisent, ou qui ne pourraient s'y livrer plus long-tems;
d'autres au contraire qui ont besoin de six, huit, et
même dix heures sur vingt-quatre de cet état réparateur. L'enfant dort ordinairement beaucoup,
tandis que le vieillard se plaint communément de
ses longues insomnies. En général les personnes
faibles ont besoin de dormir plus long-tems, que
celles qui sont fortement constituées.

Lorsque le sommeil a duré suffisamment pour les

besoins de l'individu, celui-ci devient plus léger ; les facultés intellectuelles renaissent ainsi que celles des sens ; c'est alors surtout que les rêves sont plus fréquens. Les sensations intérieures sont perçues ; et si elles deviennent assez fortes, elles provoquent le réveil ; ou bien on sent la gêne qui résulte d'une position long-tems gardée, on en prend une autre et bientôt le sommeil cesse entièrement.

Lors du réveil, comme à l'approche du sommeil, on éprouve ordinairement le besoin de certaines extensions musculaires nommées *pandiculations*. En cela, ainsi que pour les autres phénomènes qui accompagnent ce dernier, on voit qu'il y a beaucoup d'analogie entre le commencement et la fin ; seulement ils ont lieu dans un ordre inverse.

L'habitude influe beaucoup sur la périodicité du sommeil et sur l'instant du réveil ; si l'on n'est pas fortement distrait, on éprouve le besoin de dormir à l'heure à laquelle on a l'habitude de le satisfaire ; de même qu'il est ordinaire de se réveiller à celle accoutumée, à moins qu'une veillée prolongée, ou un excès de fatigue, ne dispose les organes à prendre un plus long repos.

La privation forcée et prolongée du sommeil, est un des plus grands supplices que l'homme puisse subir. Pourquoi faut-il qu'il ait à rougir de pareils exemples de cruautés ?

Le *somnambulisme* est un état intermédiaire entre

la veille et le sommeil, dans lequel le cerveau conserve l'exercice de quelques-unes de ses facultés
intellectuelles, et son influence sur les organes de
la locomotion; c'est un rêve accompagné des actions qui y ont rapport. La mémoire et l'imagination sont actives chez le somnambule, ainsi que la
volonté, mais le jugement ne l'est pas ordinairement. Le tact qui, dans le sommeil, est le sens qui
demeure le plus sensible, est aussi, dans le somnambulisme, celui qui conserve le plus d'activité;
les autres n'en ont aucune.

Fonctions des nerfs.

Dans l'état actuel des connaissances physiologiques relatives aux fonctions des nerfs, et d'après
ce que nous avons déjà dit de leur action en traitant
du système nerveux en général, et de chaque fonction en particulier, il nous reste peu à ajouter
ici pour compléter l'histoire des organes de la
sensibilité.

On ignore encore de quelle nature est l'agent
qui circule ou qui est transmis par les nerfs. On a
cru anciennement à leur vibration; mais cette
hypothèse n'est d'aucune valeur. Celle qui a
toujours compté le plus de partisans admet l'existence d'un fluide particulier, que l'on croit être le
fluide *électro-magnétique*. Dans tous les cas, il faut
reconnaître que la puissance nerveuse existe dans
les nerfs indépendamment du cerveau, puisqu'il

est un grand nombre d'animaux privés de cet organe qui ont des nerfs. Jusqu'à ce que le tems ait confirmé ce qui est encore hypothétique, nous devons nous borner à l'étude des faits, et laisser aux savans le soin de remonter à leur cause.

CHAPITRE II.

DES SENS.

ARTICLE PREMIER.

Sens de la Vue.

Le sens de la vue est sans doute le plus précieux ; les jouissances qu'il nous procure sont aussi multipliées que les productions de la nature sont admirables et variées. Nous les éprouvons sans les apprécier à leur juste valeur, par suite de l'habitude et parce que nous n'en connaissons pas la privation ; mais si elle nous était imposée, combien elle nous paraîtrait pénible ! combien alors nous sentirions le prix du sens qui nous rend les spectateurs des merveilles de l'univers !

L'aveugle de naissance ne doit pas être à beaucoup près aussi malheureux que celui qui l'est devenu accidentellement ; il ignore le prix du sens dont il est privé ; et ne peut se faire une idée juste des sensations qu'il n'a pas éprouvées. Le sort de celui qui perd la vue après l'âge où il a pu en apprécier tous les charmes, doit être bien à plaindre ! Les beautés de la nature n'existent plus pour lui, et s'il n'était dédommagé par quelques sentimens affectueux, ne pourrait-il pas considérer la mort comme un bienfait?

Avant de décrire l'organe de la vision et de faire connaître le mécanisme par lequel elle s'opère, donnons quelques notions sur la lumière.

De la Lumière.

La lumière est un fluide impondérable dont on ignore la nature, mais que Newton a cru devoir être composé de particules qui émanent des corps lumineux. Descartes pensait, au contraire, qu'il existe un fluide répandu dans l'espace qui ne manifeste ses propriétés que lorsque les corps appelés lumineux, lui impriment une impulsion particulière, analogue à celle que les corps sonores font éprouver à l'air pour produire le son. Ces deux hypothèses sont connues sous les noms de systèmes d'émanation et d'ondulation ; elles ont eu et ont encore leurs partisans ; mais la dernière paraît aujourd'hui en réunir davantage. Cependant comme la première se prête mieux aux explications que nous avons à donner, nous l'adopterons par préférence.

Que la lumière provienne des corps lumineux par émanation corpusculaire, ou par suite d'ondulations imprimées à un fluide préexistant, il est sûr au moins qu'elle se meut avec une vitesse extraordinaire, puisque huit minutes treize secondes suffi-

sent pour qu'elle nous parvienne du soleil, qui
est, comme l'on sait, éloigné de nous de trente-
trois millions de lieues ; d'où il suit qu'elle parcourt près de soixante-sept mille lieues par seconde.

Le soleil est la source ou la cause principale de
la lumière qui éclaire notre planète ; mais elle nous
vient aussi des étoiles fixes et des corps combustibles ou phosphorescens.

Dans les corps combustibles la lumière est latente et ne se dégage que lorsque l'on élève plus
ou moins leur température. Le fluide électrique
doit encore être considéré comme pouvant produire la lumière ; et les planètes, bien que n'étant
pas des corps lumineux par eux-mêmes, nous en
transmettent en réfléchissant celle qu'elles reçoivent
du soleil.

Quelques physiciens ont pensé que la lumière
pourrait bien n'être autre chose que le calorique.
Ils se fondent sur l'analogie qui existe entre les
effets produits par ces deux fluides. Nous ne discu-
terons pas cette opinion.

La lumière est *directe* lorsque ses rayons nous
parviennent sans avoir dévié de leur direction
primitive. Si les rayons lumineux rencontrent une
surface polie qui les renvoie, elle est réfléchie.
Dans ce dernier cas, les rayons incidens, c'est-à-
dire ceux qui proviennent du corps lumineux,
forment toujours avec les rayons réfléchis un angle

également éloigné de la perpendiculaire. Si les rayons lumineux passent perpendiculairement d'un milieu dans un autre, de nature ou de densité différente, leur direction n'éprouve aucune déviation ; mais s'ils y arrivent obliquement, alors au moment où ils pénétrent dans le nouveau milieu, ils se dévient en se rapprochant de la perpendiculaire (*convergence*) si le milieu est plus dense ou convexe, ou en s'en éloignant (*divergence*) s'il l'est moins ou concave. On nomme ce phénomène *réfraction*. En voici deux exemples familiers.

Si on plonge obliquement un bâton dans l'eau, il paraît brisé à son point d'immersion, et la portion qui pénètre dans le liquide semble être dans une direction plus oblique que celle restée hors de l'eau. Si on place une pièce de monnaie au fond d'un vase dont les parois soient opaques, et qu'après s'être éloigné jusqu'à ce que l'on ait cessé de la voir, le vase soit rempli d'eau, la pièce deviendra visible ; dans l'une et l'autre de ces expériences, on voit que les rayons qui nous parviennent de l'objet plongé dans l'eau, qui a plus de densité que l'air, sont déviés, et s'éloignent de la perpendiculaire ; le contraire aurait lieu si l'observateur, étant placé dans l'eau, examinait l'objet dans l'air.

La lumière blanche résulte d'un grand nombre de faisceaux ayant toutes les nuances de couleurs. Si l'on décompose un rayon de lumière à l'aide d'un prisme, on produit le spectre solaire qui présente les sept couleurs primitives, savoir : le *rouge*, l'*orangé*, le *jaune*, le *vert*, le *bleu*, l'*indigo* et le *violet*. Quelques physiciens n'en admettent que trois : le *rouge*, le *jaune* et le *bleu*; d'autres pensent que la lumière contient toutes les nuances de couleurs qui, se fondant entr'elles à leurs points de contact, ont été rapportées à sept principales.

Les corps ne sont visibles que parce qu'ils reçoivent des rayons lumineux, et qu'ils les réfléchissent plus ou moins. En même tems, leur disposition moléculaire fait qu'ils absorbent un ou plusieurs des faisceaux colorés, et réfléchissent les autres; d'où résulte, pour nous, l'impression de leur coloration [1]. Ceux qui absorbent toutes les couleurs de la lumière, nous donnent la sensation du noir; ceux au contraire qui les réfléchissent toutes, sont blancs; entre ces deux extrêmes, nous trouvons toutes les nuances.

La lumière agit d'une manière sensible sur tous les corps vivans. Les végétaux ne peuvent en être privés sans s'étioler; leur coloration, leur consistance, leur accroissement et la durée de leur vie éprouvent, par sa privation, des modifications notables. Les jardiniers se servent de cette influence pour blanchir et attendrir certaines plantes. Les effets de la privation de la lumière, ne sont pas

____

(1) On sait qu'il suffit de changer le mode d'agrégation des molécules d'un corps pour en modifier la coloration.

moins sensibles sur les animaux. Les hommes qui
sont obligés à vivre dans l'obscurité, tombent aussi
dans une sorte d'étiolement qui leur devient toujours funeste.

Description de l'OEil.

Les organes de la vue sont les instrumens d'optique les plus parfaits qu'il soit possible d'imaginer.
La nature a tout disposé d'une manière admirable
pour l'exercice de la fonction qui leur est confiée.
Placés au sommet du corps, ils dominent une plus
grande étendue; leur mobilité leur permet de se
diriger vers les objets dont ils doivent recevoir les
images; entourés en grande partie par la cavité osseuse qui les renferme, ils n'ont à craindre l'action des agens nombreux qui pourraient nuire à
leur texture délicate, que par leur portion antérieure, qui est préservée par les paupières, voiles
membraneux dont l'abaissement est si prompt et
si facilement provoqué, qu'il est très-difficile qu'il
n'ait pas eu lieu avant que l'organe ait pu être
atteint. L'arcade orbitaire fait saillie au-dessus de
l'œil, et le préserve lors des chutes, si fréquentes
dans le premier âge; les sourcils qui le recouvrent,
lorsqu'ils sont d'une couleur foncée, absorbent une
partie des rayons lumineux, dont la trop grande
vivacité nuirait à la vision, mais toujours servent
à détourner la transpiration qui coule par fois du
front.

Les paupières sont composées d'un fibro-cartilage qui les maintient étendues sur le globe de
l'œil [1]; du *muscle releveur de la paupière supérieure*,
dont le nom indique l'usage; d'un autre muscle
circulaire (*muscle orbiculaire des paupières*), qui est
destiné à les rapprocher; de la peau qui les recouvre, des cils qui les bordent, et des glandes de
meibomius dont il a été question au chapitre des
sécrétions.

Six muscles qui s'insèrent d'une part à la partie
postérieure de l'orbite, et de l'autre au globe de
l'œil, produisent tous ses mouvemens; ce sont les
quatre muscles droits, supérieur, inférieur, interne et externe, et les deux muscles obliques supérieur et inférieur; de ces deux derniers, le premier dirige la pupille en bas et en dedans, et le
second en haut et en dehors. L'action combinée de
tous ces muscles, opère des mouvemens dans tous
les sens.

⁴ L'œil est un organe sphérique placé à la partie
antérieure de l'orbite, et reposant postérieurement
sur une couche graisseuse qui lui fournit un sou-
tien moelleux. Il est composé de plusieurs membranes, de diverses humeurs, de vaisseaux et de
nerfs. Nous allons en décrire les parties nécessaires
à l'intelligence de la vision.

______

(1) C'est la paupière supérieure qui contribue le plus à
son occlusion.

La plus extérieure des membranes de l'œil, la *conjonctive* se réfléchit sur la paupière; elle est très-mince, transparente et du genre des muqueuses; celle qu'elle recouvre et qui est l'enveloppe consistante de l'organe, est de nature fibreuse, d'un blanc nacré, et se nomme la *sclérotique*; elle se continue antérieurement et circulairement avec une membrane plus convexe, assez épaisse, formée de couches juxta-posées, et parfaitement diaphane; c'est la *cornée transparente*. Au-dessous de la sclérotique se trouve une autre membrane d'une texture extrêmement délicate, d'un noir très-foncé qui tapisse l'intérieur de l'œil, et que l'on nomme la *choroïde*. Enfin sur celle-ci postérieurement le nerf optique, qui pénètre dans le globe de l'œil, se répand sous la forme d'une pulpe membraneuse grisâtre; c'est la *rétine*. Entre la *choroïde*, l'iris et la sclérotique, on remarque un anneau large d'une ligne, nommé *cercle ciliaire*.

Telles sont les parties qui forment les parois de l'œil; voyons quelle est la disposition des parties centrales.

Derrière la cornée transparente, se trouve un espace peu considérable, borné postérieurement par l'iris, c'est la *chambre antérieure*; il est rempli d'une humeur aqueuse.

L'*Iris* est une sorte de diaphragme vasculo-nerveux, circulaire, mou, membraneux, diversement coloré suivant les climats et les individus;

20.

qui s'insère dans la circonférence du cercle ciliaire. La coloration de l'iris offre deux teintes concentriques, dont la plus voisine de la *pupille* est plus foncée et moins large; l'une et l'autre présentent des stries disposées en rayons. La face postérieure de l'iris est enduite d'un vernis très-noir, analogue à celui de la choroïde; on le nomme *uvée*.

Le centre de l'iris présente une ouverture arrondie plus ou moins ouverte, suivant que la faculté contractile ou dilatatrice de l'iris, l'augmente ou la rétrécit; c'est la *pupille* ou *prunelle* qui forme le point noir central de l'œil. L'iris jouit d'une vive sensibilité et joue un très-grand rôle dans la vision.

Derrière l'iris existe un espace moins considérable que celui antérieur; on le nomme *chambre postérieure;* il contient également l'humeur aqueuse, et communique avec la *chambre antérieure* par l'ouverture pupillaire.

Dans la chambre postérieure, et par conséquent derrière l'iris et le cercle ciliaire, on observe de petits corps saillans, ayant environ une ligne à une ligne et demie de long, au nombre de 60 à 80, disposés en rayons, nommés *procès ciliaires*, et l'anneau qui résulte de leur réunion a reçu le nom de *corps ciliaire*. On ignore les usages de ces organes, qui reçoivent cependant à eux seuls autant de vaisseaux que le reste de l'œil; on a supposé qu'ils pouvaient être destinés à produire les fluides de cet organe.

Le *crystallin* est un corps lenticulaire qui, dans l'état naturel, est d'une transparence parfaite ; sa densité est beaucoup plus considérable que celle des autres humeurs de l'œil ; il est contenu dans une capsule très-mince, également diaphane. C'est à l'opacité de cette capsule ou à celle du crystallin que sont dues les cataractes.

Les trois quarts postérieurs de l'œil sont remplis par l'*humeur vitrée*, substance gélatineuse transparente, sur laquelle repose antérieurement le crystallin, et qui, postérieurement, est en rapport avec la rétine que nous avons vue être l'épanouissement du nerf optique.

Telles sont les parties principales qui composent l'œil ; nous allons faire connaître de quelle manière elles concourent à la vision.

De la Vision.

Nous ne pouvons apercevoir les corps, avons-nous dit, que lorsqu'ils projettent eux-mêmes la lumière, et lorsqu'ils réfléchissent plus ou moins les rayons de celle qu'ils reçoivent ; ainsi il faut pour concevoir la vision, admettre d'abord qu'il nous parvient de tous les points des objets que nous regardons, des rayons directs, s'ils sont lumineux par eux-mêmes, ou réfléchis s'ils ne le sont pas. La base des rayons provenant des corps se réunit sur la cornée transparente ; et ici commence le phénomène de la *réfraction* qui agrandit l'étendue que

nous pouvons découvrir sans changer la direction
de la pupille, en y faisant pénétrer des rayons qui,
sans la réfraction, se fussent réfléchis sur l'iris.
Supposons que la réfraction n'ait pas lieu, et que
le diamètre de la cornée transparente soit tel, qu'il
puisse recevoir les rayons qui lui parviennent de
tous les corps existans dans l'espace d'une demi-
lieue, à une distance convenable. Les rayons qui
arriveront des objets situés dans la direction de la
pupille, et ceux qui proviendront des corps voi-
sins, dont l'obliquité sera peu considérable, péné-
treront dans l'ouverture pupillaire et seront vus;
mais ceux qui partiront des points éloignés du
centre, continuant leur direction primitive, iront
se réfléchir sur l'iris, et ne parvenant pas jusqu'à
la rétine ne seront pas aperçus [1]. Au lieu de cela,

(1) Il est aisé de concevoir et de prouver que les rayons
qui parviennent à l'œil sous un angle trop ouvert, ne pénètrent pas dans la pupille. Si l'on place très-près de l'œil le
centre d'une règle d'un pied de long, la partie centrale
seule sera vue; mais à mesure qu'on l'éloignera on en apercevra une plus grande étendue, et à la distance de six pouces
environ, elle sera vue en entier. C'est que plus l'objet que
l'on regarde est éloigné, et plus l'angle formé par les rayons
qui viennent de ces extrémités est aigu; et, par conséquent,
plus leur direction leur permet de pénétrer dans la pupille,
surtout d'après l'action convergente dont nous avons parlé;
mais lorsqu'ils parviennent sous un angle trop ouvert, alors
ou ils ne tombent plus sur la cornée transparente, ou la réfraction n'étant plus suffisante, l'objet ne peut être vu.

voici ce qui se passe. Les rayons arrivant sur la cornée transparente qui est convexe et beaucoup plus dense que l'air, convergent vers la pupille en traversant l'humeur aqueuse qui, plus dense aussi que l'air, maintient cette convergence. Ils pénètrent donc en plus grand nombre dans l'ouverture assez rétrécie de l'iris, ce qui n'aurait pas lieu sans la réfraction. Arrivés au crystallin qui est à la fois très-convexe et plus dense que l'humeur aqueuse, ces rayons convergent encore ; mais comme il résulterait sans doute de ces convergences successives que l'impression des objets n'aurait lieu que sur le point central de la rétine, ce qui serait désavantageux aux dispositions prises par la nature pour faire de l'œil un organe parfait, en sortant du crystallin, les rayons ont à traverser l'humeur vitrée qui, moins dense que lui, leur fait éprouver une divergence d'après laquelle ils vont se répandre sur toute la surface de la rétine et y peindre l'image des objets desquels ils émanent.

D'après ce que nous venons d'exposer, on doit pressentir que les rayons qui proviennent de la partie supérieure de l'objet que l'on regarde, doivent arriver sur la portion inférieure de la rétine ; de même que ceux qui arrivent de sa partie inférieure doivent se réfléchir à la portion supérieure de cet épanouissement nerveux, d'où il suit que l'image doit en être renversée. Des expériences nombreuses prouvent la réalité de ce fait que le

raisonnement fait prévoir, et la lanterne magique
nous en fournit un exemple. En effet, si l'on ne
prend pas la précaution de présenter devant la
lumière, les verres sur lesquels sont peintes les
images dans une situation renversée, elles le seront
sur la toile destinée à en recevoir l'impression. Cette
toile est ici l'analogue de la rétine, le verre convexe de la lanterne remplit l'office des humeurs de
l'œil, et le verre peint est le corps éclairé d'où
partent les rayons.

Si nous recevons une image renversée des objets, cependant la sensation qui en résulte les fait
voir dans leur direction naturelle. Buffon pensait que nous les verrions renversés si le toucher et
le jugement ne rectifiaient cette disposition. Cette
supposition gratuite, a été victorieusement réfutée
par M. Gall, qui pense d'ailleurs que si l'impression a lieu à la rétine, ce n'est qu'au cerveau que
la sensation existe; la nature a donc pu se ménager
au delà de la rétine un moyen de redressement.

L'œil est non-seulement un instrument d'optique qui nous permet de voir à la distance de son
foyer naturel qui est de huit pouces environ,
mais il a sur tous ceux produits par l'art, le mérite
de permettre la vision à des distances très-variées
et souvent fort étendues. Cependant ses dispositions physiques ne paraissent pas être différentes,
lors de son application à la perception d'objets
situés à des distances plus ou moins éloignées. Il est

probable cependant qu'il subit alors une modification, et lorsque nous nous efforçons à distinguer
des objets éloignés, nous éprouvons, une sensation
qui l'indique; mais on ignore complétement en
quoi elle consiste.

Il n'en est pas de même des changemens qu'é-
prouve l'iris. Ce voile circulaire est destiné d'une
part à corriger *l'aberration de sphéricité*, c'est-à-dire
le défaut que présentent les lentilles de ne pas
concentrer les rayons qui pénètrent par leur circonférence, au même foyer que ceux qui arrivent
par leur centre. Remarquons en outre que la rétine, qui est étendue sur une surface très-concave,
vient en quelque sorte au-devant des rayons qui,
pénétrant par la circonférence du crystallin, se
seraient réunis trop tôt.

L'iris a aussi pour usage de ne laisser pénétrer
dans la partie postérieure de l'œil que la quantité de
rayons lumineux nécessaires à la vision sans incom-
moder la rétine. Il est doué d'une sensibilité très-
vive, ou pour mieux dire il est uni par une sympathie très - étroite avec la rétine, par suite de
laquelle son ouverture centrale (*la pupille*) se resserre lorsque la première est trop vivement impres-
sionnée ; tandis qu'elle se dilate d'autant plus
qu'une moindre clarté nécessite l'introduction d'un
plus grand nombre de rayons. Les oiseaux de nuit
et tous les animaux destinés à poursuivre leurs

proies dans l'obscurité, ont des pupilles susceptibles d'une très-grande dilatation.

On pense que la pupille se dilate encore pour
recevoir les rayons qui lui parviennent très-obli-
quement.

Les instrumens d'optique présentent encore une
autre imperfection que l'on nomme *aberration de
réfrangibilité* qui tient à ce que la même lentille
concentre plus ou moins loin de son axe les rayons
de réfrangibilité différente. On y remédie dans les
arts par l'*achromatisme*, et sans doute la nature a
combiné les humeurs de l'œil de manière à corriger cet effet qui nous empêcherait de recevoir
l'image des corps avec leurs couleurs propres.

L'intérieur de nos lunettes est noirci afin que les
rayons réfléchis par les verres ne nuisent pas à la
netteté de l'image; nous avons vu que cette disposition n'a pas été négligée dans l'organe de la vue;
la choroïde et l'uvée sont destinées à absorber les
rayons qui ne pénètrent pas jusqu'à la rétine.

On s'est demandé comment l'organe de la vue
étant double, et chaque œil recevant l'impression
des images, nous n'en recevons qu'une sensation.
Buffon a voulu expliquer ce phénomène en supposant que le jugement rectifiait la perception,
M. Gall, en admettant que la vue active n'est exercée que par un seul œil à la fois : de pareilles solu-
tions ont laissé la question indécise.

Il nous reste à parler de la *myopie* et de la *pres-bytie* qui consistent : la première, en la trop grande puissance de réfraction de l'œil, surtout de la cornée et du crystallin, qui fait que les rayons arrivant sous un angle trop peu ouvert, comme ceux que nous envoient les objets éloignés, sont réunis avant d'être parvenus à la rétine. La seconde, au contraire, tient à ce que les puissances réfringentes de l'œil ne sont pas assez considérables, en sorte que les rayons transmis par des objets situés à une distance assez éloignée sont vus, parce que, arrivant sous un angle très-aigu, ils ont moins besoin d'être fortement réfractés ; tandis que ceux plus rapprochés étant dans une condition opposée, ne sont pas encore réunis lorsqu'ils arrivent à la rétine. On sait que l'on remédie à la myopie par le moyen de verres concaves, et à la presbytie avec le secours de verres convexes.

ARTICLE II.

Sens de l'Ouïe. — Du Son.

Le son est dû au déplacement oscillatoire que l'air éprouve par la vibration des corps élastiques, ou seulement à l'oscillation de ses molécules, causées par une impulsion particulière. Lorsqu'un corps sonore vibre avec assez de vitesse (trente-deux vibrations par seconde), il y a production de son, c'est-à-dire oscillation rapide imprimée à l'air

environnant et transmise de proche en proche
jusqu'à l'organe de l'ouïe.

Dans les instrumens à vent, les armes à feu, ce n'est pas le tuyau lui-même qui est le corps sonore, mais la colonne d'air mise en mouvement. Dans les premiers on détermine les oscillations soit en brisant une lame d'air sur une ouverture taillée en biseau, pratiquée à l'une des extrémités, soit en faisant vibrer une lame mince appelée *anohe*. Dans les secondes, l'air chassé avec force repousse devant lui l'air environnant qui, par sa résistance, comprime le premier en même tems qu'il est comprimé ; mais bientôt les molécules revenant à leur état de dilatation naturelle, l'équilibre se rétablit par une suite d'oscillations successives qui produisent le son et le transmettent au loin.

Si l'on place un corps sonore sous le récipient de la machine pneumatique, et qu'après avoir opéré le vide on le fasse vibrer, il n'y a pas production de son.

Le son ne se transmet pas à beaucoup près avec une rapidité égale à celle de la lumière : c'est pour cela que, lorsqu'étant placé à une certaine distance, on voit partir un coup d'arme à feu, le bruit n'est perçu que quelques instans après que l'on a vu la lumière. Les membres de l'Académie des Sciences on fait des expériences desquelles il résulte que le son parcourt 337 mètres 18 centimètres par seconde.

L'air n'est pas le seul fluide susceptible de transmettre les ondes sonores, puisque sous l'eau on peut les percevoir à des distances assez éloignées; enfin les corps solides les transmettent aussi, et même avec plus de force et de rapidité. M. Biot, à l'ouvrage duquel nous empruntons les détails que nous donnons sur la théorie du son, a observé que le bruit d'un choc imprimé à une des extrémités d'un conduit de fonte de 951 mètres de long, lui parvenait deux secondes et demie plus vite par la continuité du conduit que par l'air. Il est aussi résulté des observations de ce savant professeur, que le son transmis dans une seule direction parvient à des distances beaucoup plus considérables que lorsqu'il l'est en rayonnant : la voix la plus basse, dirigée dans l'une des extrémités des conduits dont nous venons de parler, était parfaitement entendue à l'autre; entre une demande et la réponse il s'écoulait cinq secondes cinquante-huit tierces, ce qui prouve que la voix parcourait deux fois la longueur du conduit, ou 1902 mètres, dans cet intervalle.

Si le son rencontre une surface résistante, elle le réfléchit par un angle égal à celui d'incidence; c'est ce qui donne lieu à l'écho.

Le bruit diffère du son en ce qu'il résulte de la réunion de vibrations diverses, dont l'assemblage ne pouvant être analysé par l'oreille, produit une sensation confuse.

La force du son tient à l'étendue des oscillations qui l'ont produit; mais il est plus aigu ou plus grave, suivant que les vibrations sont plus ou moins rapides.

Pour qu'il y ait production de son perceptible, il faut que le corps élastique vibre trente-deux fois dans une seconde, ce qui produit le son le plus grave que nous puissions apprécier. Si dans le même tems il vibre huit mille cent quatre-vingt-douze fois, nous avons le son le plus aigu ; entre ces deux extrêmes se trouvent les sons que la musique emploie et l'intervalle de huit octaves environ.

Le nombre des vibrations est d'autant plus multiplié que le corps sonore a moins d'étendue, moins d'épaisseur, ou qu'il est soumis à une tension plus considérable. Supposons une corde de violoncelle tendue sur une table, et isolée par deux chevalets à ses extrémités. Si nous désignons le son qu'elle donne par *ut* première octave; en plaçant un chevalet à sa partie moyenne, chacune de ses moitiés donnera le son d'*ut* deuxième octave, ou octave aiguë; c'est-à-dire que le nombre des vibrations sera double de ce qu'il était lorsque la corde vibrait dans toute sa longueur. Si, au lieu de diminuer de moitié l'étendue de la corde, on double le poids qui la tend, on obtiendra également le son d'*ut* deuxième octave. Enfin, si, sans changer la longueur de la corde, ni la force de tension, on en emploie une d'un diamètre moitié moindre, le résultat sera le même. Maintenant, si, au lieu de placer le chevalet à la moitié de la corde, nous le plaçons à son tiers ; les deux tiers d'un côté donneront un nombre de vibrations moitié plus considérable que la corde entière, et le tiers de l'autre, un nombre de vibrations triple, et nous aurons d'une part la quinte d'*ut* première octave, ou *sol*, et de l'autre l'octave aiguë de *sol*, ou *sol* deuxième octave.

Ainsi, ayant supposé que *ut*, 1re octave, est le résultat de trente-deux vibrations, nous aurons les proportions suivantes :

$$ut\,1°,\ sol\,1°,\ ut\,2°,\ sol\,2°,\ ut\,3°.$$
Vibrations 32, 48, 64, 96, 128.

Il en sera de même de tous les autres intervalles de la gamme qui résulteront des nombres intermédiaires à ceux-ci. Les instrumens de musique ne sont que l'application de cette théorie.

On voit qu'un nombre de vibrations double de celui qui a déterminé un son, fournit toujours son analogue, mais plus aigu. Sans doute il peut exister autant de sons que de différens nombres de vibrations, mais nous ne pouvons percevoir que les différences assez sensibles pour affecter l'organe de l'ouïe, et elles se bornent en quelque sorte aux douze intervalles de la gamme. Il est à la vérité des instrumens de musique sur lesquels on ne confond pas les sons des demi-tons majeurs et ceux des

demi-tons mineurs ; mais cette différence est si peu
sensible, que sur d'autres instrumens, tels que le
piano, la harpe, la même note sert à produire les
uns et les autres, et l'oreille n'en est point choquée.

En écoutant un son avec beaucoup d'attention,
on remarque qu'il est accompagné de deux autres
qui sont l'octave, la quinte et la tierce majeure
de sa double octave : on les appelle sons harmo-
niques.

Lorsqu'un son est produit, il donne toujours lieu
à la vibration des corps qui peuvent fournir un
son analogue, ainsi que celle de ceux qui sont
dans l'accord parfait. Il est facile de s'en assurer
sur une harpe ou un piano.

Le son est beaucoup augmenté s'il est produit
dans le voisinage de corps très-sonores et surtout si
celui d'où il provient est en contact avec eux ; on
en a la preuve dans l'accroissement de son du dia-
pason lorsqu'on le place sur la table d'harmonie
d'un instrument. On a tiré parti de ce fait dans
la construction des instrumens à corde qui ont
tous une caisse formée par du bois sec et de nature
très-sonore.

Description de l'Oreille.

L'organe de la perception du son est composé extérieurement d'un pavillon cartilagineux, mobile
chez beaucoup d'animaux, mais qui, dans l'homme,
ne peut être changé de direction ; les muscles qui

muscles qui s'y attachent ne produisent que des mouvemens extrèmement bornés. Nous ne décrirons pas cette partie que tout le monde connaît ; nous observerons seulement que les saillies qu'elle présente sont disposées de manière à diriger les sons dans le *conduit auditif*.

Le conduit auditif est un canal courbe, moitié osseux et moitié fibro-cartilagineux, creusé d ns l'os temporal, étendu de la conque ou pavillon à une membrane qui en forme l'occlusion et le sépare de la caisse du tympan ; sa longueur est de dix à douze lignes ; il contient beaucoup de follicules qui fournissent l'humeur cérumineuse.

La *caisse du tympan* est une cavité ayant de cinq à six lignes de largeur sur trois de profondeur, existant comme toutes les autres parties du sens de l'ouïe, dans la portion dure du temporal que l'on nomme le *rocher ;* extérieurement, elle est fermée par la membrane du tympan qui l'empêche de communiquer avec le conduit auditif. Postérieurement on remarque l'ouverture d'un canal de deux pouces de long (*trompe d'Eustache*) qui va s'ouvrir derrière l'orifice postérieur des fosses nasales dans l'arrière-bouche ; la *fenêtre ovale* qui fait communiquer la caisse du tympan avec le *vestibule* ; la *fenêtre ronde*, qui communique avec la *rampe du limaçon* ; ces deux ouvertures sont fermées par une membrane. On observe encore dans la cavité du tympan plusieurs saillies osseuses

dues aux parois du vestibule, du limaçon et de l'a-
queduc de *Fallope*.

De la membrane du tympan à celle qui ferme la
fenêtre ovale, il existe une chaîne osseuse formée
par quatre petits osselets, savoir : le *marteau* qui
s'insère à la membrane du tympan, l'*enclume*, l'*os
lonticulaire* et l'*étrier* qui est fixé à la membrane
de la fenêtre ovale. Trois petits muscles s'attachent
à cette chaîne osseuse ; le muscle interne du marteau tend la membrane du tympan, son muscle
externe en opère le relâchement, et le muscle
de l'étrier modifie la membrane de la fenêtre ovale.

Le *labyrinthe* ou oreille interne est la portion de
l'organe de l'audition, placée entre le tympan et
le conduit auditif interne ; il en est la partie la
plus profonde et la plus essentielle. Le labyrinthe
se compose de plusieurs cavités ; l'une, nommée
vestibule, est celle que nous avons vue communiquer avec le tympan par la fenêtre ovale ; le *limaçon*, ainsi nommé à cause de sa forme, est une cavité doublement spirale, s'ouvrant dans le vestibule
d'une part, et de l'autre communiquant à la fenêtre ronde ; les *canaux demi-circulaires*, au nombre de trois, s'ouvrent dans l'intérieur du vestibule en arrière duquel ils sont situés.

Les cavités de l'oreille interne, dont nous venons de parler, sont remplies par un fluide limpide (*lymphe de cotuni*), et tapissées par une membrane très-fine dans laquelle se ramifient les filets

du nerf *acoustique* qui pénètre par le conduit auditif interne.

De l'Audition.

Il en est du sens de l'ouïe comme de tous les autres ; on ignore de quelle manière les nerfs reçoivent l'impression qu'ils sont destinés à transmettre
au cerveau ; ce que l'on conçoit le mieux, c'est que
la cavité du tympan est ici l'analogue de celle des
instrumens de musique ; la membrane du tympan plus ou moins tendue, suivant le plus ou
moins de force du son, reçoit l'impression vibratile, et la communique d'autant plus facilement
à la membrane vestibulaire, qu'elle est en rapport
avec elle par la chaîne osseuse que nous avons vu
exister. La trompe d'Eustache est destinée à permettre les vibrations de l'air, comme le trou que
l'on pratique aux tambours ; elle fait communiquer
la cavité du tympan avec l'air extérieur et son occlusion entraîne inévitablement la surdité [1]. Il
n'en est pas ainsi lors de la destruction de la
membrane du tympan et même de celle des osselets ; à la vérité les personnes chez lesquelles ces
parties sont détruites entendent ordinairement

(1) Lorsque, par le bâillement, les trompes d'Eustache
sont fermées, on cesse d'entendre ; le même effet a lieu
lorsqu'une inflammation a tuméfié leur membrane.

moins bien; mais il est des cas où la perforation de
cette membrane, a rendu l'ouïe à des personnes
chez lesquelles sa trop grande consistance s'opposait
sans doute à ce qu'elle pût recevoir et transmettre
l'impression des sons.

Les opinions diverses que nous aurions à émettre
sur le mécanisme de l'audition n'étant nullement
satisfaisantes, nous devons nous borner à dire que
les vibrations transmises au labyrinthe, y sont perçues par le nerf acoustique qui en transmet l'impression au cerveau.

Le sens de l'ouïe est bien certainement celui auquel nous devons le plus de sensations de relation ;
c'est par lui que nous sommes en rapport avec nos
semblables et que nous participons à leurs pensées. L'audition est un des sens qui servent le plus
au développement de l'intelligence; sa privation,
dès la naissance, entraîne celle du langage :
le sourd et muet n'est pas privé de la faculté de
parler, mais chez lui le mutisme dépend de ce
qu'il n'a jamais entendu, et que, par conséquent,
il ne peut imiter ce qu'il ne conçoit pas. Souvent
par la vue et le toucher on parvient à lui faire ar-
ticuler des mots. J'ai conversé avec une sourde et
muette qui pouvait soutenir un dialogue suivi : le
mouvement des lèvres lui suffisait pour comprendre les phrases qu'on lui adressait, et ses réponses
étaient parfaitement intelligibles. J'ignore par
quelle méthode elle avait été instruite, mais je n'ai

jamais rencontré de sourds et muets qui s'exprimassent aussi bien qu'elle.

Si la vue nous fait jouir de la présence des personnes qui nous sont chères, le sens de l'ouïe nous
est encore plus précieux dans nos rapports avec
elles, puisqu'il nous met en relation avec leur âme.
Combien celui qui aime vivement goûte le charme
de ces entretiens si doux dans lesquels tout l'être
moral est, si nous pouvons nous exprimer ainsi,
perçu par le sens de l'ouïe!

Les sensations que nous recevons par l'organe de
l'audition ont une influence très-grande sur l'imagination, et par suite sur l'exercice de beaucoup
de nos fonctions. Souvent l'impression de la musique suffit pour ramener le calme chez les personnes agitées par des passions violentes. On sait que
Saül était rendu à la raison par les accords de la
lyre de David. D'autres fois elle provoque la sécrétion des larmes chez les personnes affectées par de
violens chagrins, et son effet est des plus salutaire.
Un sentiment de bien-être accompagne ordinairement l'audition d'une musique agréable; les malades, les valétudinaires y trouvent des émotions
d'où résultent souvent les plus heureux effets. Cependant il est des personnes auxquelles il faut l'in-
terdire.

On sait combien la musique fut en honneur
chez les anciens Grecs, qui en avaient fait un
moyen de législation pour diriger les passions des

hommes. Tantôt par le mode *dorien* ils animaient les guerriers aux combats et préparaient la victoire, tandis que l'harmonie *phrygienne* servait à inspirer le respect envers les dieux, et à leur adresser des chants de reconnaissance ; l'élégie chantée sur le mode *lydien* pénétrait tous les cœurs d'une sombre tristesse, et faisait partager à tout un peuple les maux qui intéressaient la patrie. C'est ainsi que nous voyons les Spartiates oubliant leurs divisions aux accords de *Terpandre* ; les Athéniens, entraînés par les chants de Solon, dans l'île de Salamine, et les mœurs des Arcadiens adoucies par la musique.

La fable d'Amphion construisant les murs de Thèbes aux accords de sa lyre, celle d'Orphée attirant les habitans des forêts aux accens de la sienne, sont des allégories les plus ingénieuses. Il n'est pas douteux que le travail, exempt d'ennui, se fait comme par enchantement ; les nègres des colonies ont coutume de chanter pour adoucir leurs pénibles travaux, et leurs chansons naïves leur font souvent oublier les mauvais traitemens de leurs maîtres [1].

Tous les hommes cependant ne sont pas organisés de manière à être accessibles aux sensations de la musique ; il en est chez lesquels elle ne produit

[1] Le chancelier *Oxenstirern* observe que, de tous les plaisirs terrestres, la musique est le seul que l'on ait osé placer au ciel.

aucune impression. Voltaire a dit, avec autant de
force que de justesse, que, pour en ressentir le
charme, il faut avoir quelque chose qui ressemble
à une âme. Nous devons donc plaindre ceux auxquels la nature a donné une organisation qui ne
leur permet pas d'aussi douces sensations.

ARTICLE III.

Sens de l'Odorat.

L'odorat est le sens par lequel nous percevons
les impressions que causent les molécules extrêmement subtiles émanées des corps odorans, dis-
soutes ou suspendues par le calorique dans l'air ou
tout autre véhicule.

Des Odeurs.

Il est des corps dont il n'émane aucune odeur,
d'autres qui sont peu odorans, enfin il en est qui
en dégagent de très-fortes; quelques-unes, sans
perdre sensiblement de leur poids, peuvent fournir pendant fort long-tems des émanations odorantes. Bayle a reconnu qu'un grain de musc peut
remplir pendant vingt ans de son odeur un grand
espace, dans lequel l'air se renouvellerait tous les
jours sans que sa masse éprouve de diminution. Le
même auteur a conservé pendant quarante ans des
papiers qu'un seul grain d'ambre avait parfumés,

et qui, au bout de cette période, n'avaient rien perdu de leur odeur.

On a cherché à classer les odeurs dont le nombre est immense comme celui des saveurs. Linnée en avait fait sept sections : les odeurs *aromatiques*, *fragrantes*, *ambrosiaques*, *alliacées*, *fétides*, *repoussantes* et *nauséeuses*; Fourcroy les a divisées en cinq genres : les *extractives* ou *muqueuses*, les *huileuses fugaces*, les *huileuses volatiles*, les *aromatiques* et *acides*, et les *hydro-sulfureuses*.

Ces classifications et d'autres que nous négligeons comme peu importantes, ne sont pas entièrement satisfaisantes. Celle qui divise les odeurs en agréables et désagréables n'est pas plus juste, puisque ces propriétés sont relatives; il est des personnes qui respirent avec plaisir les odeurs les plus repoussantes pour d'autres.

De l'Odorat.

L'odorat a son siége dans la membrane muqueuse pituitaire qui tapisse les parois anfractueuses des fosses nasales et les sinus qui existent dans plusieurs os environnans.

Les fosses nasales sont ouvertes en avant, pour livrer passage à l'air extérieur; postérieurement elles communiquent avec l'arrière-bouche pour le transmettre au conduit aérien des poumons. (Voyez *Respiration.*) Leurs parois sont osseuses et cartilagineuses; elles sont séparées par une cloison médiane, et communiquent supérieurement avec les sinus ethmoïdaux ; leur ouverture est recouverte par un chapiteau (*le nez*), destiné à rassembler les molécules odorantes.

La nature a disposé l'organe de l'olfaction de manière à multiplier considérablement les surfaces sur lesquelles la sensation doit avoir lieu ; à cet effet il existe plusieurs replis osseux et diverses cavités sur lesquels la membrane pituitaire se réfléchit pour recevoir par un plus grand nombre de points l'impression des odeurs. Les animaux chez lesquels le sens de l'olfaction est plus parfait, tels que les chiens, les cochons, etc., sont aussi ceux qui présentent un plus grand nombre de replis et des cavités plus vastes dans l'organe de l'odorat.

Lors de l'inspiration, les molécules odorantes sont portées par l'air qui les contient, dans les sinuosités dont il vient d'être parlé, et mises en contact avec la surface humide de la membrane muqueuse qui les tapisse, dans laquelle se ramifient, surtout à la partie supérieure, les nerfs olfactifs, qui reçoivent l'impression des odeurs et la transmettent au cerveau. C'est pour cela que, pour nous soustraire à une odeur qui affecte désagréablement, nous avons soin de clore l'ouverture des narines et de respirer par la bouche ; au contraire, quand nous voulons augmenter la sensation d'une odeur agréable, nous précipitons les inspirations, et dilatons

les ouvertures nasales, afin de mettre davantage
de molécules odorantes en rapport avec le siége de
l'olfaction.

L'odorat n'est pas chez l'homme un sens aussi
parfait que dans beaucoup d'autres espèces d'animaux ; en général ce sens est d'autant plus fin
et leur est d'autant plus utile, que leur intelligence est moins développée. Sans doute, sous le
rapport sensuel, nous sommes mieux partagés
qu'eux, puisque nous les voyons indifférens aux
impressions si douces que le parfum des fleurs
nous cause ; mais sous celui de la conservation,
il est bien sûr que l'avantage existe de leur côté. La plupart distinguent à l'odeur les qualités
vénéneusés des substances qui leur seraient nuisibles, et savent reconnaître, même à des distances
assez grandes, celles qui leur offrent une nourriture
convenable. Les animaux carnivores sentent leur
proie, et suivent ses traces, guidés par ce sens si
précieux pour leur existence ; enfin, c'est encore
l'odorat qui guide le mâle vers la femelle, et lui
fait connaître le tems ou elle est disposée à recevoir
son approche.

Dans l'homme, au contraire, bien que l'organe
de l'odorat soit placé de manière à ce qu'il semble
destiné à explorer l'air, à peine ce sens est-il assez
parfait pour en saisir les propriétés qui le rendent
délétère. Il sert plus efficacement à reconnaître la
nature des substances alimentaires ; c'est-à-dire

que la sensation qu'elles produisent, avertit l'estomac qui manifeste son appétence ou sa répugnance pour l'aliment qui est senti. Néanmoins nous ne pouvons, comme les autres animaux, distinguer les substances qui nous sont nuisibles; ce n'est que par l'expérience que nous sommes parvenus à connaître celles qui conviennent à notre économie. Placez un Européen dans une forêt de l'Amérique, entouré de racines et de fruits qui lui seront inconnus, ses sens et son intelligence ne détruiront pas la cruelle alternative dans laquelle il sera de mourir de faim ou de s'empoisonner.

L'impression exercée sur les nerfs olfactifs, par certaines odeurs, influe d'une manière remarquable sur les fonctions du cerveau, et c'est pour cela que Rousseau appelle l'odorat le sens excitant de l'imagination. Chacun sait combien l'odeur du tabac est enivrante pour les personnes qui ni sont pas habituées, et excitante pour celles qui en font un usage journalier. Il en est de même de beaucoup d'autres odeurs qui ont sur le cerveau une influence telle, qu'elles causent des céphalalgies, des spasmes ou des syncopes. Il est des différences individuelles qui font que des personnes éprouvent les effets les plus extraordinaires par l'impression de certaines odeurs qui sont agréables ou indifférentes à beaucoup d'autres. On cite à ce sujet les faits les plus surprenans; la plupart sont trop connus pour qu'il soit nécessaire de les rappeler.

ARTICLE IV.

Sens du Goût.

La nature, avons-nous dit, a attaché des sensations
agréables à la satisfaction de nos besoins. Celui qui
nous sollicite à prendre des alimens, en même tems
qu'il est un des plus impérieux et des plus fréquens,
est aussi une source autant variée qu'abondante de
jouissances. Non - seulement nous éprouvons du
plaisir à manger les substances alimentaires les plus
simples lorsque nous sommes excités par l'appétit,
mais la nature nous a prodigué les alimens les
plus divers, les plus savoureux qui flattent notre
goût, lors même que nous n'éprouvons pas de besoins ; sans parler de l'art beaucoup trop perfec-
tionné de nos cuisiniers, combien ses productions
ne nous offrent-elles pas de quoi satisfaire notre
sensualité ?

Le goût est bien certainement le sens dont
l'homme abuse le plus. Toujours avide de sensations, il les provoque continuellement, et finit
souvent par faire d'une faculté qui lui fut accordée
pour augmenter sa félicité et assurer sa conservation, la source de ses maux et un moyen de destruction. Celui qui suivrait scrupuleusement les
lois diététiques de l'hygiène, qui ne mangerait
que pour se nourrir, qui ne boirait que pour se
désaltérer, serait exempt des infirmités qui accom-

pagnent la vie intempérante. Mais ces gastrono-
mes, dont les facultés paraissent bornées au sens
qui nous occupe, et qui semblent n'avoir été créés
que pour consommer avec profusion ; ces buveurs,
tombés dans l'abrutissement par suite de leur igno-
ble plaisir, sont exposés aux maladies les plus
cruelles, et chez eux les infirmités prévenant la
vieillesse, font traîner une existence pénible qui
ne tardent pas à amener une mort prématurée.

Des Saveurs.

On entend par saveur la sensation que produisent sur l'organe du goût la gustation des corps sa-
pides [1]. Galien, Linnée et d'autres, ont voulu
classer les saveurs ; mais on conçoit que le nombre
en est si grand, les nuances tellement multipliées,
qu'il est impossible de les ranger dans une classification satisfaisante. Elles présentent pourtant
quelques caractères plus tranchés qui permettent
d'en grouper un certain nombre, telles sont les saveurs *douces, amères, salées, âcres, acerbes, acides, aromatiques, spiritueuses, fades*, etc.

De la Gustation.

Bien que vulgairement on fasse du palais le
siége du goût, c'est la langue qui perçoit plus
spécialement la sensation des saveurs. Sous sa cou-

(1) Pour qu'un corps soit sapide, il faut qu'il soit soluble.

che muqueuse existent des papilles formées par les épanouissemens des nerfs qui se rendent à cet organe et qui reçoivent l'impression des saveurs.

Si l'habitude développe la finesse du sens du goût, et permet de saisir des nuances assez faibles [1]; c'est plutôt par l'exercice du jugement qui facilite la comparaison, que par une perception plus parfaite, puisque nous voyons que l'âge qui est nécessairement accompagné de l'habitude, affaiblit aussi bien les impressions reçues par le goût que toutes les autres.

Au dire de certains auteurs, le goût est le seul sens que les vieillards conservent dans son intégrité. Nous ne partageons pas cette manière de voir, et pensons au contraire que, pour eux, les saveurs ont perdu beaucoup de leurs charmes. Rappelons-nous les impressions délicieuses que nous causaient, dans notre enfance, les mets les plus simples, les fruits les moins suaves ; et comparons ces sensations avec celles que nous éprouverions maintenant s'il nous fallait user des mêmes alimens. Il y a plus, c'est que les substances les plus succulentes, les fruits les plus exquis, ne nous causent pas, dans l'âge mûr, le plaisir que nous éprouvions alors en mangeant des fruits verts. De là vient, comme l'observe M. le professeur Riche-

---

[1] Il est des gourmets qui reconnaissent non-seulement toutes les sortes de vin, mais qui savent encore distinguer de quel vignoble il provient.

rand, que les vieillards accusent la nature de fournir des productions moins parfaites, quand il n'y
a rien de changé que leurs facultés de sentir;
l'amour-propre leur fait préférer croire à un changement dans la nature qui ne vieillit pas, plutôt
que de le reconnaître eux-mêmes.

L'abus des boissons spiritueuses, des substances
qui ont une saveur forte, émousse la sensibilité
gustative, et les personnes qui se livrent à des excès dans l'usage du vin et des liqueurs, ou des alimens trop épicés sont fort peu sensibles aux saveurs. Il en est, en quelque sorte, de même de
celles qui sont blasées par une table somptueuse et
recherchée. On conçoit que, dans ce cas, le meilleur moyen pour recouvrer la délicatesse du goût
serait de le laisser reposer, en se soumettant momentanément à la nourriture la plus simple.

Le sens du goût est uni par une sympathie très-
étroite avec l'estomac, les impressions qu'il reçoit
en réveille la sensibilité et augmentent son action.
Suivant qu'elles sont agréables ou désagréables,
l'estomac est disposé à l'accomplissement de la digestion des alimens qui les causent, ou répugne à
les admettre; quelquefois il se contracte, et des
nausées tendent à repousser les substances qui ins-
pirent du dégoût.

Les glandes salivaires sont vivement sollicitées à
fournir l'humeur de leur sécrétion par l'impression
que produisent les alimens qui plaisent au goût.

L'impression d'appétence et de répugnance que
causent les substances alimentaires sur les organes
de la digestion, a également lieu, bien qu'à un
moindre degré, par le sens de la vue. Ces faits sont
d'observation générale.

La sensibilité de la bouche, plus grande que
celle du tube digestif, empêche que nous ingérions,
dans l'estomac, des alimens à une température trop
élevée. Chacun sait qu'une substance qui a causé
une sensation de brûlure à la bouche, cesse de produire cet effet aussitôt qu'elle a franchi l'isthme
du gosier, à moins qu'elle ne soit très-chaude.

ARTICLE V.

Sens du Tact et du Toucher.

En physiologie, on distingue par sensation tactile, la faculté accordée aux animaux d'apprécier
par toute leur surface le contact des corps ; le toucher s'entend plus particulièrement de leur préhension avec la main.

Ce sens, par lequel nous pouvons prendre connaissance de la forme des objets, nous donne aussi,
sous certains rapports, celle de leur nature; c'est
par lui que nous apprécions la température des
corps, et que nous recevons les impressions les plus
voluptueuses.

La peau, dont nous avons donné la description
anatomique en traitant des tissus, est l'organe du

tact ; cependant c'est plus particulièrement celle qui recouvre la partie intérieure des mains qui est destinée au toucher, et qui est douée du plus haut degré de sensibilité tactile ; les impressions que nous recevons par tous les autres points de la surface du corps sont beaucoup plus obscures.

La forme de la main est telle qu'elle lui permet de se mouler sur les objets que nous voulons apprécier par le toucher ; mais c'est surtout par la surface interne des extrémités des doigts que nous recevons les impressions les plus parfaites et les plus délicates. Ce n'est pas que l'épiderme y soit plus mince que partout ailleurs, mais c'est que le nombre et le développement des papilles nerveuses y est beaucoup plus considérable.

Le sens du tact réside dans les épanouissemens nerveux, répandus à la surface du derme, et dont l'épiderme atténue la trop vive sensibilité. Il est toujours beaucoup moins parfait aux pieds qu'aux mains ; et chez tous ceux qui se livrent à des travaux pénibles, les mains perdent d'autant plus leur faculté tactile, que chez eux l'épiderme a davantage d'épaisseur : au contraire, une vie oisive, et surtout l'application réitérée du sens du toucher, comme moyen de suppléer à la vue, lui font acquérir un degré de perfection étonnant. Les aveugles parviennent à reconnaître les couleurs ; un statuaire célèbre put continuer à se livrer à son art après avoir perdu la vue, etc.

'La sensation qui résulte du tact, reçue par
le centre de perception, produit, d'après sa nature, des phénomènes qui varient comme leurs
causes et la disposition des organes du sujet.
L'homme voluptueux ne peut toucher le corps
d'une personne d'un autre sexe sans que les organes de la génération soient vivement excités :
là circulation devient alors plus active, la peau se
colore , la transpiration est augmentée , et des
sensations autres que celles que causent immédiatement cette préhension, sont ressenties.

Si le toucher procure des sensations de plaisir,
il en cause aussi de pénibles qui produisent des
sympathies non moins nombreuses. On sait l'effet
que produit le chatouillement, celui qu'éprouvent
quelques personnes très-nerveuses par le toucher
de certains corps. Les unes ne peuvent supporter
le contact du velouté de la pêche, d'autres ne sauraient souffrir celui des corps rudes : les nuances
sont infinies.

CHAPITRE III.

Des Expressions.

Les sensations que nous éprouvons, changent ordinairement notre extérieur, comme elles influent sur l'organisation interne, surtout si nous voulons manifester à d'autres individus la nature de ces sensations.

Cette faculté que nous avons de communiquer les impressions reçues, d'exprimer les passions qui nous agitent, et les idées qui nous occupent, consiste dans l'expression des traits de la face, les gestes, la voix et le langage.

ARTICLE PREMIER.

Expression de la Face ou Physionomie.

Le visage est, dans notre espèce, le siége des expressions muettes; il y existe un très-grand nombre de muscles (leur nombre est de quarante-cinq) qui reçoivent une très-grande quantité de nerfs. C'est à la diversité de leur action que sont dues les nuances innombrables que peut présenter cette partie du corps.

La physionomie est, dit-on, le miroir de l'âme; cette assertion proverbiale n'est pas, on le sent bien, d'une exactitude constante; néanmoins, la face, dans l'état naturel, doit être considérée comme devant exprimer les sensations physiques et morales que nous ressentons. Les usages sociaux, les intérêts privés, rendent souvent mensongère l'expression de la physionomie ; mais dans ces circonstances elle n'obéit plus à l'impression naturelle ; son langage est le résultat d'une étude, c'est celui de la politique, de l'hypocrisie ; c'est le masque de la fausseté. Toutefois le visage éprouve des modifications qu'il nous est impossible de déguiser : ce sont celles qui résultent de sa coloration. Nous ne pouvons empêcher la rougeur qui accompagne la honte et la pudeur ; la pâleur, causée par la crainte et souvent par la colère. Mais nous ne savons que trop déguiser beaucoup d'autres impressions sous l'aspect de démonstrations trompeuses ; et il n'est que trop vrai que le savoir-vivre consiste surtout dans l'habitude de la dissimulation.

Faut-il, d'après cela, attacher quelque importance à la physionomie pour arriver à la connaissance du cœur humain, ou pour se former une idée des facultés morales individuelles ? Sans doute il ne serait pas sage de croire, avec Lavater, que dans chaque trait, on doit trouver l'indice d'une faculté ou d'une passion ; de supposer la férocité dans tout homme, ayant quelque ressemblance avec un oiseau de proie, etc. Cependant, en laissant de côté toutes les démonstrations astucieuses de la société, il nous paraît très-rationnel de croire

que l'expression de l'ensemble de la figure doit être
en rapport avec le caractère de l'individu, et peut-
être aussi avec ses facultés intellectuelles.

L'homme stupide n'éprouve que de très-faibles
sensations des objets du dehors; son imagination,
presque nulle, ne lui permet pas d'en ressentir de
plus vives; il sent peu et exprime encore moins;
ses traits ne sortent donc jamais de leur impas-
sibilité; c'est un tableau inanimé que la douleur
seule peut altérer un moment, mais qui reprend
bientôt son calme habituel. Voyons maintenant ce qui se passe sur la physionomie de ceux
qui sont dans une condition opposée. En général,
nous trouvons les visages d'autant plus mobiles,
d'autant plus expressifs, que nous les observons
chez des sujets qui sentent plus vivement. La
raison en est simple : c'est que leurs traits ont acquis autant de mobilité et d'énergie d'expression,
que les sensations qu'ils éprouvent sont fortes et
variées. S'il en est ainsi, pourquoi le visage qui
exprime souvent le même sentiment, n'en conser-
verait-il pas des traces, n'acquerrait-il pas un caractère particulier? Le jeu de la physionomie est
dû à l'action des muscles de la face, eh bien ! de
même que les muscles des autres parties du corps
exécutent souvent automatiquement les mouvemens qui leur sont familiers, de même aussi
ceux du visage, habitués à se contracter de telle
ou telle façon, doivent finir par agir sans que
la volonté y participe, et produire ces rides de

la peau, d'où dépend l'expression faciale : l'homme gai, à force de dérider son front, et de produire par son hilarité, le plissement des commissures des lèvres, devra acquérir une figure joviale; l'homme triste et rêveur, celui que l'adversité a frappé depuis long-tems, nous montrera un front soucieux, un air rembruni auquel il sera bien difficile de faire succéder l'expression de la joie; la figure du méchant devra exprimer la noirceur de son âme ; le sourcil superbe de l'orgueilleux nous découvrira sa pitoyable sottise; le regard oblique de l'hypocrite, joint à son air aigre-doux, l'aura bientôt démasqué; tandis que l'astucieux qui ne fixe jamais la personne à laquelle il parle, dans la crainte que l'on ne découvre la fausseté de ses discours, fournira, par sa précaution même, l'indice qui le dévoilera : enfin peut-être les traits calmes, les regards paisibles et assurés de l'homme de bien le feront-il distinguer.

Si ces considérations sont vraies, il ne sera pas indifférent d'attacher quelque importance à l'expression de la figure. Ce que l'on appelle sympathie, n'est-il pas d'ailleurs fondé sur cette impression que produit sur nous la physionomie de ceux avec lesquels nous croyons avoir des rapports moraux? Souvent en voyant une personne pour la première fois, nous éprouvons le désir d'en faire notre ami, ou nous ressentons un éloignement qui va quelquefois jusqu'à l'aversion; il faut bien en conclure que, dans le premier cas, nous trouvons à la figure l'expression des sentimens que nous désirons rencontrer chez l'individu que nous sommes disposés à aimer, tandis que dans le second nous supposons qu'ils ne doivent pas exister.

ARTICLE II.

Expressions par Gestes.

Celles-ci consistent dans certains mouvemens des membres supérieurs et diverses attitudes du corps. Ils sont tellement susceptibles de peindre la nature des sensations, que dans la pantomime, ils suffisent, avec l'expression faciale, pour instruire le spectateur de tous les sentimens que l'acteur veut exprimer. Les sourds et muets retirent un très-grand avantage de ce genre d'expression, et les peuples méridionaux joignent presque toujours l'usage des gestes à leurs discours, tandis que nous recourons peu à ce moyen.

Nous ne croyons pas devoir entretenir long-tems nos lecteurs sur ce sujet assez connu d'eux, et qui se rattache d'ailleurs aux mouvemens dont nous aurons bientôt à nous occuper.

ARTICLE III.

De la Voix et du Langage.

La voix est un son produit par l'air chassé des poumons lors de son passage dans le larynx.

Nous avons vu, en traitant de l'audition, que
pour qu'il existe production de son, il faut qu'il y
ait vibration de l'air ou d'un corps sonore dans ce
fluide. Dans l'organe de la voix, Galien et les
anciens avaient cru voir un instrument où il y
aurait vibration de l'air, comme cela a lieu dans le
cor, la flûte, etc. ; d'autres l'ont considéré comme
l'analogue d'un instrument à anche, tel que le
basson, le hautbois, etc. ; on a cru enfin pouvoir
le comparer à un instrument à corde. Nous allons
voir à laquelle de ces suppositions nous devons
nous arrêter ; mais avant, donnons la description
de l'organe vocal.

Description de l'Organe de la Voix.

Le larynx, qui produit la voix, est situé vers
la partie moyenne du cou, au sommet de la trachée-artère, avec laquelle il se continue en bas ;
en haut, il communique avec l'arrière-bouche. Il
est formé par neuf cartilages, dont trois sont pairs,
et trois impairs ; ces cartilages sont unis par dix-
sept ligamens, et mus par quinze muscles.

Les principaux cartilages sont : 1° le *cricoïde ;*
c'est le plus inférieur et le plus épais ; il représente
une espèce d'anneau qui se continue avec la trachée-
artère ; 2° le *thyroïde ;* il est le plus gros ; placé
au-dessus du cricoïde, il occupe les portions antérieures et latérales de l'organe ; plus large en haut
qu'en bas, il semble formé par la réunion de deux

lames quadrilatères ; 3° les cartilages *aryténoïdes*, au nombre de deux, plus petits que les précédens, sont situés en haut et en arrière du larynx, au-dessus du cartilage cricoïde : ce sont les plus importans à la formation de la voix ; 4° l'*épiglotte*; c'est un fibro-cartilage de forme ovalaire situé à la partie supérieure du larynx, derrière la base de la langue.

Les cartilages qui forment le larynx sont mobiles et unis par des ligamens et les membranes qui le tapissent. A l'intérieur du larynx on observe deux ligamens qui s'étendent horizontalement de chaque cartilage *aryténoïde* au milieu des *thyroïdes*, on les nomme *cordes vocales*, et l'intervalle qui les sépare forme la *glotte*. Cette ouverture oblongue d'arrière en avant a dix à onze lignes de longueur dans l'homme adulte, et deux ou trois de largeur ; elle se rétrécit antérieurement par suite du rapprochement des ligamens qui la forment. C'est en grande partie aux modifications dont elle est susceptible, que sont dues celles de la voix ; cependant, comme nous le verrons bientôt, la cavité du larynx influe aussi sur la nature du son.

L'ensemble des parties que nous venons d'étudier avec celles que nous avons omises, les ligamens et les muscles, constitue l'organe vocal ; sa forme est celle d'un cône renvervé dont la base répond à la portion inférieure et antérieure du pharynx, et l'extrémité se continue avec la trachée-artère.

Cette sorte de boîte cartilagineuse forme à l'extérieur, chez l'homme, une proéminence que l'on
nomme la *pomme d'Adam*; chez la femme, elle est
moins sensible, parce que le larynx est moins
développé. Jusqu'à l'âge de la puberté, cet organe
ne présente pas, dans les deux sexes, de différences
sensibles; mais à cette époque il s'accroît assez rapidement chez l'homme, et la voix devient aussi
beaucoup plus grave.

Mécanisme de la Voix.

L'opinion la plus généralement admise de nos
jours est celle qui fait comparer l'organe vocal à un
instrument à anche. La trachée-artère est le porte-
vent; les lèvres de la glotte sont les lames vibrantes,
et l'espace compris entre la glotte et l'extérieur est
le tube vocal qui sert encore à varier le son.

Lorsque chassant l'air contenu dans les poumons,
nous disposons convenablement les différentes
pièces cartilagineuses qui forment le larynx, nous
déterminons la vibration des cordes vocales, il y a
production de la voix. L'élargissement ou le rétrécissement du larynx et de la glotte, l'élévation ou
l'abaissement du premier, et les changemens de
longueur qui en résultent pour le tuyau vocal,
donnent lieu aux différentes intonations.

L'habitude nous permet de produire des sons
aigus et des sons graves, sans que nous ayons besoin
d'en étudier le mécanisme; mais si nous y faisons

attention, nous sentons bien que pour produire
les premiers nous avons besoin de faire effort pour
resserrer la glotte, diminuer la capacité du larynx,
et raccourcir le tuyau vocal en élevant cet organe;
tandis que pour produire les sons graves, nous
donnons à la glotte une ouverture plus considérable, en cherchant à produire la plus grande
extension du larynx, que nous abaissons le plus
possible. Ces faits ont été confirmés par les expériences de M. Magendie, qui a reconnu que l'ouverture de la glotte se rétrécit d'autant plus que
les sons produits sont plus aigus. Nous n'entrerons
pas dans l'exposé ni la discussion des autres théories
qui ont été proposées pour expliquer la formation
des sons; elles ne pourraient que fatiguer l'attention de nos lecteurs sans les instruire.

Les sons produits par l'organe vocal peuvent
offrir par les seuls changemens dont il est susceptible, tous les tons de la gamme. L'étendue de la
voix humaine est de deux à trois octaves. Le timbre
de la voix dépend de la combinaison de plusieurs
conditions; soit du larynx, telles que ses dimensions, son épaisseur, la conformation de ses ligamens; soit du tuyau vocal, qui peut présenter une
multitude de différences dans l'arrière-bouche et
les fosses nasales : c'est ce qui fait qu'il est si rare
de rencontrer deux personnes qui aient la voix
semblable. Quant à la force du son, elle tient à la

quantité d'air chassé du poumon, et à la vitesse de sa sortie.

Du Langage.

Tous les animaux doués de la voix s'en servent comme langage affectif pour exprimer les diverses sensations qu'ils sont susceptibles d'éprouver ; chez eux la douleur est toujours exprimée par des gémissemens et des cris, et leurs passions se manifestent par le langage qui leur est propre ; le cheval hennit pour exprimer ses désirs, en voyant sa femelle ; la poule glousse pour appeler ses petits et leur faire partager sa nourriture ; le chien aboie en voyant son maître, ou poursuivant sa proie, etc.

L'homme à l'état sauvage, dans toute l'acception du mot (il y en a quelques exemples), n'a pas d'autre langage que celui qui lui est commun avec les autres animaux ; mais dans l'état de société, dans lequel il vit généralement, il a de plus qu'eux un langage conventionnel qui est, avec l'organisation de son cerveau, la cause de sa perfectibilité.

L'entier développement de l'intelligence, dans notre espèce, est une circonstance secondaire au degré de perfection auquel sont arrivées nos connaissances ; car si cette intelligence n'était pas cultivée par l'instruction, elle serait beaucoup plus bornée, comme il est facile de l'apercevoir chez certains hommes. Or, par quoi cette instruction est-elle inculquée? qu'est-ce qui fait participer l'homme arrivant dans le monde à toutes les connaissances de ceux qui l'ont précédé, à l'expérience des siècles, si ce n'est le langage conventionnel, qui non-seulement nous instruit de tout ce qui est connu, mais encore nous met sur la voie des nouvelles découvertes? Sans lui l'homme en naissant se trouverait dans la même situation que lors de la création, obligé à tout imaginer par lui - même; et, à sa mort, le fruit de ses méditations et de son expérience serait perdu pour ceux qui doivent lui succéder. C'est donc au langage conventionnel que nous devons l'étendue de notre intelligence et l'immensité de nos connaissances.

Ne faisant pas l'histoire de la perfectibilité humaine, nous ne rechercherons pas si la parole a été accordée à l'homme lors de sa création; s'il lui était impossible de se créer un langage, alors qu'il n'avait pas la faculté de s'exprimer, ou bien s'il a pu, contre l'opinion de Rousseau, se procurer le moyen de communiquer avec ses semblables : il nous suffit de traiter du langage dans ce qui se rattache à notre sujet.

Le langage varie selon les peuples, mais chez tous il résulte des combinaisons que le son éprouve après être sorti de l'organe de la voix, par suite des formes diverses que prend le tuyau vocal. Les plus simples de ces modifications ne font, en quelque sorte, que changer le timbre du son et produire les

voyelles qui ne sont en effet que des nuances de la
voix. Le nombre de voyelles est variable dans les
divers langages ; on a cru, dans le nôtre, devoir le
restreindre à celui des caractères spéciaux qui les
représentent, mais il est plus rationnel d'en reconnaître autant qu'il y a de sons principaux, savoir : *a, e, é, ê, i, o, u, ou, in, an.*

Dans l'émission des voyelles, il y a changement
de son, mais non pas de ton ; car nous pouvons les
faire entendre toutes sur le même, le ton d'ut par
exemple, comme nous pouvons faire entendre tous
les tons de la gamme, en donnant le son de la
même voyelle. Chacun peut apprécier sur soi quels
sont les changemens qu'éprouvent les diverses
parties de la bouche dans l'émission des voyelles ;
nous ne nous y arrêterons pas.

On conçoit sans peine que ces nuances de la
voix, dont nous venons de parler, n'auraient pu
suffire pour produire des combinaisons assez nombreuses qui exprimassent la multitude de nos idées ;
d'autant plus que les tons de la musique n'ont pas
été employés pour augmenter le nombre des signi-
fications, mais seulement pour servir à varier l'expression. On y a donc joint celles beaucoup plus
multipliées des consonnes. Dès-lors chacune de ces
consonnes, en se combinant avec les divers sons
des voyelles, a donné lieu à la formation des syl-
labes, des mots et enfin des langages.

C'est l'articulation des consonnes qui constitue

essentiellement la prononciation ; mais de même qu'il n'y a pas prononciation sans consonnes, il n'est pas possible de faire sentir celles-ci sans qu'elles soient accompagnées du son d'une voyelle.

On a voulu distinguer les consonnes suivant qu'elles se font sentir avant le son voyelle, comme *b, c, d, g, j, k, p, q, t, v,* ou bien que le son voyelle précède leur prononciation comme *f, h, l, m, n, r, s, x;* mais cette distinction n'est basée que sur une erreur qui fait la principale difficulté à vaincre lorsque l'on apprend à lire par l'ancienne méthode ; elle consiste à confondre le nom de la lettre avec le rôle qu'elle joue dans la prononciation ; ainsi, que l'on soit convenu de nommer les lettres *f, h, l, m, n, r, s, x; esse, ache, éle, éme, éne, ére, ixe,* rien de mieux ; mais dans la construction des mots, ces consonnes ne se font pas autrement sentir que celles *b, c, d, g, j, k, p, q, t, v,* c'est-à-dire qu'elles déterminent comme celles-ci un arrangement particulier de la langue, des lèvres, et ne peuvent être prononcées qu'avec un son voyelle qui les suit, de sorte qu'avec le son *a* elles produisent *fa, ha, la, ma, na, ra, sa, xa,* ainsi des autres.

Ces considérations seraient peut-être mieux placées dans un traité sur l'art d'apprendre à lire ; néanmoins, elles ne s'éloignent pas assez de notre sujet pour que nous n'ayons pas cédé au désir d'en faire sentir l'importance, aux personnes qui enseignent la lecture en suivant encore la vieille routine,

qui rend si longue et si pénible cette première partie de l'instruction.

On a aussi divisé les consonnes d'après la partie
du tube vocal qui sert le plus à leur prononciation :
on a nommé *palatales*, celles produites par le
mouvement de la langue qui va toucher le palais,
l, *n*; *labiales*, celles qui se prononcent avec les
lèvres, *b*, *f*, *m*, *p*, *v*; *nasales*, celles dont la prononciation retentit dans la cavité nasale, *m*, *n*;
dentales, celles qui exigent que la langue touche
les dents, *d*, *t*; *gutturales*, celles qui se prononcent du gosier, *r*, *k*, *q*; *linguales* et *sifflantes*,
celles pour lesquelles la langue agit spécialement
ou qui font entendre un sifflement, *c*, *g*, *h*, *i*, *j*,
s, *x*, *z*. Ces distinctions sont très-imparfaites,
puisque la plupart des consonnes exigent le concours des diverses parties qui servent à la prononciation, et que plusieurs pourraient être clas-
sées indifféremment parmi les unes et les autres.

De l'Engastrimysme ou Ventriloquie.

On nomme ventriloques les personnes qui, à
force d'exercice, sont parvenues à parler de manière à simuler une voix plus ou moins éloignée,
parce que l'on croyait autrefois que leur voix
sortait de l'estomac ou du ventre.

L'engastrimysme était connu dès le tems d'Hippocrate, et il est très - probable que les anciens se servaient de ce moyen pour rendre les

oracles. Quoi qu'il en soit, l'art du ventriloque consiste, comme le dit M. le professeur Richerand, à retenir l'air inspiré, et à n'en laisser sortir qu'une faible quantité au travers de l'ouverture rétrécie du larynx. Il est aisé d'observer que ce phénomène n'a lieu qu'autant que le diaphragme est maintenu abaissé, et l'on sent manifestement en appliquant les doigts sur le larynx, que les mouvemens de cet organe sont beaucoup plus prononcés en parlant de cette façon que dans la manière ordinaire; ce qui prouve que c'est surtout à lui que sont dus les divers changemens qu'éprouve la voix dans l'engastrimysme. Quant à la prononciation, les ventriloques s'efforcent de la rendre peu apparente, en évitant autant qu'ils peuvent, le mouvement des lèvres, ou les mots qui nécessitent leur action; pour ceux de la langue, ils sont entièrement à leur disposition.

CHAPITRE IV.

De la Locomotion.

On doit entendre par locomotion en physiologie, non-seulement la faculté accordée à la plupart des animaux de se mouvoir, et de changer de place, mais encore tout ce qui se rapporte à l'action des muscles de la vie de relation; comme la station et tous les mouvemens qui se rattachent à la vie extérieure.

On entend par mouvement en physique, le déplacement d'un corps par une force motrice quelconque. Dans les corps inertes, le mouvement n'a lieu que par suite de l'action d'une puissance qui agit accidentellement sur eux, ou par l'effet des affinités chimiques, de l'attraction et de la répulsion. Dans les animaux, il est déterminé par l'influence d'un principe inconnu qui réside dans le système nerveux, et qui met en jeu les organes locomoteurs.

De ces organes, les uns sont passifs, les autres actifs. Les premiers sont les os, les cartilages, les tendons, les ligamens, les aponévroses; les seconds sont les muscles. Les ayant déjà étudiés sous le rapport anatomique, nous allons actuellement nous en occuper sous celui de leurs fonctions.

Des Os et de leur Articulation.

Les os sont au corps ce que la charpente est à une construction; il sont de plus, les points d'appui sans lesquels l'action des muscles serait inefficace; c'est sur eux qu'ils s'attachent, et c'est aussi sur eux que leur contraction agit.

Les os sont au nombre de 252; voici l'énumération des principaux et leur disposition :

A la *tête*, le *frontal;* les *pariétaux* qui forment les deux côtés et se rejoignent supérieurement; l'*occipital* qui occupe sa partie postérieure et à la base duquel se trouve l'ouverture d'où sort la moelle allongée; les *temporaux* qui existent sur les parties latérales inférieures, et contiennent les organes de l'audition; la base du crâne est formée par l'*ethmoïde* et le *sphénoïde.*

A la *face* se trouvent les deux *os maxillaires supérieurs*, les *os propres du nez*, *unguis*, *cornets inférieurs*, *palatins*, le *vomer*, la *mâchoire inférieure*, les *dents*, et l'*os hyoïde* qui est à la base de la langue.

Au *tronc* : vingt-quatre *vertèbres* pour la colonne vertébrale, dont sept *cervicales*, forment le col ; douze *dorsales* et cinq *lombaires ;* les vingt-quatre *côtes* à la poitrine et le *sternum* qui les joint en avant; le *bassin*, formé par les deux *os des îles* de côté et en avant; le *sacrum*, à sa partie postérieure, et le *coccyx* qui le termine.

Aux *membres supérieurs*; l'*omoplate* en arrière, et la *clavicule* en avant forment l'épaule; l'*humerus*, au bras; le *cubitus* et le *radius*, à l'avant-bras; huit os du *carpe* et cinq du *métacarpe*, forment la main; et les cinq doigts composés de trois phalanges, excepté le pouce qui n'en a que deux.

Aux *membres inférieurs*, le *fémur* pour la cuisse; le *tibia* et le *péroné*, pour la jambe; la *rotule* au-devant du genou; les sept *os du tarse* et les cinq du *métatarse* forment le pied; et les cinq orteils offrent les mêmes dispositions que les doigts.

Les os présentent différens modes d'union qu'il convient d'étudier; on nomme ces rapports articulations.

Il est des os dont le mode d'articulation ne permet aucun mouvement; tantôt leurs bords sont engrénés les uns dans les autres, comme les os du crâne; ou appliqués d'une manière intime par une surface écailleuse, tels sont les temporaux; ou, implantés dans une cavité comme les dents; enfin il en est de réunis par l'intermédiaire d'une substance fibro - cartilagineuse; les os du bassin en offrent l'exemple.

Les os destinés à la locomotion présentent des articulations qui permettent des mouvemens plus ou moins variés, plus ou moins étendus. Ils sont ou simplement juxta-posés, ou un os en reçoit un autre, ou enfin ils se reçoivent mutuellement.

Le premier mode d'articulation ne permet que des mouvemens assez bornés ; on en a des exemples dans les os du carpe ; le second dans lequel une tête est reçue dans une cavité, est celui qui permet les mouvemens les plus étendus, et notamment ceux de circonduction ; l'articulation de l'os de la cuisse avec le bassin, et celle de l'humerus avec l'omoplate, en sont des exemples ; enfin l'articulation alternative ou à charnière, dans laquelle les os se reçoivent mutuellement, permet des mouvemens de flexion et d'extension, comme au coude, au genou ; ou bien les mouvemens sont latéraux, simples ou doubles, suivant qu'un os tourne sur un autre par un ou deux points ; l'articulation de l'atlas avec la seconde vertèbre, fournit un exemple de l'articulation latérale simple ; celle du radius et du cubitus en présente un d'articulation latérale double.

Les os sont maintenus dans leurs rapports respectifs par des ligamens très-résistans, droits ou capsulaires ; ils sont recouverts par une membrane fibreuse, le *périoste ;* leurs faces articulaires, lorsqu'elles sont destinées au mouvement, sont recouvertes de cartilages, et arrosées par un fluide séro-visqueux, *la synovie,* qui facilite les glissemens.

Remarquons que la forme cylindrique des os qui doivent résister à des efforts considérables, était la seule qui pût leur donner la solidité nécessaire avec des proportions convenables à la facilité des mouvemens.

Action des Muscles.

Les muscles [1] comme nous l'avons vu précédemment sont des faisceaux composés d'une multitude de fibres qui ont la faculté de se contracter. Ils sont fixés aux os, soit immédiatement, soit par un prolongement fibreux d'une part; de l'autre ils se terminent, du moins le plus grand nombre, par des tendons, sortes de cordons plus ou moins allongés, qui vont s'attacher aux os qu'ils doivent mouvoir. Ces tendons présentent des entrecroisemens remarquables, lorsqu'ils sont situés sur des parties où ils pourraient se déplacer comme ceux des doigts. Tous les muscles destinés à produire des efforts considérables, sont enveloppés par une tunique fibreuse nommée *aponévrose*.

Les muscles, avons-nous dit, sont formés de fibres qui peuvent être divisées jusqu'à une ténuité extrême; en dernière analyse, ces fibrilles sont des tubes cylindriques, dans lesquels sont interposés les globules fournis par le sang, dont nous avons aussi parlé. Ces fibres et ces fibrilles ont la faculté de se contracter soit par l'influence de l'incitation nerveuse, ou par celle du galvanisme, qui est peut-être de même nature. Si on les observe lors

(1) M. Chaussier en admet 368.

de leur contraction, on remarque qu'elles se disposent en zig-zag en se raccourcissant. L'action des muscles résulte donc de celle de chacune de leurs fibres, et plus le nombre de celles-ci est considérable, plus la puissance des muscles aura d'énergie.

Les fibres qui composent les muscles en se contractant, tendent évidemment à diminuer leur longueur, augmenter leur épaisseur, ou en accroître la dureté; c'est en effet ce que l'on observe; c'est ce raccourcissement des muscles, qui agissant directement, ou par l'intermédiaire des tendons, auxquels ils vont s'attacher, cause le déplacement de ceux-ci. Mais cette action si simple ne suffirait pas pour produire des mouvemens aussi nombreux, aussi variés que ceux que nous pouvons exécuter, si la nature n'avait employé les divers genres de leviers.

Le levier consiste en un corps allongé ayant un point d'appui fixe, et agissant par une puissance sur une résistance quelconque. Il en existe de trois espèces. Dans le levier du premier genre, le point d'appui est entre la puissance et la résistance : voulant soulever une pièce trop pesante, on place une des extrémités du levier au-dessous, un point d'appui sous sa tige, et l'on agit sur l'autre extrémité. Dans le levier du second genre, la résistance se trouve entre le point d'appui et la puissance : les pressoirs à vendange en sont un exemple. Dans le levier du troisième genre, la puissance est

placée entre la résistance et le point d'appui :
si nous voulons relever un corps d'une longueur
considérable, ayant fixé l'une des extrémités, nous
agissons au centre, dans le sens de l'élévation.

De ces leviers, le plus avantageux est le premier,
et le troisième est celui qui l'est le moins ; cependant c'est ce dernier dont la nature a le plus multiplié l'emploi. Dans les deux premiers genres de
leviers, la force est d'autant plus considérable que
le point d'appui est plus près de la résistance ; dans
le troisième au contraire, plus la puissance est
éloignée du point d'appui, et mieux elle agit ; néanmoins la longueur des membres proportionnellement à leur grosseur, a nécessité dans la plupart
des cas, les dispositions les moins favorables, ce
qui n'empêche pas que les résultats soient les plus
avantageux. Nous voulons fléchir l'avant-bras sur
le bras ; notre volonté détermine la contraction
des muscles *biceps* et *brachial antérieur*, qui sont
fixés sur l'*omoplate* et l'*humerus* d'une part, et vont
se rendre au *radius* et au *cubitus*, et la flexion
s'opère ; les muscles sont la puissance, le poids
de l'avant-bras est la résistance à vaincre, et l'humérus à l'articulation du coude est le point d'appui : il en est de même, pour tous les mouvemens, sauf la différence des leviers [1].

(1) C'est en appliquant le mécanisme de la locomotion aux
automates que l'on parvient à les faire mouvoir, mais l'ad-

De la Station.

La situation couchée, ou au moins celle ou toutes les parties externes du corps ont un point d'appui, est la seule qui ne soit pas active chez l'homme. Dans toutes les autres, l'action d'un plus ou moins grand nombre de muscles est nécessaire pour les maintenir.

La station sur les pieds, qui appartient exclusivement à notre espèce, exige le concours d'efforts nombreux et considérables. Si le squelette était formé d'une seule pièce, et si la disposition du corps permettait que son centre de gravité tombât perpendiculairement dans l'espace de sa base de sustentation, [1] le maintien de la station sur les pieds, n'exigerait l'action des muscles que pour résister aux causes qui pourraient accidentellement déranger l'équilibre : au lieu de cela, le squelette est formé d'une multitude de pièces mobiles les unes sur les autres; la tête qui est très-pesante, tend à se porter en avant; la colonne vertébrale,

mirable complication de notre organisation ne peut être imitée, et il est impossible de leur faire exécuter des mouvemens très-variés.

(1) Tout corps reste dans une situation verticale si la partie sur laquelle il repose, et que l'on nomme la base de *sustentation* est assez étendue, pour que la ligne verticale de ce corps, qui passe par son centre de gravité tombe dans l'espace qu'occupe cette base.

mobile elle-même, est située à la partie postérieure du corps, et malgré les trois courbures
qu'elle présente, qui diminuent le désavantage
de la position qu'elle occupe, elle serait aussi en-
traînée en avant, par les organes du thorax, et
surtout par ceux de l'abdomen ; la partie supérieure des cuisses tend à se porter en arrière, celle
inférieure, ainsi que la portion supérieure de la
jambe sont disposées à s'incliner en avant ; le contraire a lieu au pied, qui serait d'ailleurs articulé
avec les os de la jambe d'une manière fort désa-
vantageuse pour la station, si l'action musculaire
ne contrebalançait toutes ces dispositions défavo-
rables. La tête est empêchée de se porter en avant,
par des muscles puissans, placés à la partie postérieure et supérieure du tronc ; le long de la colonne
vertébrale, postérieurement aussi, des muscles
agissent d'une vertèbre à l'autre, pour faire de
cette chaîne osseuse un'tout continu, tandis que
d'autres muscles plus considérables, qui se fixent
au bassin, agissent sur toute la longueur du rachis
et le maintiennent dans sa rectitude ; les muscles
fessiers s'opposent à la flexion de la cuisse ; ceux de
la partie antérieure de la cuisse, et ceux du mollet,
empêchent celle du genou et de l'articulation de
la jambe et du pied.

Nous ne sentons pas la nécessité de donner la nomenclature et encore moins la description des muscles dont nous faisons connaître les fonctions, puis-

que nous ne supposons pas que nos lecteurs aient
l'intention d'étudier, le scalpel à la main, leurs
formes et leurs rapports : il nous paraît suffisant
de chercher à bien faire comprendre par quel mécanisme ils agissent. Les uns, extenseurs, tendent
à produire et à maintenir l'allongement et la rectitude des parties; les autres fléchisseurs, sont les
antagonistes des premiers, et agissent dans le sens
que leur nom indique; il en est qui, par la position de leur point d'insertion sur les os, et en se
contournant sur eux, opèrent des mouvemens de
rotation dans divers sens; tels sont les *pronateurs*
qui dirigent en bas, et les *supinateurs* qui dirigent
en haut; les muscles qui rapprochent les parties
auxquelles ils sont attachés, de la ligne centrale
du corps, se nomment *adducteurs*, et ceux qui les
en éloignent, *abducteurs*.

Ne nous arrêtons pas à décrire les différentes
stations familières à notre espèce, puisqu'elles
sont toujours le résultat plus ou moins compliqué des mêmes moyens et des mêmes principes;
le lecteur sentira aisément que la station assise est
plus aisée, et moins fatigante, parce qu'il n'y a
plus que les muscles de la partie postérieure du
tronc et de la tête qui agissent; le tronc étant
appuyé, il n'y a plus en action que ceux qui maintiennent la tête, lesquels cessent aussi d'agir si on la
soutient. Au contraire, on augmente les difficultés
en diminuant la base de sustentation, ou en éloi-

gnant de son centre de gravité une ou plusieurs
parties du corps, comme dans la station sur un
pied, dans celle plus ou moins renversée dans un
sens ou dans l'autre; et on nécessite plus d'énergie
dans les moyens qui combattent le désavantage de
ces positions.

De la Progression.

Les modes de progression de l'homme sont : la
marche, le saut et la course. La *marche* est celui
qui lui est le plus ordinaire; il consiste en une
succession de pas dont voici le mécanisme.

Étant debout, le poids du corps se porte sur
l'un des membres inférieurs, ordinairement celui
du côté droit, afin de soulager celui qui va être
mis en mouvement; la cuisse gauche est portée en
avant par ses muscles fléchisseurs; ce mouvement
occasione d'abord une flexion légère de l'articulation du genou, et d'abaissement de la pointe du
pied; mais bientôt les extenseurs de la jambe la
portent en avant, dans la direction que vient de
prendre la cuisse, le corps s'y porte aussi, le pied
est appliqué au sol, et la ligne de gravité passe
sur le membre qui vient d'agir. Le mouvement
du corps qui fait changer le centre de gravité, entraîne le membre droit qui ne touche plus au sol
que par la portion antérieure du pied; l'action des
muscles du mollet la fait appuyer fortement à terre,
et chassant le corps en avant, aide à celle des

muscles fléchisseurs de la cuisse et extenseurs de la jambe, pour rendre plus faciles et plus énergiques les pas qui succèdent au premier.

Telle est la marche qui varie d'ailleurs beaucoup selon que l'on fléchit plus ou moins les articulations ; que le bassin pivote sur les os des cuisses et tourne le corps de côté et d'autre, en suivant la jambe qui se porte en avant ; que l'on pose d'abord le talon à terre, ce qui est plus ordinaire, ou la pointe du pied, etc. Lorsque la marche est mal assurée, comme celle des enfans au premier âge, celle des marins à bord, qui a lieu sur une surface mouvante, on augmente la base de sustentation en écartant les pieds, et c'est par un mouvement latéral que l'on change la ligne de gravité ; la même chose a lieu chez les personnes qui ont perdu la flexibilité des articulations inférieures.

Dans la marche, les bras sont ordinairement mis en mouvement de manière à aider au maintien de l'équilibre ; nous les faisons d'autant plus servir à cet usage que nous marchons sur un plan plus étroit et plus difficile.

La marche est moins aisée lorsqu'elle a lieu sur un plan très-uni, parce qu'alors le pied glisse au lieu d'y trouver un point d'appui. Si le sol est mou, il cède à la pression, fait éprouver une perte de force, et la marche devient très-fatigante.

Dans la marche ascendante, il est nécessaire de fléchir davantage la jambe qui se porte en avant, et plus difficile de ramener celle qui reste en arrière ; pour diminuer la difficulté que nous éprouvons alors, nous portons le corps en avant, ce qui nécessite l'action des muscles fléchisseurs de la tête, qui, ne pouvant se contracter qu'autant que la poitrine est fixée, produit la gêne de la respiration et l'essoufflement que nous éprouvons alors [1]. Dans la marche descendante, au contraire, c'est la jambe qui porte le poids du corps qui se fléchit davantage, et nous portons le corps en arrière afin de prévenir sa chute en avant.

Nous ne sentons pas la nécessité de parler de la marche en arrière et de côté, non plus que de celle qui peut avoir lieu sur les quatre membres ; on peut aisément se rendre compte des premières ; la dernière ne nous est pas familière, si ce n'est lorsque nous ne pouvons marcher sur les pieds.

Le *saut* consiste en un mouvement de totalité qui détermine l'ascension du corps, ou lui fait franchir un espace après avoir perdu tout point d'appui. Pour le produire, il y a d'abord : flexion des articulations de la tête sur le cou, de la colonne vertébrale sur le bassin, du bassin sur les cuisses, des cuisses sur les jambes, et des jambes sur les pieds ; puis redressement subit de toutes ces parties auquel se joint le mouvement des bras.

(1) Ceci ne détruit pas ce que nous avons dit de l'influence que peuvent avoir les organes abdominaux dans l'anhélation.

Borelli comparait le saut au redressement d'un corps élastique après sa compression ; Barthez en a donné une autre explication ; néanmoins, il n'est pas douteux qu'il a lieu par l'action subite et énergique des muscles extenseurs, surtout des jumeaux (qui forment le mollet), laquelle plus ou moins efficace, enlève le corps plus ou moins haut, jusqu'à ce que sa pesanteur spécifique devenant plus considérable que la force d'ascension, le fasse retomber. Dans le saut horizontal, le corps se penche vers le côté où le saut est dirigé, et ordinairement une jambe est portée en avant pour atteindre le but, tandis que l'autre appuie fortement sur le point de départ pour chasser le corps dans cette direction.

La *course* participe de la marche et du saut ; comme la première, elle consiste en une suite de pas plus ou mois précipités ; comme le second, elle exige des élans successifs entre lesquels le corps est entièrement privé de point d'appui.

QUATRIÈME PARTIE.

FONCTIONS DE REPRODUCTION.

De la Génération.

Nous ne reviendrons pas sur ce que nous avons
dit de la génération, considérée dans les diverses
classes d'animaux; nous allons l'étudier dans notre
espèce, en commençant par décrire les organes qui
y concourent dans les deux sexes.

Organes de la Génération de l'homme.

. Ils se composent : de glandes qui sécrètent
le sperme, les *testicules;* des conduits qui le font
arriver dans le réservoir de cette humeur, les
conduits séminifères; de ces réservoirs, les *vésicules
séminales;* des conduits excréteurs particuliers du
fluide prolifique, les *conduits éjaculateurs;* et du
penis, qui sert dans l'acte de la copulation à faire
parvenir le sperme vers l'organe de la gestation.
Ces divers organes ont été décrits lorsque nous
avons fait l'histoire des sécrétions, excepté le penis
dont il nous reste à nous occuper.

La *verge,* ou pénis, est principalement formée
par un tissu spongieux nommé *corps caverneux,*
très-vasculaire, susceptible de se laisser pénétrer

par une grande quantité de sang, et d'acquérir un développement et une dureté considérables. Ce tissu, dans l'écartement duquel, inférieurement, se trouve le canal de l'urètre qui sert à l'émission de l'urine et du sperme, est enveloppé par une membrane fibreuse, et terminé par une partie recouverte d'un épiderme très-fin, circonscrite par un rebord saillant nommé le *gland*, à l'extrémité duquel se trouve l'orifice extérieur du canal de l'urètre (*méat urinaire*).

La verge est recouverte par une peau très-extensible, dont la partie libre qui recouvre le gland dans l'état de flaccidité de l'organe, a reçu le nom de *prépuce*.

Il entre encore dans l'organisation de la verge, des muscles nommés *bulbo-caverneux, ischio-caverneux,* dont l'action sert à l'acte de la reproduction et à l'excrétion de l'urine.

Lors de l'érection, la direction de la verge change aussi bien que sa forme et ses proportions : naturellement pendante, elle se redresse vers l'abdomen, perd sa forme arrondie pour en prendre une à peu près triangulaire, acquiert un diamètre plus considérable, et une longeur qui, par son augmentation, met le gland à découvert, et tend la peau qui la recouvre de manière à faciliter son intromission.

L'érection est déterminée, soit par une irritation directe, soit par l'influence sympathique du cerveau sur les organes de la génération. Elle a lieu par l'accumulation fluxionnaire du sang dans le tissu du corps caverneux; c'est donc un phénomène purement vital, et toutes les explications mécaniques qu'on a voulu en donner n'étaient pas fondées.

L'érection devient impossible chez les vieillards, chez les individus épuisés par l'abus des plaisirs de l'amour; elle est aussi empêchée par toutes les sensations vives qui détournent les forces vitales de l'organe générateur : c'est ainsi qu'un amour violent et moins fondé sur les plaisirs des sens que sur des jouissances morales, y porte souvent obstacle; il en est de même de beaucoup d'autres sentimens tels que : l'amour-propre, la crainte, etc.; nous trouvons dans les lettres de Ninon un fait qui en fournit un exemple.

L'ignorance a long-tems laissé croire à la possibilité de rendre impuissant par sortilège, ce que l'on appelait *nouer l'aiguillette*, et il faut bien en convenir, parfois l'imagination frappée, de ceux qui se croyaient ainsi ensorcelés, rendait le moyen efficace; mais cela n'a rien de plus extraordinaire que les illuminés qui voient des anges, que les imbéciles qui voient des farfadets et des revenans, et nous ne mentionnerions pas cette erreur, si l'on n'en retrouvait des traces dans une allocution qui se fait lors de la célébration du mariage.

Organes de la Génération de la Femme.

Ce sont : les *ovaires*, organes qui fournissent l'œuf humain ; les *trompes*, qui le portent dans la matrice après la fécondation ; la *matrice*, dans laquelle l'embryon se développe et séjourne jusqu'au moment de l'accouchement ; le *vagin*, canal membraneux, par lequel la fécondation est opérée et l'expulsion du fœtus a lieu ; et la *vulve*, qui est la portion extérieure des organes sexuels de la femme.

Les *ovaires* sont deux corps parenchymateux, ovoïdes, d'un rouge-pâle, comprimé d'avant en arrière, un peu moins volumineux que les testicules, et qui ont été long-tems considérés comme l'analogue de ces organes chez la femme. Ils sont situés dans des replis du péritoine nommés *ligamens larges*, sur la partie latérale et inférieure de l'abdomen.

Les ovaires contiennent de petites vésicules, *œufs de Graaf*, au nombre de quinze à vingt de chaque côté, qui ont la grosseur d'un grain de millet, et sont remplies par un fluide visqueux et transparent. Ces vésicules ou ovules sont les œufs humains, qui, vivifiés par la fécondation, détachés de l'ovaire et portés dans la matrice, donneront lieu à de nouveaux êtres.

Chez les femmes qui ont eu des enfans, on remarque sur les ovaires de petites cicatrices qui correspondent aux ovules qui ont été détachés.

Les *trompes de Fallope* sont deux conduits qui partent de chaque côté de la partie supérieure et latérale de la matrice, où leur ouverture est extrêmement petite, et qui, après s'être élargie, se termine par une extrémité évasée, flottante, frangée, que l'on nomme le *pavillon de la trompe.*

La longueur des trompes est de quatre à cinq pouces. Leur ouverture inférieure, destinée à recevoir ou saisir l'œuf humain, est le seul endroit du corps où une cavité tapissée par une membrane muqueuse communique avec l'intérieur.

La *matrice* ou *utérus* est un organe présentant la forme d'un cône tronqué, aplati d'avant en arrière, ayant un pouce d'épaisseur sur deux de large à sa partie supérieure ; sa longueur est de deux pouces et demi. Elle est située dans l'état de vacuité, entre la vessie et l'intestin rectum. Son bord supérieur, légèrement arrondi, présente à sa réunion avec les bords latéraux l'insertion des trompes. Sa portion inférieure allongée, nommée *col de l'utérus*, ayant dix à douze lignes de longueur, est terminée par le *museau de tanche* qui fait saillie dans le vagin, lequel vem - brasser le col de la matrice : l'ouverture vaginale de la matrice que présente le museau de tanche, est transversale, formée par deux lèvres arrondies, dont l'antérieure a plus d'épaisseur que la postérieure. La cavité de l'utérus, très-petite dans l'état de vacuité, est tapissée par une membrane

muqueuse d'une extrême ténuité, que tous les auteurs, et M. le professeur Chaussier, entre autres,
ne reconnaissent pas. Son tissu propre, d'une texture particulière que l'on croit musculeuse, est
dense, élastique, difficile à couper, et susceptible
d'un développement considérable. Les vaisseaux artériels et veineux de cet organe sont très-multipliés
et très-flexueux; les veines et les vaisseaux lymphatiques acquièrent pendant la grossesse un calibre
considérable. Ses nerfs lui viennent du plexus sciatique et hypogastrique; par conséquent il reçoit
des nerfs spinaux et du grand sympathique.

La matrice est maintenue par des ligamens qu'il
ne nous paraît pas nécessaire de décrire; nous
dirons seulement que les ligamens larges sont des
dépendances du péritoine et les ligamens ronds
qui s'insèrent au-devant des trompes, traversent les
anneaux inguinaux (ouverture de l'abdomen qui
donne le plus souvent lieu aux hernies) et viennent s'épanouir aux aines, sur le mont vénus
et dans les grandes lèvres.

Le *vagin* est un canal membraneux cylindrique,
situé entre le rectum et la vessie, long de six à huit
pouces, légèrement courbé en haut; présentant des
rides transversales, s'ouvrant en bas à la partie inférieure de la vulve, et embrassant en haut le col
de la matrice. Il entre dans sa composition une
membrane muqueuse contenant un très-grand

nombre de cryptes muqueux, un muscle constricteur et un tissu érectile.

A l'extérieur, les organes sexuels de la femme présentent, au-dessus du pubis, une éminence formée par la graisse qui se couvre de poils à la puberté (le *mont Vénus*); au-dessous se trouve une ouverture longitudinale formée par les grandes lèvres, dans l'intérieur desquelles on remarque supérieurement le *clitoris*, petit corps érectile, plus ou moins saillant; les petites lèvres ou *nymphes*, qui naissent du clitoris; entre celles-ci le *méat urinaire*, orifice du canal de l'urètre, l'entrée du vagin où l'on trouve les *caroncules myrtiformes* et *l'hymen* chez les vierges; enfin, au-dessous, la fosse *naviculaire* et la *fourchette*.

De la Copulation.

La destination de cet ouvrage nous fait un devoir de traiter ce sujet d'une manière fort circonpecte. Nous n'écrivons pas pour tracer des images lascives et pour réveiller les sens de nos lecteurs ; c'est à leur intellect que nous nous adressons, et nous ne devons rien offrir qui puisse alarmer la pudeur ni exciter la lubricité. Que l'on ne s'attende donc pas à trouver dans cet article la peinture de phénomènes, qui, bien que très-naturels, auraient toujours quelque chose d'embarrassant pour nos lecteurs pudiques, et de trop sensuel pour ceux qui sont dans une disposition contraire.

La copulation est l'acte par lequel deux êtres de sexe différent se rapprochent pour opérer la génération.

Dans la plupart des espèces, elle n'a lieu qu'à des époques déterminées, auxquelles l'animal cède au besoin qui le sollicite. Dans la nôtre, l'excitation vénérienne n'est pas ainsi périodique ; l'accouplement a lieu dans tous les tems ; néanmoins, il est des saisons qui y disposent davantage. Le climat, l'âge, le tempérament, les habitudes, influent aussi beaucoup sur la disposition plus ou moins fréquente aux plaisirs de l'amour.

L'instinct de la propagation est, comme le pensent MM. Broussais et Gall, aussi bien que les autres sentimens, dû à une action cérébrale ; mais celle-ci est sollicitée par les organes de la génération lorsqu'ils ont acquis le développement nécessaire, ou qu'ils sont dans des conditions particulières, ce que M. le professeur Broussais a parfaitement démontré. Il résulte des recherches de MM. Gall et Serre que c'est le cervelet qui préside aux penchans et aux phénomènes vénériens.

L'accumulation de l'humeur séminale dans les vésicules de ce nom chez l'homme, et sans doute un état d'excitation de la matrice et des ovaires chez la femme, sont les circonstances qui provoquent à la copulation. Mais la disposition au coït n'a pas toujours une cause aussi légitime ; souvent c'est l'imagination mal dirigée qui réagit sur les organes génitaux, et provoque leur sollicitation à l'acte vénérien ; quelquefois c'est un état maladif de ces organes qui influe sur le cerveau, et détermine la direction des idées qui porte à l'accomplissement de cet acte, ou bien un état pathologique du cerveau lui-même est la cause excitatrice. Les perceptions voluptueuses reçues par les sens de la vue, du toucher et de l'ouïe, ont une influence extrèmement forte et très-prompte sur les organes de la génération ; mais toutes les occupations qui exigent l'activité soutenue d'autres organes, celles surtout qui dirigent les facultés du cerveau, sur tout autre sujet que celui de l'amour, comme les méditations abstraites, etc. ; les passions telles que l'avarice, l'ambition, la haine, la crainte, la superstition, sont autant de causes qui, détournant sur d'autres points l'activité vitale, diminuent celle des organes générateurs; aussi les personnes livrées à des travaux pénibles, celles fort studieuses, les grands politiques, les auteurs profonds, les conquérans, sont-ils ordinairement peu voluptueux.

Ces considérations indiquent ce qu'il convient de faire pour détruire des habitudes vicieuses et des désirs immodérés.

Pendant l'acte vénérien, et tant que l'éjaculation du sperme n'a pas eu lieu, le pénis reste en érection, les testicules sont relevées par les muscles crémasters, afin que le produit de leur sécrétion soit

plus facilement excrété, et l'excitation vénérienne
continue ; mais ces phénomènes cessent après l'é-
mission du fluideprolifique, et il succède un abat-
tement qui prouve combien ils influent sur l'économie, et combien ils sont débilitans.

De la Conception.

Le nombre des systèmes que l'on a proposés pour
expliquer la génération est inimaginable, et prouve
combien il est difficile de dévoiler les secrets de la
nature, qu'elle a intérêt à laisser ignorer. Nous
nous garderons de pénétrer avec nos lecteurs dans
ce dédale d'hypothèses et d'absurdités, d'où l'on
rapporte si peu de connaissances satisfaisantes.
Nous l'avons parcouru pour leur donner le résultat
de nos recherches ; néanmoins combien peu nous
sommes en mesure de leur offrir des notions positives!

On peut réduire la multitude de ces systèmes à
trois principaux, dans lesquels se rangent toutes les
modifications : 1° système de l'*épigénèse*, qui reconnaît deux semences dont le mélange forme l'embryon ; c'est le plus ancien ; 2° système de l'*évolution*, dans lequel on admet l'existence des œufs,
dont le sperme ne fait qu'opérer la fécondation ;
3° système de l'*évolution*, dans lequel on croit que
les animalcules spermatiques sont destinés à perpétuer l'espèce. Étudions-les rapidement.

La première opinion, qui était celle d'Hippocrate, de Démocrite, de Galien, qui a régné jus-

qu'au milieu du XVIe siècle, et que Buffon a soutenue, repose sur la croyance que la femme fournit un fluide analogue au sperme de l'homme, qui
se mêlant avec lui, dans l'acte vénérien, forme le
nouvel individu. Dans l'opinion des anciens, le
sperme n'était pas considéré comme une sécrétion
particulière produite par un organe spécial ; mais
ils pensaient qu'il provenait de toutes les parties du
corps ; qu'il était un composé de l'essence de tous
nos organes [1]. Par cette manière d'envisager la génération, ils se rendaient plus facilement compte
de la détermination des sexes, puisqu'il suffisait
qu'ils supposassent une plus grande quantité de
fluide fourni par l'homme ou par la femme, pour
admettre que le fœtus dût avoir le sexe de celui
dont le fluide était prédominant, et qu'ils admis-
sent plus de force ou d'activité à l'humeur de l'un
des deux pour croire que l'enfant dût ressembler
à celui-là.

Ce système est entièrement gratuit, puisqu'il est
constant que l'humeur fécondante est le produit
de la sécrétion des testicules ; qu'il ne l'est pas
moins, que la femme n'a pas d'organe sécréteur
semblable, et que le fluide qu'elle fournit n'est
que de la mucosité qui n'entre pour rien dans la
fécondation.

Les idées d'Aristote qui n'admettait pas la se-

______

[1] Cette croyance a été encore partagée par Buffon.

mence chez la femme, mais qui la remplaçait par le sang menstruel [1]; celles de Buffon qui expliquait tout avec ses *molécules organiques*, et celle de beaucoup d'autres ne sont plus admises de nos jours.

Le système des *ovaristes*, le plus généralement adopté aujourd'hui, est celui qui admet que les rudimens de l'embryon existent dans les œufs contenus dans les ovaires, lesquels reçoivent de la semence une impression vivifiante, dont on ignore la nature, mais qui leur donne l'existence, détermine leur départ de l'ovaire pour se rendre dans la matrice, et le développement du nouvel individu dans cet organe.

Ce fut *Harvey,* puis *Stenon* et de *Graaf,* qui fondèrent cette théorie de la génération, qui fut appuyée par les travaux d'*Haller, Bonnet, Spallanzani.* Elle régnait presque généralement, lorsqu'en 1674, *Leuwenhœck* et *Hart-Sœker* ayant découvert les innombrables animalcules qui existent dans la semence, cherchèrent à établir le troisième système.

Dans celui-ci, on considère ces animalcules comme étant les embryons eux-mêmes, que le mâle seul fournit, et auxquels la femelle ne fait que donner les moyens de se développer.

Rien n'est plaisant comme les explications qui

(1) Nous devons observer que les opinions d'Aristote, sur la génération, étaient beaucoup plus rapprochées de celles admises de nos jours; indépendamment de ce qu'il ne croyait

ont été données pour convaincre de la réalité de
ce mode de génération ; en voici une partie : les
animalcules ayant pénétré dans la matrice avec
la semence, s'acheminent par les trompes de Fallope vers les ovaires, dans l'intention de pénétrer
dans les œufs qu'ils contiennent ; arrivés là, les uns
disent que le plus leste s'insinue dans un ovule,
par une ouverture qu'il a grand soin de boucher,
afin que ces compagnons ne puissent y pénétrer ;
d'autres prétendent qu'ils se livrent un combat dans
lequel ils périssent tous, moins le plus fort, qui,
maître du champ de bataille, pénètre triompha-
lement dans un ovule [1].

Le système des animalcules vient d'être reproduit par MM. *Dumas* et *Prévost*, non avec ses
ridicules, mais appuyé d'expériences importantes,
qui ne sont cependant pas concluantes, non plus
que toutes celles qui tendent à démontrer ce que
nous serons sans doute toujours condamnés à
ignorer.

Nous devons maintenant mentionner les opinions
relatives à l'emboîtement des germes. Dans le
deuxième système : de ce que la femme contient
les embryons ou les germes des enfans qu'elle peut

pas que la femme fournît de la semence, il croit aussi que
celle de la femme provient de toutes les parties du corps.

(1) Il en est qui ont pensé que ce combat se livre dans la
matrice pour pénétrer dans la trompe, ce qui ne change
rien à l'humeur guerroyante de ces petits *homoncules*.

produire, et que ces enfans eux-mêmes en contiennent aussi; on a été amené à conclure que la mère
du genre humain devait renfermer les germes de
toutes les générations qui devaient la suivre :
Bonnet, Haller, Spallanzani et d'autres ont partagé
cette croyance.

Dans celui des animalcules spermatiques, on a
pensé que les animalcules de la semence d'Adam
renfermaient également ceux qui devaient perpétuer
l'espèce. Nous nous garderons bien de discuter
toutes ces opinions, et de rapporter la masse fatigante d'objections à l'aide desquelles on les a com-
battus. Celle qui satisfait davantage, tout en ne
pouvant être matériellement prouvée, est celle qui
se trouve le plus en rapport avec les générations de
la plupart des autres espèces d'animaux, et qui a
lieu chez le plus grand nombre de végétaux, parce
que la nature emploie généralement des moyens
analogues, pour produire les mêmes résultats.

Que l'œuf des mammifères ne soit pas de même
volume que celui des ovipares; qu'il ne soit pas
pondu sans fécondation : ce sont des modifications
qui n'infirment pas leur existence; car ce serait
comme si on niait l'influence fécondante du mâle,
chez les animaux où elle n'a lieu qu'après la ponte,
parce qu'il en est d'autres chez lesquels elle a lieu
avant. A présent que l'on suppose que l'œuf humain contient les rudimens d'un embryon, ou
seulement une substance propre à s'organiser par

l'acte fécondateur, et l'influence de la semence du mâle ; que l'on suppose même, comme le font la plupart des physiologistes de notre époque, qu'il y a fusion de principes fournis par les deux individus, et par conséquent génération par aggrégation de molécules, peu importe. Il vaut mieux négliger les questions que l'on ne peut résoudre que de se jeter dans des considérations oiseuses. En décrivant les phénomènes qui suivent la fécondation , nous fournirons à nos lecteurs les moyens d'adopter l'opinion qui leur paraîtra la plus rationnelle.

On ne sait pas de quelle manière agit l'humeur séminale sur le principe fourni par la femme ; mais il est positif qu'elle est indispensable à sa vivification, et qu'elle influe sur l'organisation du nouvel individu. Nous en avons la preuve dans les ressemblances physiques et morales que nous présentent les enfans avec leurs pères , dans les dispositions maladives dont ils héritent, dans la fusion des caractères extérieurs des parens que nous offrent les métis. Est-il nécessaire qu'il y ait pénétration de ce fluide dans la matrice ; en arrive-t-il une partie jusqu'aux ovaires, ou bien sa présence dans l'utérus suffit - elle par une émanation très-subtile pour féconder ; enfin peut-il y avoir fécondation sans que le sperme pénètre dans l'utérus ? Toutes ces questions sont difficiles à résoudre.

Il est constant que l'on a trouvé le fluide prolifique dans l'utérus chez des femmes mortes pendant la copulation ; mais il paraît prouvé que des filles ont conçu sans avoir été déflorées, ce qui suppose qu'il y avait eu seulement contact de la semence avec les organes extérieurs. D'un autre côté, *Spallanzani*, MM. *Dumas et Prévost*, dans leurs nombreuses expériences sur les fécondations artificielles, n'ont jamais pu les produire que par le contact du sperme avec les œufs ; mais il résulte aussi de leurs recherches, que la quantité nécessaire pour féconder, est infiniment minime, puisqu'une goutte d'eau qui ne contenait qu'un 2,994,687,500 de grain de semences opérait la fécondation.

Les uns ont pensé que ce fluide, déposé dans le vagin, était absorbé et parvenait aux ovaires par la circulation ; d'autres ont cru qu'il n'agissait que par une émanation spiritueuse, *aura-seminalis.*

Ce qui est beaucoup plus positif, c'est que le germe est fécondé hors de la matrice, puisqu'il y a des exemples de grossesses développées dans l'ovaire ou dans l'une des trompes , et que ce n'est que plusieurs jours après l'action fécondante que l'on trouve l'embryon dans l'utérus.

On pense généralement que la fécondation est d'autant plus probable , que les deux individus participent avec plus d'harmonie à l'acte vénérien ; mais il existe des faits avérés, de femmes qui ont conçu dans un moment où elles étaient sans connaissance, et par conséquent sans avoir participé à l'acte qui avait donné lieu à la conception.

Pendant la copulation le pavillon des trompes
s'applique sur les ovaires; ce qui établit une
communication directe entre l'organe qui reçoit le
sperme et eux, et qui permet au principe fécondant, quel qu'il soit, d'agir sur l'œuf qui va être
fécondé. Lorsque tous ces actes se passent avec la
précision convenable, la femme a conçu.

En général la femme est *unipare*, c'est-à-dire,
qu'elle ne porte qu'un enfant; cependant les exemples de grossesse double, ne sont pas fort rares.
On estime que leurs proportions est d'un à quatre-
vingt; celles de trois enfans le sont beaucoup plus,
puisque sur trente-six mille accouchemens il ne
s'en est présenté que quatre. Les trois Horaces et les
trois Curiaces étaient, dit-on, tri-jumeaux. On cite
une femme moscovite qui accoucha plusieurs fois
de quatre enfans, et qui en eut vingt-un en sept
couches; mais sur cent huit mille accouchemens
faits à Paris, dans des établissemens publics, pendant soixante ans, il ne s'en est pas présenté un de
ce genre. Les cas de grossesses, composées d'un
plus grand nombre d'enfans, sont encore moins
nombreux, mais ne sont pas sans exemples. Pline
dit qu'en Egypte, les femmes font jusqu'à sept
enfans; d'autres auteurs assurent que des femmes
en ont fait jusqu'à neuf. En 1755, on présenta à
l'impératrice de Russie, un paysan, qui, ayant été
marié deux fois, avait eu cinquante-sept enfans
de sa première femme, en vingt-une couches, et

la deuxième avait déjà eu sept couches de trois enfans et six de deux.

Lorsque la fécondation a eu lieu, et surtout
après que son produit est arrivé dans la matrice, la
femme n'est ordinairement plus susceptible d'une
fécondation nouvelle, ce que l'on appelle *superfétation;* mais il existe des faits qui tendent à prouver que la chose n'est pas impossible.

Plusieurs auteurs ont pensé que, dans ces cas, la
matrice était double [1], ou séparée par une cloison.
D'autres admettent, et citent des faits à l'appui de
leurs croyances que, sans ces conditions, des
femmes ont conçu à des époques différentes, et
sont accouchées à des intervalles qui étaient en rapport avec chacune des conceptions. M. Gardien rapporte, qu'à Clermont-Ferrand, une femme accoucha d'un second enfant trois mois après la parturition du premier; cet auteur, Mme Boivin, et d'autres, citent plusieurs exemples de cette nature,
qui laissent à décider s'il y a eu superfétation ou
seulement séjour plus long dans la matrice d'un
des deux fœtus conçus simultanément. Voici des
faits d'un autre genre qui ne sont pas beaucoup
plus concluans.

« Une femme de Charles-Town, dans la Caro-
» line méridionale, dit Buffon, accoucha en 1714
» de deux jumeaux qui vinrent au monde tout de

(1) Nous en avons vu un exemple.

» suite, l'un après l'autre; il se trouva que l'un
» était un enfant nègre et l'autre un blanc, ce qui
» surprit beaucoup les assistans. Ce témoignage
» évident de l'infidélité de cette femme à l'égard
» de son mari, la força d'avouer qu'un nègre qui
» la servait était caché dans sa chambre un jour
» que son mari venait de la quitter et de la laisser
» dans son lit; et elle ajouta, pour s'excuser, que
» ce nègre l'avait menacée de la tuer, et qu'elle
» avait été contrainte de le satisfaire. » Un fait
semblable s'est représenté à Philadelphie en 1805.
A la Guadeloupe, une négresse est accouchée de
deux enfans mâles, à terme, dont l'un nègre, et
l'autre mulâtre. En 1823, une autre négresse accoucha d'un enfant *complétement noir* et d'un autre
entièrement blanc.

Observons cependant que ce n'est pas à la naissance que l'on peut s'assurer de la différence réelle
de la couleur des individus, puisque l'enfant nègre
offre alors une teinte rouge que présentent très-
souvent les enfans blancs, et que ce n'est que
vers le troisième jour que la coloration noire se
prononce. Il faudrait donc savoir s'ils ont vécu pour
que ces observations fussent de quelque autorité,
et c'est ce que nous ignorons. On verra bientôt
qu'après la conception il se forme une membrane qui doit être un obstacle à une nouvelle im-
prégnation; en conséquence, M. Raige-Delorme
conclut à ce que l'on ne puisse admettre la réalité

des *superfétations* que lorsque la grossesse « est très-
» récente, dans le cas de grossesse extra-utérine,
» et dans celui ou l'utérus est bilobé. »

On a écrit bien des sottises sur l'art de procréer
les sexes à volonté. On a prétendu que chacun des
ovaires ou des testicules était destiné à l'un des
sexes ; et que de ces organes, du côté droit, prove-
naient les garçons. Lors même que ces assertions seraient aussi vraies qu'elles le sont peu, il ne s'en
suivrait pas qu'il fût possible de faire agir plutôt
l'un que l'autre des ovaires et des testicules ; mais
il a été constaté que des hommes n'ayant qu'un testicule, ont engendré des enfans des deux sexes, et
M. Jadelot n'a trouvé qu'un ovaire chez une femme
qui avait mis au monde des filles et des garçons.
Plusieurs expériences faites sur des animaux ont
prouvé que les mâles et les femelles proviennent
aussi bien des deux côtés.

Nous devons accorder aussi peu de confiance aux
signes d'après lesquels certaines personnes croient
pouvoir prédire quel est le sexe de l'enfant pendant
la grossesse. Les uns regardent de quel pied la
femme commence à marcher, les autres lui exami-
nent la tête, pour tirer des inductions de la disposition des cheveux ; entre ces moyens extrêmes, il
en est qui tiennent le milieu, mais qui n'ont pas
plus de valeur, ce sont les signes fournis par la
forme du ventre, et d'autres remarques que l'on a
cru y faire ; mais tout cela ne signifie rien, si ce

n'est de prouver combien l'erreur s'accrédite facilement malgré les faits contraires que la vérité lui
oppose.

De la Grossesse.

Après la conception, la nature dirige sur l'utérus l'activité vitale qui devient nécessaire au développement de cet organe et du nouvel être qu'il
renferme. C'est pour cela que souvent les maladies
organiques chroniques semblent arrêtées dans leurs
progrès, et que des femmes débiles et condamnées
à une mort certaine mettent au monde des enfans
mieux constitués que l'on n'aurait pu le supposer.
La nature semble avoir pris soin, avant toute
chose, de perpétuer l'espèce, même aux dépens des
individus; aussi ne doit-on pas conclure, de ce
que les personnes dont il s'agit voient les symptômes de leur maladie diminuer pendant la gestation, que cette fonction leur est avantageuse; au
contraire, elle les épuise en dépensant à son béné-
fice ce qui leur reste de force, et ne peut que hâter
le terme fatal.

Les phénomènes qui accompagnent la grossesse
sont aussi remarquables au moral qu'au physique.
On a sans doute exagéré les faits que l'on a attribués à cet état; néanmoins il faut bien reconnaître
que le moral de la femme est souvent puissamment
modifié par lui.

Cette influence qu'exerce la gestation sur la

femme, est relative à son organisation ; celle qui
est robuste , dont le système nerveux est peu développé et peu susceptible , n'éprouve pas souvent
de ces affections sympathiques que l'on ne doit considérer que comme étant une exaspération d'une
disposition préexistante. Voyez les femmes de la
campagne : dans la plupart des cas , elles ne sont
alors ni plus impressionables , ni plus irascibles ,
et n'éprouvent pas souvent ces envies dont il a tant
été parlé ; ces dépravations de goût si bizarres ,
et enfin tout ce que l'on observe souvent chez les
personnes d'une constitution plus délicate. Nous
sommes bien loin de prétendre que chez celle-
ci les phénomènes qu'elles ressentent ne soient pas
involontaires ; nous pensons au contraire qu'ils
sont inhérens à leur constitution , et il serait tout
aussi injuste de ne pas le reconnaître, de ne pas y
avoir égard, qu'il le serait de s'offenser de la tristesse
qui accompagne certaines maladies, etc.

La femme, pendant la gestation , mérite le respect à plus de titres que dans tout autre tems ; elle
a droit à plus d'égards , aux complaisances les plus
délicates, et doit être entourée de la sollicitude de
tous ceux qui l'approchent. S'il en est d'assez heureuses pour n'éprouver aucune incommodité, à
combien de maux la plupart ne sont-elles pas assujéties ?

Dans les premiers tems de la grossesse, l'influence
sympathique qu'exerce la matrice sur l'estomac dé-

range ses fonctions, d'où suivent les maux de cœur, les vomissemens, les dégoûts, les appétits bizarres et quelquefois dépravés. Cet état pénible dure souvent jusqu'à une époque où le développement de la matrice, qui vient comprimer l'estomac, est une cause nouvelle qui trouble ses fonctions et continue les incommodités, en ne faisant qu'en changer l'origine.

Le développement de l'utérus produit bien d'autres souffrances. D'abord en refoulant les viscères et empêchant l'abaissement du diaphragme, il rend la respiration difficile; ensuite la pression qu'il exerce sur les autres organes de l'abdomen, sur les paires de nerfs qui sortent de la colonne vertébrale, occasione des douleurs quelquefois très-vives, et qui persistent souvent jusqu'à la fin de la grossesse. Cette pression, lorsqu'elle a lieu sur les veines qui reviennent des membres inférieurs, gêne le retour du sang, et y cause des engourdissemens et des varices, ou bien, si elle s'exerce sur les vaisseaux lymphatiques, c'est l'engorgement œdémateux qui a lieu. Notre but n'étant pas d'énumérer toutes les maladies auxquelles sont sujettes les femmes enceintes, nous passons aux phénomènes moraux.

La femme, dont le système nerveux est devenu beaucoup plus susceptible, est aussi bien plus accessible aux impressions morales; il est donc très-important d'éviter tout ce qui peut la contrarier. Souvent même sans causes particulières, sans qu'elle puisse s'en rendre raison, elle éprouve le besoin de pleurer, et c'est un soulagement pour elle de le satisfaire ; il en est qui ressentent de l'aversion pour des personnes qui leur étaient chères, etc.

Quant aux signes de la grossesse, ils sont fort nombreux, mais la plupart n'ont de valeur certaine que pour les ignorans. En effet, rien n'est difficile à constater comme une grossesse commençante, et ce n'est guère qu'à l'époque où la femme elle-même sait à quoi s'en tenir, par les mouvemens qu'elle ressent, que le médecin peut, par le toucher, sentir le ballotement, ou, à l'aide du stétoscope, entendre les battemens du cœur du fœtus, qui sont pour lui les seuls signes caractéristiques. Tous les autres, tels que la suppression des règles, les nausées, les vomissemens, le développement du ventre, les changemens que présente le visage, les différences que l'on a cru exister dans le pouls, etc., sont des signes qui n'ont de valeur que par leur réunion, et encore le médecin qui sait qu'un grand nombre de circonstances maladives peuvent y donner lieu, se gardera bien de prononcer d'une manière positive tant qu'il n'aura pas d'autres certitudes. Cependant tous les jours nous voyons des personnes, parmi lesquelles on peut compter des médecins, qui affirment effrontément une grossesse, sans examen approfondi, et avec une assurance faite pour étonner si on ne voyait le but de ce charlatanisme.

La matrice qui, dans l'état ordinaire, n'a qu'un volume très-peu considérable, éprouve pendant la gestation des changemens notables. Aussitôt après la fécondation et avant que l'œuf soit parvenu dans sa cavité, elle commence à se développer; une membrane se forme à sa surface intérieure; son volume s'accroît de plus en plus et finit par devenir onze fois et demie plus considérable que celui qu'elle avait avant la conception. Au terme de la grossesse sa longueur est d'un pied; son diamètre est de neuf pouces; et sa circonférence à la hauteur des trompes est de vingt-six pouces. Sa cavité, d'abord spacieuse, relativement au fœtus, dans les deux premiers mois, est remplie presque entièrement par lui dans les derniers. Sa forme que nous avons vue être à peu près triangulaire, devient ovoïde, son col s'efface et son ouverture s'arrondit.

Si le développement de la matrice ne s'effectuait qu'aux dépens des molécules qui la composent à l'état de vacuité, elle devrait éprouver un amincissement qui ne lui permettrait pas de résister aux efforts qu'elle a à supporter, et à ceux surtout qui accompagnent l'accouchement; mais il n'en est pas ainsi : son accroissement se fait par une nutrition plus active, et ses parois, loin d'être affaiblis, augmentent d'épaisseur.

Dans les trois premiers mois de la grossesse, l'utérus continue à occuper le petit bassin; mais, vers la fin de cette période il commence à s'élever. A quatre mois, on le sent au-dessus des pubis ; à cinq, son fond est parvenu à deux travers de doigt au-dessous de l'ombilic ; à six mois, il dépasse l'ombilic de deux pouces ; au septième, il atteint la région épigastrique ; au huitième, il s'élève encore, mais dans le neuvième il s'abaisse un peu. Le col s'amincit et se dilate de plus en plus, et tous les organes qui doivent concourir à faciliter l'accouchement, se disposent à cette fonction.

Dépendances du Fœtus.

La fécondation étant opérée, voici ce que l'on observe : l'œuf humain fécondé, se gonfle, se détache de l'ovaire, et parvient par la trompe qui lui correspond dans la matrice, au bout d'un tems qui n'est pas bien déterminé.

En y pénétrant, d'après l'opinion de MM. Gardien, Moreau et Velpeau, il pousse au-devant de lui, une membrane séreuse (*la membrane caduque*) qui s'est formée à la surface de la matrice, et qui lui formera une double enveloppe, en contact avec l'utérus d'une part, et de l'autre, réfléchie sur les membranes propres de l'œuf.

L'œuf, lui-même, est formé par deux membranes. La plus extérieure, le *chorion* qui est en contact avec la *caduque réfléchie*, est mince, celluleuse et garnie de villosités qui adhèrent à la matrice, et formeront un gâteau vasculaire, nommé *placenta* dont nous allons nous occuper.

L'amnios, enveloppe immédiate du fœtus, en rapport avec le *chorion*, est de nature séreuse, et un peu plus épaisse que lui ; elle fournit un fluide jaunâtre, laiteux, légèrement salé, d'une odeur fade, qui baigne le fœtus [1].

Nous avons vu que l'œuf humain, parvenu dans l'utérus, y contracte des adhérences par les villosités qui existent à sa surface. Ces adhérences, d'abord très-étendues, se rapprochent et s'organisent de manière à former une masse spongieuse et très-vasculaire qui est le *placenta*. Ce corps a une étendue proportionnellement moins grande à mesure que l'on s'éloigne de l'époque de la conception. Dans les premiers tems, les villosités qui le produisent, occupent les trois quarts de la cavité utérine ; après le premier mois, elles n'en recouvrent plus que les deux tiers, puis la moitié, et enfin lors de l'accouchement, le *placenta*, dont les proportions varient d'ailleurs suivant la force de l'enfant et la vigueur de la mère, a six à huit pouces de diamètre, ce qui fait à peu près le quart de l'étendue de la cavité de la matrice. Son épaisseur, à son centre est de douze à quinze lignes, elle

____

(1) MM. Vauquelin et Buniva y ont trouvé une tres-grande quantité d'eau avec de faibles proportions d'albumine, de soude, de sel marin, de phosphate de chaux, de carbonate de chaux et de matières caséiformes.

est beaucoup moindre à sa circonférence ; son poids
de dix-huit à vingt onces; sa forme est généralement
arrondie.

La face extérieure du *placenta* est rugueuse, et
communique avec la matrice à laquelle elle adhère;
la face fœtale est lisse, continue avec les membranes de l'œuf, et donne naissance à son centre,
au *cordon ombilical*.

Le *cordon ombilical* n'existe pas dans le premier
mois ; l'embryon est alors appliqué à l'*amnios* ;
bientôt il se forme, et fait communiquer le fœtus
à la partie inférieure de l'abdomen duquel il s'insère, avec le placenta qui est l'organe de sa nutrition, où son sang va recouvrer les principes réparateurs que lui fournit la mère. D'abord très-court,
le *cordon ombilical* finit par avoir une longueur
qui varie de vingt à vingt-deux pouces. On en voit
de beaucoup plus courts, il en a été observé qui
avaient jusqu'à cinq pieds; sa grosseur est celle du
petit doigt. Il est composé d'une veine, de deux artères et d'une substance particulière. Le premier
de ces vaisseaux porte le sang du *placenta* au fœtus;
les seconds reportent du fœtus au placenta celui
qui doit être vivifié. Ces vaisseaux sont contour-
nés sur eux-mêmes; la veine se replie de distance
en distance, ce qui donne lieu aux nodosités que
présente le cordon.

Le *cordon ombilical* contient encore un canal
nommé *ouraque* , qui provient de la vessie, et que

l'on croit destiné à transmettre l'urine du fœtus dans la *vésicule ombilicale* ou *allantoïde*, qui en est le réservoir selon les uns, tandis que d'autres pensent que le fluide qu'elle contient sert à la nutrition de l'embryon. Cette vésicule consiste en un petit sac membraneux, d'abord fixé à l'ombilic, et qui s'en éloigne de plus en plus en se rapprochant du *placenta;* mais nous ne devons pas insister sur ces détails sur lesquels on n'est point encore fixé.

Développement du Fœtus.

Dans les premiers tems de la conception, l'œuf humain ne présente qu'une vésicule, nommée *ovule*, remplie par un liquide transparent et offrant une petite tache appelée *cicatricule*, qui est le rudiment du nouvel individu. Sept à huit jours après, on y distingue les premiers linéamens de l'embryon, sous l'aspect d'un nuage mucilagineux. A un mois on commence à voir quelques traces d'organisation, mais il est difficile de distinguer aucun organe. A un mois et demi, l'embryon a le volume d'une guêpe; sa tête forme la moitié de sa masse; on aperçoit deux points noirs à l'emplacement des yeux, une ligne transversale marque l'endroit où doit être la bouche; de petits tubercules indiquent les membres : c'est vers cette époque que l'on commence à voir battre le cœur; il y a déjà un commencement d'ossification aux clavicules.

A deux mois, la tête n'a plus que le tiers de la longueur de l'embryon, qui est alors de quinze à dix-huit lignes ; les membres sont distincts; les points osseux plus nombreux; le cordon ombilical est formé, et contient une partie des intestins ; il s'insère alors à la partie inférieure du ventre.

A trois mois, époque à laquelle on lui donne communément le nom de fœtus, sa longueur est de trois à quatre pouces, et son poids de trois onces environ. Les paupières sont formées; le nez devient proéminent, le cou distinct, la cavité de la poitrine existe, on peut reconnaître le sexe; le fœtus exerce déjà quelques mouvemens, les germes des dents commencent à s'ossifier.

Du quatrième au cinquième mois les ongles se forment ; les membres inférieurs prédominent sur les supérieurs, la tête n'est plus que le quart de la longueur totale du fœtus qui est de huit pouces environ.

A six mois, sa longueur est de onze à quatorze pouces, son poids de douze à seize onces. La tête est couverte de quelques cheveux blancs argentés; les ongles sont plus prononcés, et si l'accouchement a lieu à cette époque, l'enfant peut crier, mais ne survit que quelques instans. [1]

Dans le commencement du septième mois, les

(1) Cabanis, cependant, cite que *Fortunio Liceti*, savant du seizième siècle, vint au monde à cinq mois, et vécut plus de quatre-vingts ans.

testicules se rendent ordinairement dans les bourses, les organes acquièrent plus de consistance; la
membrane qui recouvrait la pupille disparaît; la
longueur du fœtus est de treize à seize pouces, et
s'il est mis au monde à la fin de cette période, il est
viable, bien que son existence ne soit pas autant
assurée que si l'accouchement a lieu plus tard.

Dans le huitième mois il se développe plus en
grosseur qu'en longueur; celle-ci est de seize à dix-
huit pouces, et son poids de cinq livres environ,
s'il naît alors, il est moins difficile de le conserver. Enfin, dans le neuvième mois, les organes
acquièrent de plus en plus le développement qui
va les rendre susceptibles de remplir leurs fonctions
avec plus d'énergie, et de permettre au fœtus de
vivre par lui-même.

Ses proportions à terme sont telles qu'il a dix-
huit à vingt pouces de long et pèse de 5 à 9 livres.
Le diamètre transversal de sa tête est de trois
pouces un quart à trois pouces et demi. Celle-ci est
recouverte par des cheveux assez longs; son corps
est ordinairement enduit d'une couche butireuse,
que l'on considère comme une sécrétion folliculaire.

Le cordon ombilical qui s'implantait d'abord à
la partie inférieure de l'abdomen, s'est rapproché
de plus en plus de son centre, et à cette époque son
insertion répond à peu près à la moitié du corps [1].

____

(1) M. le professeur Chaussier a tiré, de cette différence

Les os du crâne sont rapprochés, mais mobiles, de manière que leurs bords puissent se placer les uns sur les autres lors de l'accouchement.

Le développement du fœtus ne s'opère pas uniformément pendant tout le tems de la gestation; d'abord assez lent, il devient très-rapide entre le quatrième et le sixième mois; dans les derniers il est beauconp moins sensible. Ses tissus et ses organes ne se montrent pas simultanément, le tissu vasculaire sanguin est celui qui s'organise le premier dans la masse gélatineuse de l'embryon; vient ensuite le système nerveux qui se montre d'abord par les ramifications nerveuses, puis la moelle épinière, le cervelet, et enfin, le cerveau.

Il n'existe encore aucune trace de la substance de l'encéphale et de la moelle allongée dans le premier mois de la conception, si ce n'est un fluide parfaitement transparent. Dans le second, à peine cette transparence est-elle troublée, mais dans le troisième, la moëlle épinière est remarquable, le cervelet, et certaines portions inférieures du cerveau, se distinguent déjà. L'accroissement et la consistance de ces organes augmentent successivement jusqu'au moment de la naissance.

Après ces organes, ceux de la digestion présentent le développement le plus précoce, et parmi

de la hauteur de l'insertion du cordon ombilical, un moyen précieux pour constater l'âge des fœtus.

ceux-ci le foie se fait remarquer un des premiers : son volume est considérable. Le canal digestif, d'abord droit et peu étendu, se contourne en acquérant plus de longueur. L'ossification se fait ainsi : d'abord dans les clavicules puis dans les mâchoires, l'humérus, le fémur, le tibia, le péroné, les os de l'avant-bras, les vertèbres, en commençant par les supérieures, etc.

La position du fœtus dans la matrice n'est pas bien déterminée dans les premiers tems de la gestation, sans doute parce qu'elle n'est pas fixe, néanmoins, la tête qui est la portion la plus pesante, occupe la partie la plus déclive; mais vers la moitié de la grossesse, voici celle qui est la plus ordinaire. Sa tête est en bas, la face est dirigée vers le sacrum, les fesses par conséquent, répondent à l'ombilic de la femme; le corps est courbé en avant, c'est-à-dire, du côté des reins de la mère, les cuisses et les jambes sont fléchies, ces dernières sont croisées l'une sur l'autre; les avant-bras sont posés sur la poitrine.

On a cru long-tems que cette position résultait d'une culbute qui avait lieu au septième mois; mais c'est une erreur. Celle-ci au moins a le mérite d'être sans inconvénient.

Physiologie du Fœtus.

Il ne peut être mis en doute que la mère ne fournisse au fœtus les matériaux nécessaires à son accroissement ; mais il y a controverse sur la question de savoir si ces élémens de nutrition, lui viennent exclusivement par le cordon ombilical, ou s'ils lui parviennent encore par d'autres voies. Il est probable que, dans les premiers tems de sa formation, et avant celle du cordon ombilical, il se nourrit soit par l'absorption du fluide qui l'environne, soit par celui que contient la vésicule ombilicale [1], ou enfin en recevant déjà de la matrice des principes nutritifs, par les adhérences qu'il a contractées avec cet organe. Mais après la formation du placenta et du cordon ombilical, le fœtus absorbe-t-il l'eau dans laquelle il baigne? celle-ci est-elle avalée et digérée par lui, ou bien la respire-t-il et l'absorption s'en fait-elle dans les poumons? enfin ce fluide a-t-il réellement des propriétés nutritives? Nous laisserons de côté toutes ces questions, ainsi que les opinions qui les appuient ou les réfutent, et nous nous bornerons à étudier la nutrition du fœtus comme provenant du cordon ombilical qui est la voie la moins équivoque, sans nier la réalité des autres, surtout dans le commencement de la vie intra-utérine.

Il y a encore dissidence sur la nature du fluide, que le placenta reçoit de la matrice et transmet au fœtus ; les uns veulent qu'il ne soit que séreux ;

______

(1) Chez les ovipares, il n'est pas douteux que le nouvel individu s'accroisse en recevant du jaune ses principes nutritifs.

parce qu'ils pensent que le sang de la mère ne saurait être approprié aux besoins du fœtus, à la délicatesse de ses organes ; et supposent qu'il opère lui-même la sanguification, ou qu'elle a lieu dans le placenta. D'autres croient au contraire que lorsque son organisation est assez avancée, c'est du sang qui est transmis de la matrice au placenta ; se fondant sur l'hémorrhagie qui suit quelquefois son décollement. M. Geoffroy de Saint-Hilaire pense que le sang apporté par la veine ombilicale, et qui parvient au foie, fournit à une abondante sécrétion de bile qui provoque celle d'un fluide muqueux, qui, digéré par le fœtus, contribue à sa nutrition, et donne lieu au résidu que contiennent les intestins à la naissance (le *méconium*). La nature de notre ouvrage nous oblige à ne pas mentionner beaucoup d'autres opinions, pour arriver à ce qui est plus positif.

Quelles que soient les modifications que le sang éprouve dans le placenta, il est bien sûr au moins qu'il y acquiert des propriétés nécessaires à la nutrition du fœtus. On a prétendu qu'il y subit un changement analogue à celui qu'éprouve le sang dans le poumon de l'être qui a respiré ; nous le pensons aussi, mais nous croyons qu'il y a plutôt mutation des molécules du sang qui vient du fœtus, avec celles de celui qui vient de la mère, qu'oxigénation du sang du premier. Comment s'opérerait-elle dans un organe qui n'a aucun rapport avec l'air atmosphérique, et d'ailleurs, suffirait-elle pour fournir à son développement, ne faut-il pas qu'il lui parvienne aussi des matériaux de nutrition?

Malgré toutes les recherches qui ont été faites, malgré les lois de l'analogie dont on s'est étayé, il règne encore la plus grande obscurité sur le point qui nous occupe; néanmoins l'opinion que nous émettons nous paraît la plus satisfaisante.

La circulation entre les vaisseaux de la portion du placenta qui répond au fœtus, et ceux de celle qui adhère à la matrice, n'est pas immédiate comme l'a démontré M. le professeur Dubois, et comme le prouve la fréquence beaucoup plus grande des pulsations du fœtus que celles de la mère; mais il paraît que, dans les dernières ramifications des uns et des autres, le sang fœtal apporté par les artères ombilicales, est repris pour retourner à la mère et le sang artériel de celle-ci, est absorbé par les radicules de la veine ombilicale pour être porté au fœtus [1].

Étudions maintenant la circulation propre du fœtus, d'après les idées les plus généralement reçues. Le sang apporté par la veine ombilicale se rend en partie au foie, où l'on croit qu'il subit des modifications importantes, et en partie à la veine-

____

(1) Il est bon d'observer que les artères ombilicales contiennent du sang veineux, et la veine du même nom transmet le sang artériel.

cave inférieure par le *canal veineux*. Il se trouve par conséquent mêlé avec celui qui revient des parties inférieures du fœtus, et parvient ainsi à l'oreillette droite du cœur, qui reçoit aussi le sang qui arrive par la veine-cave supérieure de la portion supérieure du corps. Là, au lieu de pénétrer en totalité dans le ventricule du même côté, comme cela a lieu après la naissance, il passe de suite en grande partie dans l'oreillette gauche par une ouverture nommée *trou de Botal*, qui existe chez le fœtus, et en partie dans le ventricule droit. Le sang arrivé dans l'oreillette gauche parvient par la contraction de celle-ci dans le ventricule correspondant, qui, à son tour, le pousse dans l'artère aorte; celui qui a pu pénétrer dans le ventricule droit, au lieu d'être dirigé dans les poumons, en est détourné par le *canal artériel*, et se rend aussi dans l'aorte. Il résulte de cette disposition que le sang poussé par le ventricule gauche est spécialement dirigé vers la partie supérieure du corps, et celui chassé par le ventricule droit parvient aux parties inférieures. On voit que la circulation du fœtus n'est pas la même que celle de l'enfant qui a respiré; le sang ne se régénère pas en totalité; mais au contraire celui qui a déjà circulé se mêle au sang qui revient du placenta, et l'un et l'autre sont poussés dans tout le corps par l'effort des deux ventricules. Le sang qui a été porté dans la moitié inférieure revient en partie au placenta par les artères ombilicales qui sont une continuation des iliaques.

A mesure que l'on se rapproche du terme de la grossesse, le mode de circulation dont nous venons de parler se rapproche aussi de celui qui doit exister après la naissance; le trou de Botal se rétrécit, ainsi que le canal artériel; il arrive de plus en plus de sang aux poumons. Lorsque le travail de l'enfantement est commencé, les contractions de la matrice compriment le placenta, et bientôt il ne lui est plus possible d'admettre, dans ses cellules, le sang qui revient du fœtus; celui-ci, forcé de retourner par la veine ombilicale, au moyen de communications qui existent entre ces vaisseaux, sans avoir traversé le placenta, ne tarderait pas à être insuffisant pour entretenir la vie si cet état durait longtems. Aussitôt que l'enfant a respiré, la dilatation des poumons offrant un libre accès à l'abord du sang par l'artère pulmonaire, il cesse de passer par le *trou de Botal*, qui s'oblitère ainsi que le canal artériel, et la circulation devient ce que nous l'avons décrite en traitant de cette fonction en général.

Des Monstruosités, des Vices de conformation et des Taches cutanées.

S'il fallait croire tout ce qui a été écrit sur cette matière, nous aurions à reproduire ici les faits les plus extraordinaires; nous verrions des femmes ayant enfanté plusieurs sortes d'animaux, ou qui ont mis au monde des enfans ayant la tête d'un porc, et bien d'autres phénomènes de ce genre; mais de tous ces faits, il n'en est pas d'assez avérés pour qu'il soit permis d'y croire.

S'il n'a pas été constaté que des fœtus de notre espèce aient offert des portions de leurs corps semblables à celles d'autres animaux; il n'est pas douteux qu'il s'en présente parfois qui offrent une organisation monstrueuse; on en a vu qui avaient plusieurs têtes portées par un seul tronc, ou dont le corps double n'avait qu'une tête; quelquefois ce sont deux individus distincts, mais réunis, soit par la face antérieure, soit par celle postérieure ou par un des côtés. D'autres ont des portions exubérantes, comme quatre jambes, plus de deux bras, plusieurs mains, un plus ou moins grand nombre de doigts surnuméraires, etc., etc.

S'il est des monstres par excès, il en est aussi par défaut; on en observe qui sont privés de crâne, ou *acéphales*, ou bien auxquels il manque certains membres ou parties de membres; enfin il en est qui présentent des transpositions d'organes : on a vu une femme qui avait le cœur et la rate à droite, tandis que le foie se trouvait à gauche. Il a été observé une foule d'autres anomalies dont les sujets ou les modèles sont conservés dans les collections anatomiques.

L'hermaphrodisme, qui est naturel à plusieurs

espèces d'animaux à sang blanc, tels que les huî-
tres, les oursins, les étoiles de mer, les lima-
çons, etc., doit être considéré comme une mons-
truosité dans les animaux à sang rouge; et ceux
auxquels on a donné le nom d'*hermaphrodites*, dans
notre espèce, ne l'étaient pas dans l'acception rigoureuse du mot. On a bien des exemples d'individus dont le sexe était équivoque, qui présentaient
même les apparences de l'un et de l'autre; mais il ne
s'en est pas présenté chez lesquels les organes sexuels
mâles et femelles fussent parfaits, et encore moins
qui pussent se féconder seuls. Dans la plupart des
cas, il n'y a que trop grand développement de
quelque partie des organes sexuels femelles, tel
que celui du clitoris, ou développement imparfait
des organes sexuels mâles. D'autres fois il existe
une organisation imparfaite de l'un et de l'autre
sexe, qui, loin de permettre l'exercice des fonctions
de chacun, rend inhabile à celles de tous deux.

Le fœtus peut présenter plusieurs autres vices
de conformation, mais auxquels il est plus facile
de remédier; telle est l'occlusion des paupières,
celle de la bouche, de l'anus, de la vulve, etc.,
ou bien la réunion des doigts, des orteils, etc.

Enfin viennent les taches et les excroissances que
présente la peau, et que, par suite d'une croyance
mal fondée, on a nommées envies. Celle-ci peuvent
être de forme et de couleur très-variées, ce qui

donne beaucoup de latitude pour les ressemblances qu'on ne manque pas de leur trouver.

Quant aux causes de toutes les imperfections que nous venons d'énumérer, il en est dont on peut assez facilement se rendre compte. Il paraît probable que l'union de deux fœtus tient à ce qu'ayant été renfermés dans la même enveloppe, et en contact trop immédiat, à une époque où leur peau n'avait que très-peu de consistance, ils ont pu contracter des adhérences et croître ainsi réunis. On pourrait réunir deux individus, si on dénudait une portion de leur surface, et qu'on les maintînt en contact un laps de tems suffisant.

Malgré les écrits pleins de vues judicieuses de M. Geoffroi de Saint-Hilaire et d'autres, il n'est pas facile d'expliquer la cause de plusieurs autres monstruosités ; cependant on s'accorde assez généralement aujourd'hui à y voir un vice en plus ou en moins, dans la nutrition qui préside au développement des organes du fœtus. Si nous pouvions, sans craindre de fatiguer l'attention, remonter au mode de formation de toutes ses parties, nous pourrions alors rendre compte de plusieurs vices de conformation, tels que les becs de lièvre, les imperforations, etc. ; mais nous ne devons pas oublier que nos lecteurs ne sont pas obligés par état à entrer dans tous ces détails.

Il est une manière fort commode d'expliquer tous

les phénomènes dont nous venons de parler. C'est
de les attribuer à une impression morale de la
mère. Malheureusement, bien qu'elle soit la plus
accréditée dans le public, elle est de toutes la moins
fondée. Si la situation morale de la femme influait
sur l'enfant qu'elle porte, de manière à modifier
son organisation physique, combien seraient fréquens et manifestes les résultats qu'on lui attribue,
dans les cas où une grossesse illégitime est une
cause si puissante des chagrins les plus vifs, ou bien
lorsque la femme enceinte est soumise aux épreu-
ves les plus pénibles, quelle est témoin des scènes
les plus horribles, et lorsqu'elle a couru les plus
grands dangers! Cependant presque toujours l'enfant
qui est mis au monde, après avoir été porté dans
ces circonstances, n'en est pas moins bien constitué.

On prétend que des femmes, ayant assisté au
supplice de criminels qui avaient été rompus,
ont mis au monde des enfans qui avaient des fractures au mêmes endroits que le supplicié. Mais,
malgré l'autorité de Mallebranche, ces faits sont-
ils bien prouvés? Et d'ailleurs, M. le professeur
Chaussier n'a-t-il pas trouvé deux fœtus dont l'un
avait quarante-trois fractures et l'autre cent treize?

Quand un enfant vient au monde, ayant quelque excroissance ou des taches, quelles que soient
leurs couleurs, aussitôt on s'efforce de leur trouver une ressemblance, et on fait en sorte de se rappeler une circonstance qui légitime le *signe*. Celui-

ci, comme le tableau de Catina où chacun voyait ce qu'il voulait, se trouve bientôt ressembler à des fraises, des cerises, des raisins, ou a quelque animal; quelquefois c'est tout simplement une tache de vin, bien que souvent la mère n'ait voulu boire que de l'eau pendant sa grossesse. On va même jusqu'à faire remarquer que le fruit que l'on croit reconnaître devient plus rouge à l'époque à laquelle les fruits véritables de même nature mûrissent. Ceci ne doit pas surprendre, car les taches dont il s'agit proviennent d'une disposition anormale du tissu de la peau, et surtout d'une plus grande quantité de vaisseaux sanguins, ou de leur calibre plus considérable dans le lieu où siége le *signe*, comme M. le docteur Tartra l'a démontré : il n'est donc pas surprenant que, dans une saison où la circulation capillaire de la peau est plus active, la coloration des taches ou envies, soit plus vive.

De l'Accouchement.

Le plus ordinairement, lorsque le fœtus a séjourné pendant environ neuf mois de trente jours dans la matrice, le travail de l'enfantement a lieu. Il n'est pas très-rare que l'accouchement arrive avant ce terme, et l'on croit avoir des exemples de parturition après cette période.

La question des naissances retardées a fourni plusieurs fois matière à des débats judiciaires et

scientifiques, desquels il est résulté que la loi reconnaît comme légitimes les enfans qui naissent jusqu'au trois-centième jour après le décès du mari.
« Si on admettait tous les faits rapportés par les
» auteurs anciens et modernes, sur les naissances
» légitimes à des tems indéterminés comme à onze,
» à douze, à treize, à quatorze, à quinze, à vingt-
» trois mois, cela serait infiniment commode pour
» les femmes; à toutes les ressources qu'elles ont
» pour donner des héritiers à leurs maris, si on
» surajoutait la facilité de faire des posthumes à
» telles époques qu'elles le jugeraient à propos, les
» héritiers collatéraux n'auraient plus d'espérances
» réelles que dans la stérilité des épouses de leur
» parens [1] »

La cause qui détermine l'accouchement a beaucoup exercé les physiologistes : les uns ont attribué les contractions de la matrice, soit à une congestion sanguine due au sang menstruel, soit au
contact des eaux de l'amnios, qu'ils supposaient être
devenues plus acrimonieuses; Buffon y voyait l'analogue de ce qui a lieu dans un fruit parvenu à sa
maturité; selon lui, c'est le décollement du placenta qui provoque la parturition. Mais dans la
première opinion, cette congestion devrait avoir
lieu plus tôt ou plus tard, suivant le tempérament
plus ou moins sanguin de la femme; suivant qu'elle

____

[1] Louis, *OEuvre de Chirurgie.*

a perdu plus où moins de sang pendant sa grossesse; quant à l'acrimonie du fluide amniotique,
elle est conjecturale, cette humeur d'ailleurs n'est
pas en contact avec l'utérus.

L'opinion de Buffon n'est pas mieux fondée,
puisque souvent après l'accouchement le placenta
est encore adhérent.

D'autres ont cru que le fœtus, de plus en plus
gêné dans la cavité utérine, ou éprouvant le besoin
de respirer, sollicitait son expulsion. « Si l'enfant
» trépigne dans les derniers tems de la grossesse,
» dit Cabanis, s'il s'agite avec une inquiétude
» d'autant plus impétueuse et plus continuelle,
» qu'il est plus vivant et plus fort, ce n'est pas,
» comme l'ont dit presque tous les physiologistes,
» parce qu'il se trouve à l'étroit et mal à l'aise dans
» la matrice; il y nage, au contraire, au milieu des
» eaux. Mais ses membres ont acquis un certain
» degré de force, il sent le besoin de les exercer. Son
» poumon a pris un certain développement : la
» quantité d'oxygène qui lui vient de la mère, avec
» le sang de la veine ombilicale, ne lui suffit plus;
» il lui faut de l'air; il le cherche avec l'avidité du
» besoin. Ces circonstances, jointes à la distension
» de la matrice, dont les fibres commencent à ne
» pouvoir prêter davantage, et l'état particulier
» où se trouvent alors les extrémités de ses vais-
» seaux abouchés avec les radicules du placenta,

» sont la véritable cause déterminante de l'accou-
» chement. »

Bien certainement le fœtus est passif dans l'acte
qui donne lieu à sa sortie ; il se peut que son état
physiologique, la modification qu'éprouve sa circulation, celle qui en résulte pour la matrice, influent
sur l'action de celle-ci ; mais il faut bien reconnaître
que les enfans morts sont également expulsés.

Vers la fin de la grossesse, la matrice s'est abais-
sée, les parties génitales sont lubrifiées par une
plus grande quantité de mucosités ; les symphyses
des os qui forment le bassin sont relâchées ; tout
enfin se dispose pour l'acte de la parturition.

La femme est avertie que le travail de l'enfantement est commencé par des douleurs modérées, qui
se succèdent à des intervalles plus ou moins éloignés. Souvent ces premières douleurs se font sentir
dans la région des reins ; alors elles sont sympathiques et inefficaces, pour la dilatation du col de la
matrice. Celles-ci peuvent être ressenties long-tems
sans que le travail avance ; mais les douleurs que
la femme ressent à la région abdominale, et qui
se dirigent vers le col de la matrice, sont celles qui
produisent sa dilatation, et par conséquent qui
hâtent le moment de la délivrance.

L'accouchement est une fonction trop naturelle
pour être considérée comme maladie ; cependant
on ne peut se dissimuler qu'elle ne soit très-dou-
loureuse, et accompagnée de symptômes qui s'é-

loignent de l'état ordinaire. Dans les premiers tems, la matrice est seule active, et ses contractions tendent à agrandir son ouverture. Pendant que ce travail s'opère, la tête de l'enfant que nous avons vue occuper la partie inférieure de l'utérus, descend et traverse le détroit supérieur du bassin formé par la portion moyenne des os des îles et le sacrum, dans une direction oblique; l'occiput dirigé vers la cavité cotyloïdienne gauche, et le front du côté de la symphyse sacro-iliaque droite. De cette manière, le plus grand diamètre de la tête se trouve en rapport avec le diamètre le plus large du détroit, et elle parvient dans le petit bassin qui est la portion qui se trouve au-dessous. La tête arrivée dans cette cavité, quitte sa direction oblique et se dirige de manière à ce que l'occiput répond à la symphyse des pubis et le front au coccyx; et comme l'axe du trajet qui lui reste à parcourir est différent de celui du détroit supérieur, le front roule sur la concavité formée par le coccyx et le périnée, et l'occiput se présente à l'orifice utérin.

Jusqu'alors la tête est recouverte par les membranes qui forment les enveloppes du fœtus; la portion qui répond à l'orifice s'y engage aussitôt qu'il a acquis une dilatation suffisante. A chaque contraction, les eaux poussées sur cette portion des membranes, soit par la matrice, soit par la tête du fœtus, ne tardent pas à former une poche en forme de coin, qui s'engage de plus en plus au travers de l'orifice et tend à le dilater, jusqu'à ce qu'enfin la tête s'y engage à son tour.

La portion de la tête qui se présente la première est non-seulement la plus favorable pour faciliter son passage total, mais encore elle se moule comme dans une filière, la peau du crâne se plisse, et les bords des os qui le forment se superposent pour en diminuer le diamètre.

Cependant l'action de la matrice, agent principal de l'accouchement, devient de plus en plus énergique, bientôt s'y joint celle des muscles abdominaux, du diaphragme surtout, aidé par les organes de la respiration ; la femme qui du commencement ne faisait que supporter les douleurs, devient active pendant celles que l'on nomme *expulsives;* elle arc-boute ses pieds et ses mains sur des points résistans pour augmenter les efforts qu'elle fait pour hâter sa délivrance. Sa circulation est troublée, son pouls dur et fréquent, sa face fortement colorée, et ses souffrances, de plus en plus aiguës, sont néanmoins supportées par elle avec plus de courage.

La poche des eaux incessamment poussée en bas, et distendue par le liquide qu'elle contient, finit par se rompre ; l'eau amniotique sort avec force, et désormais la tête n'a plus qu'à franchir le détroit inférieur, ce qui a lieu plus ou moins promptement suivant ses proportions relatives à celles de la tête, et le plus ou moins de rigidité des parties.

L'effort qui détermine sa sortie est plus long et plus
douloureux que les autres, il est immédiatement
suivi de celui qui termine l'accouchement qui est
alors sans difficultés. Dans ces derniers momens,
les plis du vagin s'effacent ainsi que les petites
lèvres pour fournir au développement nécessaire
au passage du fœtus.

La position d'après laquelle nous venons de décrire l'accouchement, et qui est la plus avantageuse, est aussi la plus fréquente, puisque, d'après
le relevé de madame Boivin, sur dix-neuf mille
cinq cent quatre-vingt-six, elle s'est présentée
quinze mille six cent quatre-vingt-treize fois;
mais il en est bien d'autres plus ou moins défavo-
rables; il est hors de notre sujet de nous en occuper ici.

L'accouchement étant une fonction voulue par
la nature, il s'en suit que, dans la plupart des cas,
c'est à elle seule qu'il faut laisser le soin de l'opérer, et un des plus graves inconvéniens des anciennes méthodes relatives à cette branche de la
médecine, dont on retrouve malheureusement encore des traces dans les campagnes, c'est cette manie de vouloir à toute force agir sans nécessité.
« Si les accidens sont moins communs aujourd'hui
» à la suite des couches, dit M. le docteur Gardin,
» ce n'est pas parce que les accoucheurs savent
» opérer avec plus de dextérité, mais parce qu'ils
» sont moins souvent actifs, et qu'ils dirigent plus

» convenablement les femmes; c'est que plusieurs
» d'entre eux ont reconnu que l'accouchement
» appartient plus à la médecine qu'à la chirurgie,
» et qu'avant de se livrer à cette profession, ils
» ont senti la nécessité de se livrer à une étude
» approfondie des diverses fonctions spécialement
» dévolues au sexe, et des maladies qui résultent
» des dérangemens qu'elles peuvent éprouver. »

Le rôle du médecin-accoucheur est donc de diriger le plus favorablement possible les efforts de la nature qui tendent à l'expulsion du fœtus, de prévenir les accidens qu'ils pourraient occasioner, et de remédier à ceux qui n'ont pu être évités.

Après la sortie de l'enfant, la femme cesse de souffrir, et goûte avec délice cet état de calme, après des douleurs aussi vives; elle éprouve d'abord un sentiment de froid qui est bientôt suivi d'une douce chaleur, accompagnée d'une transpiration qui concourt à la débarrasser des fluides qu'elle était habituée à fournir au fœtus, et qu'il est de la plus grande importance de respecter. Sa suppression, jointe à l'extrême susceptibilité de la femme dans cet état, est la cause la plus fréquente des maladies qui suivent l'accouchement. Si l'on veut se former une idée de l'importance des précautions que doit prendre l'accouchée, il ne faut que réfléchir à sa situation physique et morale.

Pendant neuf mois elle a fourni abondamment à l'accroissement du fœtus; l'organe utérin a été un centre de fluxions extrêmement actif ; la plupart des fonctions de la femme ont été plus ou moins modifiées par la gestation : que l'on juge donc combien la cessation subite de cet état de chose, doit disposer au trouble des fonctions ; combien il faut qu'elles s'exercent avec calme, pour revenir à leur état ordinaire. Nous redoutons les effets de la suppression trop brusque d'un cautère, d'un vésicatoire, parce que, disons-nous, l'économie y est habituée: mais que sont ces exutoirs auprès de la gestation ? L'écoulement des *lochies*, la sécrétion du lait, la transpiration dont nous venons de parler, sont, il est vrai, autant de voies qui suppléent aux fluides que consommait le fœtus; mais précisément à cause de cela il importe de ne troubler en rien ces sécrétions, et il faudrait avoir bien peu de connaissances de la susceptibilité physique et morale de la femme, pour ne pas concevoir que la moindre impression de l'une ou de l'autre nature peut déranger l'harmonie de laquelle dépend la santé. Aussi, voyons-nous, que le moindre refroidissement, une digestion difficile, et surtout une influence morale, sont des causes extrêmement puissantes des maladies les plus dangereuses.

Que penser maintenant du régime barbare que l'on imposait autrefois aux nouvelles accouchées, et que certaines personnes emploient encore aujourd'hui, de ce vin sucré avec de la canelle et plusieurs autres pratiques non moins absurdes? Quand les inflammations sont aussi imminentes, comment ne pas y voir des moyens incendiaires les plus dangereux. Sans doute, toutes les femmes qui en font usage, ne périssent pas; mais celles qui, venant d'accoucher, vont aussitôt laver leur linge, ne meurent pas toutes non plus; faut-il en conclure qu'elles n'ont pas couru une chance très-hasardeuse? Cela veut-il dire que toutes les femmes pourraient agir de même sans s'exposer à une mort presque certaine?

Les soins hygiéniques de la femme qui vient d'accoucher sont, dans la plupart des cas, ce qui fixe le plus l'attention de l'accoucheur et aussi ce qu'il y a de plus important pour elle.

L'enfant ayant franchi la vulve, stimulé par l'impression de l'air, respire pour la première fois, et le mode de sa circulation change; le lien qui l'unit encore à la mère, peut être divisé; mais ceux qui résultent de l'instinct maternel ne sauraient être rompus sans danger pour le nouvel être qui, long-tems encore, aura besoin de puiser au sein de sa mère l'aliment qui convient à la délicatesse de ses organes et de recevoir d'elle les soins que lui inspirera sa tendre sollicitude.

La matrice débarrassée du fœtus se resserre, et sa capacité est considérablement diminuée; bientôt la présence du placenta et des membranes (*arrière-faix*), provoque de nouvelles contractions qui les expulsent par un mécanisme analogue à celui qui a produit la sortie du fœtus , mais avec bien moins de peine. L'accoucheur a dû attendre l'instant de ces contractions pour aider à la sortie de l'arrière-faix , et il serait imprudent qu'il cherchât à l'arracher dans un moment où l'inertie de la matrice exposerait la femme à une hémorrhagie dangereuse : ce que l'on ne fait que trop souvent.

Après la délivrance , il coule une petite quantité de sang ; celui qui s'amasse dans la matrice sort en caillots , en causant des coliques plus ou moins vives , qui ne sont autre chose que des douleurs analogues à celles de l'accouchement dues aux contractions de l'utérus : ensuite paraissent les lochies , qui , d'abord roussâtres , puis blanchâtres et puriformes , deviennent enfin séreuses , et durent vingt à trente jours suivant la constitution. La matrice revient peu à peu à ses premières proportions , et bientôt il ne reste que des traces fort légères de la fonction dont nous venons de faire l'histoire abrégée.

De la Lactation.

Nous nous sommes déjà occupé de la sécrétion du lait , nous n'y reviendrons pas ici ; il ne nous reste qu'à donner quelques considérations qui n'ont pu trouver place dans ce qu'il a été dit de cette sécrétion.

Dès que la direction des fluides vers l'utérus a cessé d'être commandée par les besoins du fœtus , ils se portent à l'organe dont l'activité est devenue nécessaire, et la sécrétion du lait a lieu. Celui qui est d'abord fourni (*colostrum*) est séreux, et contient un principe laxatif favorable à l'expulsion du *méconium*, qui est bien préférable à tous les sirops purgatifs que l'on administre maladroitement dans cette intention, lors même que l'enfant le rend naturellement : singulière manie de vouloir à toute force faire commencer la vie par une médecine! N'est-il pas en effet bien extraordinaire de s'efforcer à trouver la nature en défaut? cela ne prouve-t-il pas cette disposition de l'homme qui le porte toujours à vouloir mettre du sien dans tout ? comme si cette bonne mère n'avait pas prévu les besoins du nouvel être, et n'y avait pas pourvu. Il est vrai que, pour s'en rapporter aux mesures prises par elle, il faut suivre en tout les lois qu'elle prescrit; il ne faut pas qu'un enfant nouveau né soit gorgé d'un lait plus ou moins ancien, beaucoup trop nutritif pour ses organes délicats. Il faut que la mère prenne le soin d'achever la tâche qui lui est imposée. Ce devoir lui causera bien des peines, bien des fatigues sans doute; mais combien n'en sera-t-elle pas récompensée! Son enfant aura précisément la nourriture qui lui conviendra à toutes les périodes de la lactation ; sa santé sera plus assurée, et par cette raison et par les soins qu'il serait difficile qu'une mercenaire lui prodiguât à l'égal d'une mère; celle-ci évitera bien des maux qui ne résultent que d'une infraction aux lois naturelles ; et d'ailleurs, le premier sourire de son enfant , le charme qu'elle trouvera dans toutes les gentillesses propres à cet âge, ne seront-ils pas d'assez douces récompenses? Sans doute le plus beau titre de Rousseau à la reconnaissance de la postérité, est d'avoir détruit le préjugé qui s'opposait à ce que les personnes aisées nourrissent elles-mêmes leurs enfans ; sous ce rapport, le plus éloquent de ses ouvrages a rendu à l'humanité le service le plus éminent.

Il n'est donc pas indifférent pour l'enfant dans les premiers tems de sa vie, qu'il soit allaité par sa mère, ou au moins par une nourrice accouchée à peu près à la même époque, conditions importantes qu'il est bien rare de rencontrer quand on le livre à une nourrice étrangère. Nous sommes convaincus que le plus grand nombre des affections gastriques auxquelles les jeune enfans qui ne sont pas nourris par leur mère, sont sujets, n'a pas d'autre cause. On donne à un enfant qui n'a pas encore digéré, un lait de six mois, un an, sans même avoir la précaution d'en modérer la quantité ; souvent même une nourrice effrontée, profitant d'une indifférence coupable, se charge d'un enfant qu'elle ne peut nourrir de son sein, et s'efforce à le gorger de soupes grossièrement préparées, jusqu'à ce que la mort du nourrisson vienne punir sa cupidité en même tems que l'indifférence des parens.

Vers le troisième jour après l'accouchement, les seins éprouvent un engorgement plus considéra-ble, ordinairement accompagné de fièvre et de céphalalgie ; mais le calme se rétablit bientôt, et la lactation se continue jusqu'à l'époque où l'enfant peut entièrement se passer de cette nourriture du premier âge.

CINQUIÈME PARTIE.

CHAPITRE PREMIER.

DES AGES.

LES changemens qui s'opèrent en nous, sont à peu près continus, comme nous l'avons déjà fait observer; néanmoins, on a divisé la vie en périodes qui répondent aux époques où l'organisation présente des différences plus sensibles.

En conséquence, nous distinguerons : l'*enfance*, qui comprendra depuis le moment de la naissance jusqu'à quinze ans environ; la *jeunesse* ou l'*adolescence*, que nous ferons durer de quinze à vingt-cinq ans; l'*âge viril*, qui se prolongera de vingt-cinq à quarante-cinq ou cinquante ans; et la *vieillesse*, qui de l'âge précédent conduira à la mort. Ces divisions sont arbitraires, puisque, suivant les sexes, les climats, les constitutions individuelles et l'emploi qu'il fait de sa vie, l'homme peut présenter des différences considérables. Elles peuvent aussi être subdivisées en périodes plus ou moins multipliées; mais celles que nous venons d'établir suffisent au plan que nous nous sommes tracé.

De l'Enfance.

L'enfant naissant, dès qu'il est isolé de sa mère, a besoin de remplir lui-même les fonctions par lesquelles son sang sera vivifié. Il est probable que l'abord d'une plus grande quantité de cette humeur dans les poumons, détermine la première inspiration, qui a lieu par une cause et un mécanisme semblable à ceux qui l'entretiendront le reste de la vie. Avant cette première inspiration, les poumons étaient denses, d'un rouge-brun, plus pesant que l'eau; ils sont devenus aussitôt rosés, mous, crépitans et plus légers que ce fluide, par la pénétration de l'air.

L'impression que doit faire éprouver à l'enfant naissant le contact de l'air et sa température, ont été encore considérés comme pouvant être les causes qui excitent l'enfant à respirer.

Dans les premiers tems de la vie, l'existence de l'enfant est presque seulement organique; celle de relation est à peine commencée pour lui. Il éprouve bien quelques impressions pénibles du dehors par le sens du tact; celui du goût paraît aussi jouir d'une certaine activité dès les premiers jours de la naissance, mais les autres sens ne lui servent pas encore; son cerveau qui n'est point influencé par eux et qui n'est pas susceptible de l'être, ne reçoit que les impressions intérieures indispensables à l'entretien de la vie.

Il est assez difficile de préciser l'époque à laquelle l'odorat commence à devenir sensible; les sens de la vue et de l'ouïe le deviennent vers la cinquième ou la sixième semaine. Bientôt ses facultés intellectuelles commencent à se manifester, il connaît sa nourrice et lui sourit; ses désirs deviennent plus variés, et il les exprime mieux.

On a obtenu de très-grandes améliorations, surtout dans les villes, relativement à l'usage d'emmailloter les enfans; il en est peu maintenant parmi ceux qui sont surveillés par des personnes sensées, qui soient gênés dans leurs langes; cependant, cette partie importante des soins que réclame le premier âge, laisse encore beaucoup à désirer dans les campagnes. Comme les conseils que nous pourrions donner à cet égard seraient en pure perte pour ceux qui en ont encore besoin, et d'après les pages éloquentes que Buffon et Rousseau ont écrites à ce sujet, nous croyons devoir nous abstenir de le traiter.

Vers le septième mois commence l'apparition des premières dents qui se montrent quelquefois plutôt, puisqu'il arrive que des enfans en aient en venant au monde, et d'autres fois a lieu plus tard; cette époque est souvent orageuse. La dentition cause des souffrances à l'enfant, et l'irritation qui existe alors aux alvéoles, produit dans la plupart des cas, des affections sympatiques de l'estomac, des intestins, de la poitrine ou du cerveau, suivant

la disposition actuelle ou constitutionnelle de l'enfant. Ce n'est pas, comme on l'a cru, la formation
des germes des dents, ni leur sortie de la gencive
qui sont la cause des douleurs qu'il éprouve; ces
germes sont formés dès les premiers mois de la
conception, et la sortie des dents ne saurait être
beaucoup douloureuse puisque l'issue par laquelle
la dent doit sortir existe dans la gencive, qui
d'ailleurs n'est pas une partie très-sensible. On
doit attribuer les douleurs de la dentition à ce que
la racine de la dent, qui se forme la dernière,
grossissant de plus en plus, atteint le fond de l'al-
véole et comprime le nerf qui la termine.

S'il était nécessaire de fournir la preuve que les
gencives ne sont pas le siége principal de la douleur, on la trouverait dans le goût des enfans à
cette époque, de presser des corps durs entre elles;
or, si l'inflammation de ces parties était douloureuse, ils augmenteraient leurs souffrances par ce
moyen; au lieu qu'ils semblent être soulagés par
lui; c'est que la sensibilité des nerfs dentaires peut
bien être augmentée par une pression modérée,
exercée dans un moment où l'activité de la dentition cause une sorte de fluxion; mais une compression forte engourdit cette sensibilité et soulage
momentanément.

Les deux dents incisives centrales de la mâchoire inférieure, se montrent ordinairement les
premières; celles correspondantes de la mâ-

choire supérieure paraissent ensuite ; puis, dans le même ordre, les deux autres incisives des deux mâchoires. Vers le quinzième mois environ, a lieu la sortie des deux canines de la mâchoire infé-rieure, puis celle de la mâchoire supérieure, ou, ce qui est plus commun, des premières molaires qui sont suivies des quatre autres du même genre, ce qui complète les vingt dents de la première den-tition, qui est ordinairement achevée de vingt à trente mois.

L'époque de la sortie des premières dents, est, sans doute, celle marquée par la nature, où l'en-fant doit commencer à faire usage d'une alimen-tation plus solide et plus nutritive que le lait. Jusque là, si la nourrice peut suffire à ses be-soins, et lorsque ceux-ci ne sont pas immodérés, mieux vaut qu'il soit nourri exclusivement par la lactation. Il est rare cependant que l'on ait attendu la fin de la première année avant que de donner à l'enfant d'autre aliment que le. lait; et nous ne saurions blâmer l'usage dans lequel on est d'y joindre d'autres substances, lorsqu'elles sont con-venablement choisies; parce que maintenant que les personnes du monde nourrissent communé-ment leurs enfans, souvent les mères ne pourraient suffire à un allaitement trop abondant et trop pro-longé, et toujours elles en seraient fatiguées. Il vaut donc beaucoup mieux concilier les devoirs de la mère avec l'intérêt de sa conservation , en lui permettant de ne faire pour son enfant que ce qu'elle peut raisonnablement lui accorder sans nuire à sa santé, qui, en bonne philantropie, est tout aussi sacrée. Les femmes du Canada allaitent, dit-on, leurs enfans jusqu'à l'âge de quatre à cinq ans. Il est probable qu'elles sont plus fortes que les nôtres, et d'ailleurs il y a ici excès contraire.

Les premières dents, que l'on nomme dents de lait, commencent à tomber à l'âge de sept ans environ, à peu près dans le même ordre que celui de leur sortie. Leur chute est le résultat de la destruction de leurs racines qui disparaissent par suite d'un travail d'absorption. Elles sont remplacées par les dents persistantes auxquelles se joignent les huit grosses dents molaires qui sortent successivement. Ce travail, de la seconde dentition, se termine de douze à quatorze ans; à cet âge, les mâchoires sont garnies de vingt-huit dents qui ne seront pas remplacées. De dix-huit à trente ans, et quelquefois plus tard, il s'y joint encore quatre molaires que l'on nomme dents de sagesse.

Les enfans sont sujets à la plupart des maladies des adultes; ils le sont encore à quelques-unes qui leur sont particulières. L'éruption croûteuse qui se forme sur leur tête dans le premier âge, et qu'un préjugé fâcheux avait appris à respecter, n'est produit le plus souvent, que parce qu'on n'a pas le soin d'enlever la crasse fournie par la transpiration. La présence de la croûte sèche du cuir chevelu, qui n'est d'abord qu'une malpropreté, peut devenir la cause d'affections graves. Souvent, sous cet amas dégoûtant, qui tend sans cesse à augmenter, la peau s'altère, et il survient des ulcérations ou la teigne. Lorsque ces affections ont lieu, elles sont accompagnées de l'engorgement des glandes lymphatiques du cou, et quelquefois sont la cause prédisposante à des maladies du cerveau ou de ses membranes. Comment est-il possible qu'il y ait encore des personnes qui se refusent à comprendre, qu'un enduit qui met obstacle à une fonction aussi importante que la transpiration, ne saurait être avantageux? Est-ce qu'il serait favorable que tout le corps fût ainsi recouvert d'une couche qui s'opposerait à la transpiration générale?

Je crois être fondé à penser que l'écoulement qui s'établit si fréquemment derrière les oreilles, tient à ce que, l'on a l'habitude de les tenir appliquées sur le crâne. Il résulte de ce contact que la peau très-fine des enfans, baignée par l'humeur qui transpire abondamment en cet endroit, se trouvant encore plus attendrie, finit par s'excorier et fournir un fluide purulent. Chez les enfans dont j'ai pu diriger entièrement les soins, il s'est rarement formé de ces écoulemens, et souvent il m'a suffi de faire cesser cette pression habituelle pour supprimer ceux qui étaient déjà établis.

Que l'on ne pense pas qu'il faille nécessairement que l'enfant se dépure par la sortie : de gourmes de toutes natures; non plus que l'adulte il n'a pas en lui des amas de pus à rejeter. Seulement sa peau étant plus délicate, est parconséquent plus irritable; les causes les plus legères suffisent pour que ses fonctions soient altérées. Nous ne voulons pas dire non plus, qu'il serait raisonnable et avantageux de sécher brusquement un écoulement habituel; nous pensons, au contraire, que chez l'enfant les précautions doivent être plus grandes et en rapport à la délicatesse des organes; il faut à l'égard de ces écoulemens que l'on appelle naturels, agir comme on le ferait s'il s'agissait de la suppression d'un excutoire artificiel : mais cela n'empêche pas qu'il soit préférable d'éviter qu'il se forme de ces foyers d'irritation, qui ont toujours l'inconvénient de fatiguer l'enfant, et d'obliger à beaucoup de ménagemens lorsque l'on veut les guérir.

Dans les premières années de la vie, le système musculaire peu développé, ne permet pas des efforts bien considérables; la station n'est point encore possible, elle serait même dangereuse; les os n'ont pas assez de solidité pour que le poids du corps et la diversité des mouvemens de totalité ne puisse leur donner une direction vicieuse; pour cette raison, il faut éviter de chercher à faire marcher l'enfant et de le placer debout avant qu'ils aient acquis assez de consistance.

Lorsqu'il est arrivé à un certain degré de force, l'activité lui est devenue en quelque sorte indispensable : dans ses actions, dans ses jeux il manifeste le besoin d'agir, il se meut sans cesse, et à peine s'il connaît la fatigue. On aurait tort de ne pas apprécier cette disposition naturelle et de le contraindre à une inaction qui lui serait pénible autant que peu salutaire.

Les organes digestifs ont aussi une énergie d'action extraordinaire à cet âge; l'enfant dépense beaucoup en exercices et en développement, il fallait qu'il réparât en proportion. Peu après que son estomac a reçu des alimens, la digestion en est faite, et un nouveau besoin se fait sentir. Il peut impunément manger des substances qui résisteraient à l'estomac de l'homme viril. Néanmoins prenons-y garde, si les digestions sont plus promptes chez l'enfant, si, lorsqu'il est d'une bonne constitution et dans un état de parfaite santé, il peut en quelque sorte abuser de ses facultés digestives, il n'en est pas de même lorsqu'il est faible ou malade. C'est une très-grande erreur que de penser que l'enfant malade doive manger plutôt que l'homme fait, et probablement on ne perd autant de ceux qui sont confiés à des nourrices mercenaires, que par suite de cette croyance. Il ne faut pas oublier que cette activité vitale dont il jouit, tourne dans les maladies au profit des inflammations, que sa sensibilité est plus vive, que les sympathies sont aussi plus actives, et amènent des résultats plus promptement facheux. Voyez ce qui se passe souvent chez

l'enfant atteint d'une légère irritation de l'estomac;
à peine il en avait ressenti quelques symptômes, à
peine si on le soupçonnait malade ; il avait rejeté
ses alimens et s'était endormi d'un sommeil d'abord
paisible, mais la maladie veillait, elle a réagi sur
le cerveau vers lequel le sang s'est porté abondamment; des convulsions affreuses sont survenues,
toutes ses facultés sont éteintes et peut-être il ne
se réveillera plus, si des secours efficaces n'arrivent assez tôt pour l'arracher à une mort prématurée.

A aucune époque de la vie, le cerveau ne jouit
de plus d'activité que dans l'enfance. On accuse
l'enfant d'être généralement paresseux et d'apprendre avec répugnance ; le reproche est mal fondé.
Sans doute il répugne à s'instruire de choses qui
ne lui présentent aucun intérêt, dont il ne peut
apprécier l'utilité future, il n'a pas assez de raisonnement pour avoir de la prévoyance ; mais existe-
t-il beaucoup d'enfans qui soient indifférens pour
apprendre ce qu'il leur importe de savoir actuellement? ne sont-ils pas au contraire généralement
curieux et questionneurs? C'est sans doute à cet état
d'activité du cerveau, qu'il faut attribuer la fréquence des maladies cérébrales qui sévissent à cet
âge ; c'est encore par suite de cette disposition qu'il
importe de ne pas trop se hâter de surcharger l'enfant d'études multipliées et abstraites, et ce n'est
pas sans raison que l'on a dit proverbialement

que le trop de savoir à cette époque, était une
chance pour que la vie ne durât pas.

De la Jeunesse ou Adolescence.

L'époque de la puberté arrive plus tôt chez la
femme que chez l'homme ; les filles dans nos climats deviennent ordinairement pubères de treize
à quinze ans, les garçons de quinze à dix-huit. Dans
les climats plus chauds, le développement des organes de la génération est plus précoce.

Au commencement de cette période de la vie, il
se passe des changemens assez prompts dans l'organisation. Jusqu'alors les caractères qui différencient
les deux sexes étaient peu prononcés ; le système
lymphatique également prédominant, les formes
arrondies, le timbre de la voix n'offraient pas de caractères particuliers. Au moment marqué pour le
développement des organes de la génération, leur
accroissement est rapide et chaque sexe prend les at-
tributs qui le distinguent. Chez l'homme, les organes
sécréteurs de la liqueur séminale augmentent de
volume ; celui de la voix grossit et celle-ci devient
plus grave ; les muscles plus forts, d'un tissu plus
rouge, se dessinent davantage, et forment des saillies, indice de leur puissance ; les parties généra-
trices se couvrent de poils, la barbe commence à
paraître ; le tempérament s'éloigne de celui ou pré-
dominaient les systèmes lymphatique et nerveux,
pour devenir éminemment sanguin ; la croissance

en hauteur s'achève, les os acquièrent plus de densité.

Chez la femme il se passe des changemens analogues, et d'autres qui lui sont particuliers : l'accroissement des organes de la reproduction et l'activité dont ils jouissent donne lieu à l'écoulement périodique qui doit persister tant qu'elle conservera l'aptitude à procréer ; au développement de la taille se joint celui des mamelles ; le bassin s'agrandit , pour mieux se prêter à la gestation et rendre l'accouchement plus facile. Le tempérament de la femme ne subit pas de changement notable, les muscles se développent peu, et la graisse persistant à en remplir les interstices et à les recouvrir, conserve les formes arrondies qui sont chez elle aussi admirables qu'elles le seraient peu chez l'homme ; la peau conserve sa finesse et sa blancheur.

Les changemens qui sont survenus au physique exercent bientôt une influence qui en amène de tout aussi sensibles au moral. A cette époque naît chez la femme le sentiment de la pudeur, don précieux qui lui fut donné pour compenser sa faiblesse et ajouter à ses charmes. Le besoin d'aimer est à cet âge la passion dominante ; il est d'abord éprouvé sans objet déterminé, avant que la nature en ait précisé le but en dévoilant ses mystères ; on aime et on aime vivement sans distinction de sexe ; mais bientôt un amour d'un autre genre vient apprendre que l'on s'est abusé, et si alors les amitiés existantes continuent, c'est parce que la confiance sait les faire servir aux intérêts de l'amour.

Cet âge est celui de la droiture et de la générosité ; le cœur du jeune homme, lorsqu'il n'a pas été perverti par des fréquentations vicieuses, est bon et sensible ; il ignore l'ambition, a horreur de l'injustice et s'enthousiasme au contraire toujours pour ce qui lui paraît grand et vertueux. La jeune personne joint aux charmes physiques qu'elle possède, une candeur qui en augmente le prix ; sa piété respectueuse envers ses parens, sa docilité, la pureté de son cœur, la rendent encore plus digne des hommages de ceux qu'elle subjugue que ses avantages extérieurs.

L'âge précédent était celui des amusemens futiles, la jeunesse est celui des plaisirs ; elle en est avide, insatiable, elle en trouve partout, et cette facilité à les goûter prouve son insouciance et le calme d'esprit dont elle jouit. Cet état heureux serait sans mélange si cet âge n'était celui où il faut s'occuper de fixer son avenir, et si le sentiment, qui est la source du bonheur le plus parfait n'était souvent aussi celle des peines les plus vives.

De l'Age Viril.

C'est pendant cette période de l'existence que l'homme vit pour la société ; jusqu'alors il n'en a fait partie que pour se disposer à bien remplir le rôle qu'il doit y jouer : dans la vieillesse, sa tâche sera terminée, ses organes réclameront le repos.

L'homme à vingt-cinq ans a acquis tout le développement dont il est susceptible, il jouit de toute son énergie vitale ; plus tard il aura plus d'obésité, ses organes deviendront plus denses, mais jamais ils n'exerceront mieux leurs fonctions. Comme il n'y a pas d'état stationnaire dans la vie, dès que l'organisation a cessé d'éprouver des changemens favorables, ceux qui succèdent tendent à la destruction. Bientôt on aperçoit les traces de cette marche de la nature : les cheveux commencent à blanchir, et certaines parties de la tête ne tardent pas à en être dégarnies. On a cessé de fournir à l'accroissement, on perd un appétit désormais surabondant et auquel les forces digestives ne répondraient plus ; le sens du goût est devenu plus difficile à satisfaire, le sommeil est moins profond et de moindre durée ; la circulation moins active, l'énergie musculaire va diminuer.

Les facultés intellectuelles sont parvenues au plus haut degré de perfection ; le jugement seul pourra encore acquérir et sera modifié par l'expérience. Les goûts et la manière de sentir n'étaient pas les mêmes dans l'enfance et dans la jeunesse ; ils éprouvent bien des variations pendant l'âge viril. On devient indifférent pour ce qui causait le plus de plaisir, et on aime ce qui n'avait aucun charme ; les amitiés contractées dans la jeunesse s'affaiblissent, et l'attachement se concentre sur la famille nouvelle. L'homme goûte alors dans la vie conjugale des plaisirs moins vifs que ceux qui enivrèrent son adolescence, mais qui suffisent à sa félicité. Ses enfans partagent l'affection qu'il porte à leur mère, éveillent toute sa sollicitude, augmentent son bonheur présent et lui en font espérer dans l'avenir.

Les passions, dont quelques-unes ne sont que le résultat de l'influence des organes sur le cerveau, changent comme leur cause productrice. Le désir des honneurs, l'amour des richesses captivent l'homme pendant cette période de la vie, et souvent ne le laissent pas libre dans celle dont nous allons nous occuper.

De la Vieillesse.

Plus l'homme vit, plus il tient à la vie, et moins pourtant il devrait y trouver de charmes. Qu'est devenu celui qui fut admiré pour ses avantages physiques, pour la vivacité de son esprit? Les grâces de la jeunesse, l'agilité, la vigueur ont cédé aux glaces des années, c'est par les qualités du cœur et par la solidité du jugement que le vieillard doit chercher à inspirer d'autres sentimens que le respect commandé par son âge. Tout est changé en lui et tout change pour lui : ses organes sont autrement influencés par les choses, il les juge différemment ; et, comme le dit M. le professeur Richerand, son amour-propre le porte à préférer croire à une dégénération universelle qu'à se persuader que le changement n'existe qu'en lui.

Peu de plaisirs lui sont encore permis; celui de la table, qu'il goûte mieux que les autres, n'est entretenu que par la recherche des mets, et souvent il le paie bien cher par la difficulté avec laquelle se font les digestions.

Autant l'activité était nécessaire dans l'enfance et dans la jeunesse, autant le repos est indispensable au vieillard, surtout lorsqu'il arrive à la caducité. Des os plus pesans, déplacés par des muscles débiles et des tendons en partie ossifiés, des articulations qui ont perdu leur flexibilité, ne permettent que des mouvemens lents et peu énergiques. Sa marche est mal assurée, ses jambes affaiblies supportent de plus en plus difficilement son corps qui s'incline, parce que les muscles qui doivent en maintenir la rectitude n'agissent plus efficacement.

Les organes génitaux ont perdu la faculté d'exercer leurs fonctions, la circulation s'est ralentie davantage et a lieu dans des vaisseaux dont le tissu perd chaque jour de son élasticité. Les sens s'affaiblissent graduellement, et souvent un ou plusieurs perdent toute sensibilité. Les facultés morales, d'abord diminuées, finissent par s'éteindre; la mémoire retrace encore les faits qui s'y sont gravés anciennement, mais ne saurait reproduire ceux les plus récens. Plus de sentimens affectueux, plus de charmes dans les relations sociales; à peine si, dans

le cœur du vieillard caduc, il reste la faculté d'é-
prouver faiblement ceux que doivent inspirer les
liens les plus sacrés de la nature. Indifférent à
tout, il cesse d'être graduellement, et la mort a
bien peu à détruire lorsqu'elle vient terminer sa
vie.

CHAPITRE II.

DES TEMPÉRAMENS.

LES hommes ne se ressemblent pas parfaitement par la configuration de leurs traits , par leur stature, etc. ; leur organisation intérieure présente des modifications non moins sensibles. Il est des hommes très-forts, il en est de très-faibles; les uns sont doués d'une sensibilité exquise, d'autres paraissent à peine sentir : chacun a son organe fort et son organe faible ; certaines fonctions se font avec énergie, tandis que d'autres sont languissantes. Ces différences qui exercent une grande influence sur les caractères physiques du corps et sur les dispositions morales, donnent lieu à ce que l'on nomme les *tempéramens*.

Les anciens ne voyaient dans les tempéramens que la prédominance des humeurs qu'ils avaient admises ; en conséquence, ils en distinguaient quatre, le *bilieux*, le *sanguin*, le *phlegmatique* ou *pituiteux* et l'*atrabilaire* ou *mélancolique* : ils désignaient encore sous le nom de *tempérament tempéré* celui qui paraissait participer également des quatre autres.

Dans l'état actuel de la science, il serait peu phi-

losophique de faire dépendre les tempéramens de
la quantité des fluides réels ou supposés, sans s'occuper des organes qui les fournissent; ce serait
prendre l'effet pour la cause, et raisonner d'après
les vues de l'humorisme le plus pur. Ce n'est pas
ainsi que les ont envisagés, *Bordeu*, *Hallé*, *Cabanis*, et les physiologistes de notre époque.

Le tempérament *bilieux* ne peut dépendre que
du volume et de l'énergie d'action du foie, qui fournit comparativement une plus grande quantité de
bile; le *T. sanguin* résulte de fonctions digestives,
faciles, qui préparent un chyle abondant et parfaitement élaboré, d'une respiration ample, d'où
il suit une plus riche hématose. Le *T. phlegmatique* qui est celui que nous désignons sous le nom
de *lymphatique*, tient à un plus grand développement et à l'activité plus considérable des organes
qui élaborent et charrient la lymphe. Le quatrième
n'a aucune base, puisque l'atrabile n'existe pas. Il
est considéré par les modernes comme une combinaison des tempéramens bilieux et nerveux, ou
encore comme un état maladif, dù à l'influence de
cette constitution, c'est l'*hypochondrie* plus ou moins
prononcée.

Le développement plus considérable d'un des
systèmes qui entrent dans notre organisation,
l'activité plus grande dont il jouit, telles sont les
causes réelles, d'où dépend la constitution de
chaque individu, lorsqu'elles sont assez importan-

tes pour produire une influence notable sur l'ensemble de l'organisation.

Indépendamment des différences que présentent les systèmes généraux, les organes ou appareils d'organes, offrent encore des prédominances d'action qui, non-seulement impriment souvent un aspect particulier à l'habitude du corps, mais déterminent même la direction des idées et le caractère de l'individu : on les nomme *idiosyncrasies*.

C'est d'après ces vues que M. Hallé et le docteur Begin ont proposé de ne reconnaître comme distinction de tempérament, que le développement ou la prédominance d'action des systèmes qui, entrant dans la composition de tous nos tissus, exercent une influence générale. Tels sont les systèmes *sanguin*, *lymphatique* et *nerveux;* et d'admettre comme *idiosyncrasie*, la suractivité des organes principaux, tels que le système *musculaire*, *l'appareil gastrique*, *les organes génitaux*, etc.

M. *Rostan*, rejetant le mot tempérament qu'il remplace par celui de constitution, en admet six : 1° celle dans laquelle il y a prédominance de l'appareil digestif; 2° celle qui résulte d'un plus grand développement des appareils respiratoires et circulatoires ; 3° la constitution dans laquelle le cerveau et les nerfs sont plus excitables; 4° celle due au volume et à la puissance des muscles; 5° l'état dans lequel les organes de la génération jouissent d'une activité plus grande ; 6° enfin la constitution lymphatique où il y a inertie des autres appareils.

Nous allons exposer les principaux tempéramens, en combinant ces classifications avec celle donnée par M. Broussais, de la manière la plus concise, et qui nous paraîtra devoir mieux les faire connaître.

Tempérament sanguin, prédominance du poumon et des organes de la circulation du sang.

Les personnes de ce tempérament ont la poitrine large, les poumons vastes, la circulation régulière et facile ; un embonpoint médiocre, la peau souple, d'un blanc rosé et d'une chaleur modérée ; le teint fleuri, les cheveux châtains, les formes arrondies, etc. ; chez elles les digestions sont faciles, la sanguification très-active, la nutrition est parfaite, la calorification considérable et l'énergie vitale heureusement répartie, leur procure une plénitude d'existence qui fait qu'elles éprouvent sans cesse le besoin de se mouvoir, sont avides des plaisirs, et les goûtent sans satiété. Peu disposées à la méditation et à la persistance dans leurs goûts et leurs passions, les personnes de ce tempérament ne connaissent guère la tristesse ; elles ont peu d'aptitude pour les choses abstraites, et qui demandent des réflexions profondes ; leur caractère est vif, enjoué, et leur organisation rend

faciles les productions de l'esprit. Leur sensibilité est dans de justes mesures qui permettent les
sensations, sans être assez vives pour qu'elles laissent des traces profondes. Le bien-être dont elles
jouissent par le libre exercice de toutes leurs fonctions les dispose aux idées agréables et aux affections bienveillantes.

Le tempérament sanguin existe souvent avec
l'idiosyncrasie génitale, c'est-à-dire, que les organes de la génération étant très-développés, se
trouvent constamment entretenus dans un état
d'excitation, par une nutrition facile et abondante
qui les rend susceptibles de fournir, sans danger
pour l'individu, à des actes fréquens qui seraient
impossibles à d'autres constitutions, et leur seraient
d'ailleurs promptement funestes.

Constitution ou idiosyncrasie musculaire.

Lorsqu'avec la disposition des organes gastriques et respiratoires du tempérament précédent, il
n'y a pas d'autres organes dont l'activité prédomine, et que le système musculaire convenablement exercé, attire à lui l'excès de nutrition qui
existe, il en résulte un développement considérable dans le volume et la puissance des muscles ;
c'est la constitution athlétique. Ici nous trouvons
les formes herculanées ; les os sont volumineux, les
articulations grosses, les muscles très-saillans, la
tête petite proportionnellement au reste du corps,

l'intelligence est peu développée, la sensibilité fort obtuse, parce que le cerveau et les nerfs sont peu volumineux et peu excitables. L'Hercule Farnèse nous fournit le type de cette conformation, et la vie du demi-dieu que cette statue représente, nous montre assez le peu d'intelligence qu'on lui a attribué.

Constitution ou Idiosyncrasie bilieuse, prédominance du Foie.

Lorsqu'à un développement assez prononcé des organes de la sanguification et des muscles, à un degré assez élevé d'excitation des organes générateurs, se trouve joint un foie volumineux qui fournit une abondante sécrétion de bile, voici les caractères qui en résultent.

L'habitude du corps est toute différente que dans les constitutions précédentes, aussi bien que les dispositions morales. Les muscles sont consistans, et se dessinent rudement sous la peau qui est sèche, chaude, d'un brun jaunâtre et abondamment recouverte de poils noirs et épais. Les bilieux ont le corps sec, les traits du visage prononcés et durs; leur caractère se ressent de l'âpreté répandue dans toute leur organisation : consumés en quelque sorte par la chaleur d'un sang bouillant, ils sont susceptibles de tout entreprendre, et leur persévérance leur fait tout achever. Ils sont nés pour tout subjuguer à leur volonté, et ne paraissent impuissans que pour se rendre heureux : c'est chez eux que l'on trouve les passions les plus violentes qu'ils éprouvent toujours à l'excès ; la haine, la jalousie, l'ambition, empoisonnent leur vie, lorsque l'hypochondrie ne captive pas leur esprit, en causant leur malheur, et en abrégeant leurs jours.

Tempérament lymphatique.

Dans cette organisation débile, nous allons trouver l'opposé de tout ce que nous avons rencontré jusqu'à présent : ici tout languit, aucune fonction ne se fait avec énergie ; le seul système qui paraisse en jouir, ne peut, par son activité, que détourner à son profit l'action vitale, et disposer aux malàdies les plus fàcheuses. Les cheveux sont blonds, les muscles grêles et mous ; environnés par un tissu cellulaire abondant et làche, que remplit une grande quantité de graisse ; la peau est fine, tendue, et d'un blanc mat ; tous les tissus sont peu consistans, les digestions lentes, l'action de tous les organes est languissante, les vaisseaux lymphatiques sont plus développés, ainsi que les glandes du même nom. La sensibilité est peu prononcée, l'intelligence est bornée, et se ressent de l'état de langueur qui règne dans toute l'économie ; il y a peu d'idées, peu de volonté, et aucune énergie. La vie du bilieux pourrait être comparée au torrent impétueux que rien ne saurait arrêter et qui renverse tout sur son passage; celle du lymphatique ressemble au ruisseau paisible qui coule à peine sur une plaine humide.

Les personnes de cette constitution, lors même, qu'aucune maladie ne les fait souffrir, cherchent peu les plaisirs, et sont peu susceptibles de les goûter; ceux de l'amour leur sont indifférens et souvent même pénibles.

Cette malheureuse organisation est celle qui dispose aux maladies chroniques, qui sont dans certains climats et dans quelques localités, la cause la plus efficiente de dépopulation: la phthisie pulmonaire, les scrophules, le rachitisme, le cancer de divers organes se voient très-fréquemment pour peu qu'une cause quelconque exerce son influence, sur les tissus qui en sont le siége.

Tempérament nerveux.

Si l'on considère l'homme sous le rapport de son organisation physique, on le trouve inférieur à la plupart des animaux; mais si on le considère sous celui de ses facultés sensitives et morales, il leur est de beaucoup supérieur. Cependant il s'en faut que cette sensibilité et cette intelligence soient à peu près égales chez tous les individus de notre espèce; il en est qui sont à peine susceptibles d'éprouver la douleur, tant le système nerveux est peu développé chez eux, et desquels on peut dire avec Montesquieu que c'est en les écorchant qu'on les chatouille; tandis que pour d'autres le moindre choc, la moindre lésion, causent des douleurs extrêmement vives. Sous le rapport des facultés morales, la différence est la même; il est des hommes que rien ne peut impressionner, dont la vie animale paraît seule active : peu accessibles à la peine, ils goûtent peu de plaisirs; rien ne les touche, rien ne les émeut; le beau n'existe pas pour eux, ils sont indifférens à tout parce qu'ils ne sentent rien. Il en est bien autrement chez ceux dont nous allons nous occuper; chez eux toutes les fonctions de la vie animale sont languissantes, leur existence est toute sensitive; ils goûtent vivement le bonheur, mais rencontrent plus souvent la peine; avides de sensations, ils en rencontrent partout; ce qui serait indifférent aux autres hommes les captive, ce qui ne serait pas senti produit chez eux une impression profonde.

Les personnes de ce tempérament sont ordinairement maigres, pâles, grêles; leurs organes faibles; le cerveau et les nerfs sont en quelque sorte tout l'individu; ces derniers sont très-gros comparativement aux autres tissus.

Lorsqu'à cette constitution se joint une certaine activité des organes génitaux, ce qui est assez fréquent, rien n'est plus fâcheux, parce qu'il n'est pas de fonction qui cause un plus grand ébranlement au système nerveux et qui en augmente davantage la susceptibilité que la copulation; en sorte que la vie qui s'use déjà très-rapidement avec l'organisation nerveuse est encore plus promptement consuméc.

Il est à peine besoin de dire que les personnes nerveuses sont très-sensibles; elles sont bonnes, compâtissantes, parce qu'elles s'identifient facilement avec celui qui souffre; personne ne connaît mieux la peine et la douleur. Le besoin d'aimer est chez elles indispensable, mais ce sentiment n'est point ordinairement une source de bonheur, elles n'y trouvent au contraire que de nouveaux sujets d'exercer leur aptitude à se créer des tourmens.

Il est certain qu'avec cette organisation on connaît une multitude de jouissances ignorées de ceux qui ne la partagent pas, c'est même la seule qui permette d'en éprouver de très-vives; malheureusement les impressions pénibles sont encore plus fortes et plus multipliées.

Les personnes nerveuses réussissent mieux qu'aucune autre dans les arts qui demandent plus d'imagination et de sensibilité que de fixité dans les idées et de rectitude dans le jugement.

On peut distinguer deux nuances dans le tempérament nerveux : dans l'une il y a bien sensibilité générale portée à l'excès, mais le cerveau paraît être plus particulièrement surexcité ou réagir spécialement sur les nerfs de la vie organique ; alors il y a exaltation de la sensibilité morale, et souvent trouble dans les fonctions de la vie intérieure. Dans l'autre, le cerveau ne paraît pas jouir d'une très-grande activité, mais il réagit très-facilement sur les nerfs qui président aux mouvemens volontaires; cette disposition est celle qui est propre aux personnes sujettes aux *attaques de nerfs*.

Malgré la petitesse des muscles chez les personnes de la constitution qui nous occupe, elles déploient parfois une force telle, que plusieurs hommes robustes ont de la peine à les contenir. En voici la raison : bien qu'en général la force dépende du plus grand nombre de fibres qui forment les muscles, nous savons que leur contraction n'est due qu'à l'influence des nerfs qui s'y répandent; or, chez l'homme musculeux, l'excitation ordinaire suffit pour produire une force énergique; mais chez la personne nerveuse c'est à la suractivité du fluide nerveux qu'est due la violence des contractions; aussi le premier est peu fatigué par des efforts qui lui sont naturels, la seconde est épuisée par les crises convulsives.

Nous venons de tracer les caractères principaux des tempéramens les plus distincts; mais il s'en faut de beaucoup que notre tableau renferme ceux auxquels la plupart de nos lecteurs auraient pu se reconnaître. Il est très-rare qu'une personne possède une constitution qui ne se rattache qu'à un des tempéramens dont nous venons de parler; presque toujours au contraire elle participe de plusieurs d'entre eux. C'est donc dans leur combinaison qu'ils doivent chercher celui qui leur est propre, qui peut être : *bilieux-sanguin*, *bilieux-nerveux*, *sanguin athlétique*, *lymphatique nerveux*, etc., ou encore participer d'un plus grand nombre. Ensuite se joindront à ce tempérament plus ou moins composé les *idiosyncrasies* qui sont aussi nombreuses qu'il y a d'organes principaux et qui influent puissamment sur la direction des idées et le caractère des passions, ce qui n'avait pas échappé à Cabanis, et que M. le professeur Broussais a développé avec sa sagacité accoutumée.

CHAPITRE III.

VARIÉTÉS DE L'ESPÈCE HUMAINE.

L'ESPÈCE humaine a été considérée de deux manières, sous le rapport des variétés qu'elle présente; dans l'une on n'admet qu'une race primitive, qui s'est diversement modifiée, d'après l'influence des climats, et des habitudes sur les peuples; dans l'autre, on suppose plus ou moins de races principales, lesquelles se sont étendues, et ont peuplé la terre d'hommes qui ont conservé quelques-uns ou la totalité de leurs caractères distinctifs.

Dans la première de ces opinions, qui fut celle d'Hippocrate, et que Buffon et Cabanis ont partagée, on accorde aux causes dont nous venons de parler, la propriété d'avoir pu modifier le développement total du corps ou celui de quelques-unes de ses parties, et produire des nuances très-opposées dans sa coloration.

Indépendamment de l'influence réelle que peuvent avoir sur le développement et la conformation de nos parties, la température et les autres agens qui tiennent aux climats, il faut admettre encore que plusieurs des variétés que nous présentent les hommes, sont le résultat forcé des soins qu'ils prennent pour les produire, d'après des idées bizarres qu'ils se sont faites de la beauté : il ne faudrait

donc pas considérer la petitesse du pied des chinoises, le nez écrasé et la grosseur des lèvres de la
plupart des peuples de l'Afrique, la grandeur démesurée des oreilles de beaucoup de ceux d'Orient,
le front aplati des habitans du royaume d'Aracan,
la tête pointue du Caraïbe, etc., comme des différences pouvant toujours servir à distinguer des races;
parce qu'elles n'existeraient pas constamment si on
ne cherchait à les produire.

Parmi les variétés que l'homme présente, celle
de la coloration de sa peau, si elle n'est pas une
des plus importantes, est au moins celle que l'on a
fait valoir pour prouver la différence des races,
surtout à l'égard des nègres ; cependant, elle présente des nuances extrêmement nombreuses, depuis
le blanc mat de l'Albinos, jusqu'au noir de geai
des naturels du Sénégal : pourquoi la cause qui
peut produire la couleur basanée, olive, cuivrée,
et même noire dans les autres races, ne serait-elle
pas aussi celle qui y donne lieu chez le nègre ? Sous
les mêmes latitudes, il est vrai, la coloration n'est
pas toujours la même; mais comme l'observe Buffon,
la température n'y est pas non plus toujours égale,
et la disposition topographique doit exercer une
grande influence. Quoiqu'il en soit, l'opinion qui
admet la pluralité des races humaines, est celle qui
est la plus généralement admise [1].

La configuration du crâne et de la face, la cou-

(1) S'il répugne d'admettre plusieurs races primitive

leur de la peau et la disposition des cheveux, sont les caractères principaux d'après lesquels on établit les races humaines dont les naturalistes reconnaissent un plus ou moins grand nombre.

Linnée n'en admettait que quatre, qu'il désignait par les noms correspondans aux quatre parties du monde. Buffon distinguait comme variétés acquises, la *Lapone*, la *Tartare*, la *Chinoise*, la *Malaise*, l'*Éthiopienne*, l'*Hottentote*, l'*Européenne*, et l'*Américaine*. Lacépède a établi cinq grandes divisions sous la dénomination de *Caucasique*, ou Arabe Européenne, de *Lapone*, ou hyperboréenne, de *Mongole*, ou Kalmouque et Chinoise, de *Nègre*, ou Éthiopienne, auxquelles M. le professeur Duméril a ajouté la race *Malaise*.

M. Cuvier a cru devoir se borner à reconnaître trois races principales, savoir : la blanche ou la *Caucasique*, la jaune ou *Mongolique*, la nègre, ou *Éthiopique* ; tandis que M. Bory de Saint-Vincent en a fait quinze divisions. Nous allons décrire les principales variétés que présente notre espèce.

La race *Caucasique* à laquelle nous appartenons, tire son nom de la chaîne de montagnes qui s'étend de la mer Noire à la mer Caspienne, parce que la tradition la fait provenir des peuples qui habitaient primitivement cette portion de l'Asie, d'où elle s'est répandue, et où l'on en retrouve encore le

d'hommes, on peut toujours les reconnaître comme le résultat de l'influence des climats, des alimens, des usages, etc.

type [1] : les peuples du Caucase, les Géorgiens et les Circassiens passent pour être les plus beaux de la terre.

Cette race peuple l'Europe entière, occupe une grande partie de l'Asie mineure, l'Arabie, la Syrie, la Perse, la plupart des nations de la presqu'île en-deçà du Gange, et toute la côte septentrionale de ce vaste continent ; elle s'étend en Afrique, et probablement a peuplé aussi, du moins en partie, le continent d'Amérique. A cette race ont appartenu les peuples les plus anciennement éclairés [2], tels que les Phéniciens, les Juifs, les Égyptiens, les Assyriens, les Grecs, etc., et c'est parmi ceux qui la composent encore, que la civilisation est plus avancée, que les sciences, les arts et la philosophie sont le plus cultivés.

Elle se distingue par la forme ovale de la tête, dont l'angle facial est plus ouvert [3], par les belles

(1) « Le monde s'étant découvert par les montagnes voisines de l'équateur, il s'en suit que les hommes primitifs » ont d'abord peuplé les hauteurs du Caucase, et ensuite les » chaînes de cet atlas qui se prolonge dans toute l'étendue » de l'Afrique, depuis la mer Rouge jusqu'au détroit de » Gibraltar. »   (*Vues philosophiques sur le Globe.*)

(2) Les Chinois exceptés.

(3) L'angle facial se mesure en tirant une ligne verticale du front vers les dents incisives de la mâchoire supérieure, puis une autre ligne de ce point vers la base du crâne, d'où résulte un angle qui est d'autant plus ouvert que la mâchoire est moins saillante et le cerveau plus développé, et qui dé-

proportions du corps, la saillie plus considérable du nez, la longueur et la flexibilité des cheveux. Quant à la coloration de la peau, elle n'est pas toujours telle qu'il soit exact de nommer blanche la race qui nous occupe ; elle présente au contraire une infinité de nuances aussi bien que la couleur des cheveux. Si les Suédois, les Norwégiens, les Russes, les Danois sont blancs avec les cheveux blonds, les Allemands, les Suisses, les Français, les Anglais, sont moins blancs, avec des cheveux variés, suivant les provinces : les Espagnols, les Italiens, les Barbaresques, les Maures, les Arabes, sont plus ou moins basanés, ont les cheveux noirs, et quelques peuples de l'Afrique et de l'Indostan sont presque aussi noirs que les nègres.

On sent combien cette variation dans la coloration des hommes d'une même race, d'après le climat qu'ils habitent, donne de fondement à l'opinion de ceux qui attribuent la couleur du nègre à la même influence. On convient que l'Abyssin a presque la coloration du nègre ; mais on objecte que la coupe de la figure n'est pas la même, et qu'il existe d'autres dissemblances physiques et morales. A cela, ne serait-il pas possible de répondre que, dans notre race et dans les au-

vient de plus en plus aigu chez les races moins heureusement partagées sous le rapport des facultés intellectuelles ; et, dans les brutes, depuis le singe jusqu'aux poissons. L'angle facial, dans notre race, est ouvert de 80 à 90 degrés.

tres, on remarque aussi des particularités de confor-
mations qui caractérisent les nations, et quant à
l'intelligence, il est bien prouvé qu'il est des nègres
qui en ont au moins autant que certaines peuplades
barbares de notre race : l'état actuel d'Haïti prouve
peut-être mieux que tous les raisonnemens et toutes
les démonstrations anatomiques que le nègre est
susceptible de perfectibilité.

La race *mongole* ou kalmouque, la plus nom-
breuse, dont la tradition est la plus ancienne,
paraît tirer son origine des monts *Altaï,* le nom
de mongole lui vient de celui des peuples de cette
race qui, sous Attila, Gengis et Tamerlan a fait les
plus grandes conquêtes. Elle s'étend depuis la mer
Caspienne jusqu'à l'Océan oriental, peuple toute la
Tartarie indépendante, la Tartarie chinoise, la plus
grande partie de la Sibérie, la Corée, l'Inde, le
Tunquin, la Cochinchine, le royaume de Siam, la
Chine et le Japon. Ces deux derniers empires, les
plus anciennement policés de la terre, et dont la
chronique est la plus reculée, sont aussi ceux chez
lesquels les sciences et les arts sont cultivés depuis
plus long-tems; mais ils sont restés bien en arrière,
et ne paraissent pas destinés à sortir prochainement
de leur état stationnaire.

Les caractères de la race mongole sont : une tête
large, aplatie en devant, les pommettes très-sail-
lantes, le visage plat, les yeux étroits et obliques,
séparés par un intervalle plus considérable, les

cheveux noirs, rares, lisses et tombans, la barbe peu fournie, le teint olivâtre, etc.

Les *Malais*, dont quelques naturalistes ont fait une race particulière, sont répandus dans toutes les îles de l'Archipel indien, et dans celles d'une grande partie du grand Océan. Ils ont le front plus déprimé que la race précédente, la peau plus colorée, et quelques autres caractères qui ne suffisent pas, selon M. Virey et plusieurs autres auteurs, pour qu'on doive en faire une race particulière.

On peut en dire autant des *Américains* qui, par leur teint rouge cuivré, leurs cheveux noirs et leur barbe rare, se rapprochent des Mongols, tandis qu'ils s'en éloignent par leur nez saillant et leurs traits prononcés.

On a fait encore une race particulière des hommes qui habitent le nord des deux continens, tels que les *Samoyèdes*, les *Lapons*, les *Esquimaux*, les *Groënlandais* et autres; cependant les caractères physiques qu'ils nous présentent n'offrent rien de particulier : le peu de développement qu'ils acquièrent est assez motivé par l'àpreté du climat sous lequel ils vivent; et leur peau brune, leur visage large et plat, leurs cheveux courts, noirs et lisses, la disposition de leurs traits semblent les rapprocher beaucoup de la race mongole, ou doivent les faire considérer comme des colonisations dégénérées de la race caucasique.

La race *nègre* est celle qui s'éloigne le plus de la

nôtre, moins cependant par la coloration de la peau (puisque nous avons vu que, dans cette dernière, il est des peuples presque noirs) que par la disposition du squelette. Elle occupe le midi de l'Afrique depuis le mont Atlas jusqu'au cap de Bonne-Espérance; cependant il y a dissidence à l'égard de quelques-uns des peuples compris dans cette latitude, que tous les auteurs ne classent pas parmi les nègres.

Les caractères principaux d'après lesquels M. Virey distingue la race nègre, sont : la face prolongée en museau, le front déprimé, d'où résulte un angle facial qui n'est ouvert que de soixante-quinze à quatre-vingts degrés, la tête comprimée vers les tempes, les cheveux laineux, la grosseur des lèvres, un nez large et épaté, des yeux ronds et à fleur de tête, le menton reculé, des dents plus obliques et saillantes, etc. La tête des nègres s'articule plus en arrière que dans les autres races ; les jambes sont généralement plus cambrées ; les organes de l'odorat, du goût, de la mastication plus développés, et le cerveau est moins volumineux.

On ne peut révoquer en doute qu'il existe de très-grandes différences dans le degré d'intelligence accordé aux diverses races d'hommes ; il entre dans l'ordre suivi par la nature qu'il n'y ait pas de transitions brusques entre les êtres de la création, et ici les races les moins favorisées sont l'intermédiaire entre l'homme et le singe ; mais il ne suit pas de là que toute la race noire soit composée des hommes les plus stupides. S'il y a loin de l'organisation morale de l'Européen civilisé au nègre de la Nouvelle-Hollande, il y a aussi une très-grande différence entre ce même Européen et le paysan moscovite, comme entre le nègre du Sénégal et le Papou.

Malgré les désavantages organiques qui existent, il ne faut pas penser que tous les peuples qui ne sont pas sortis de l'ignorance, qui sont-abrutis par l'esclavage et la superstition, ou qui, par la nature du climat qu'ils ont à combattre, sont dans une apathie continuelle, ne seraient pas susceptibles d'être civilisés; peut-être ne faudrait-il pour la plupart que faire cesser les causes qui s'opposent à leur perfectibilité. Les serfs russes, avant Pierre-le-Grand, étaient tout aussi peu civilisés que les sauvages; et sans doute il ne manque à beaucoup de hordes barbares pour devenir des peuples policés que l'instruction et la liberté.

La cupidité a long-tems fait valoir l'infériorité prétendue des nègres pour exercer l'infàme trafic que l'on en faisait, et les mauvais traitemens que l'on employait envers eux dans les colonies; voici comment s'exprime Montesquieu à ce sujet :

« Si j'avais à soutenir le droit que nous avons eu de rendre les nègres esclaves, voici ce que je dirais :

» Les peuples d'Europe ayant exterminé ceux de

l'Amérique, ils ont dû mettre en esclavage ceux de l'Afrique, pour s'en servir à défricher tant de terres.

» Le sucre serait trop cher si l'on ne faisait travailler la plante qui le produit par des esclaves.

» Ceux dont il s'agit sont noirs depuis les pieds jusqu'à la tête, et ils ont le nez si écrasé qu'il est presqu'impossible de les plaindre.

» On ne peut pas se mettre dans l'esprit que Dieu qui est un être très-sage, ait mis une âme, surtout une âme bonne, dans un corps tout noir.

» Il est si naturel de penser que c'est la couleur qui constitue l'essence de l'humanité, que les peuples d'Asie qui font des eunuques, privent toujours les noirs du rapport qu'ils ont avec nous d'une façon plus marquée.

» On peut juger de la couleur de la peau par celle des cheveux qui, chez les Egyptiens, les meilleurs philosophes du monde, étaient d'une si grande conséquence qu'ils faisaient mourir tous les hommes roux qui leur tombaient entre les mains.

» Une preuve que les nègres n'ont pas le sens commun, c'est qu'ils font plus de cas d'un collier de verre, que de l'or qui, chez des nations policées, est d'une si grande conséquence.

» Il est impossible que nous supposions que ces gens-là soient des hommes, parce que, si nous les supposions des hommes , on commencerait à croire que nous ne sommes pas nous-mêmes chrétiens.

» Des petits esprits exagèrent trop l'injustice que l'on fait aux Africains ; car, si elle était telle qu'ils le disent, ne serait-il pas venu dans la tête des princes d'Europe, qui font entre eux tant de conventions inutiles, d'en faire une générale en faveur de la miséricorde et de la pitié [1] ? »

Les *Albinos* de l'Afrique, les *Cagots* des Pyrénées et les *Cretins* du Valais ne sont point des races distinctes, mais des variétés résultantes d'un état maladif.

(1) De l'*Esprit des Lois* , liv. 10, ch. v.

CHAPITRE IV.

DE LA VIE.

Le sujet le plus obscur de tous ceux que nous avons eus à traiter, est sans doute le principe de notre existence. S'il est difficile de bien connaître l'homme sous le rapport de ses relations avec ses semblables, il l'est encore bien davantage d'avoir de son principe d'animation, une idée satisfaisante. Tous les raisonnemens des philosophes et les travaux des physiologistes n'ont produit qu'une multitude d'opinions plus ou moins extraordinaires. Que d'hypothèses n'ont pas été émises sur ce sujet [1], sans prouver autre chose que la bizarrerie de l'esprit humain ! Nous ne condamnerons pas nos lecteurs à entrer avec nous dans leur développement, bornons - nous à les énoncer rapidement.

Parmi les philosophes de l'antiquité, les uns ont attribué les phénomènes de notre existence à des lois analogues à celles qui régissent les corps en général; d'autres à l'âme pensante; enfin quelques-uns ont cru à un principe mixte entre l'âme et la matière.

(1) Plus une matière est obscure, plus elle laisse de latitude aux suppositions gratuites.

Pythagore, que nous devons placer à la tête des philosophes qui cherchèrent à expliquer la cause de la vie, admettait en nous deux âmes ou deux principes : l'un émané de Dieu, immortel, présidant aux facultés morales : l'autre périssable, était supposé inhérent à la matière. Il accordait aussi une grande influence aux nombres, sur les lois qui régissent l'univers et notre organisation. Ces opinions sur ce point ont conservé une partie de leur importance dans la doctrine des crises.

Démocrite qui posséda le génie des vastes considérations, créa un système mécanique du monde, fondé sur les propriétés de la matière et les lois du mouvement. Doué d'un grand talent d'observation, il se livra avec ardeur aux dissections des animaux, et chercha à tirer de la connaissance des organes des inductions sur les fonctions qui leur sont confiées.

Hippocrate, Héraclite pensèrent que l'âme est une chaleur innée, un éther identique au principe qui anime l'univers (l'*âme universelle*).

Platon, Épicure, admirent aussi deux âmes ; l'une d'origine divine, l'autre principe d'animation accordé à la matière, et finissant avec elle. Platon croyait encore à un principe de mouvement qu'il pensait avoir existé avant le cahos.

Les idées d'Aristote sur l'âme et le principe de la vie, n'étaient pas précises, ou du moins ses écrits sur cette matière sont fort obscurs. La semence, selon lui, contenait ce principe qu'il a nommé le premier *principe vital*.

Sennart a partagé cette croyance puisqu'il a dit que l'âme est transmise par la semence du père aux enfans, et qu'elle préside à la formation du fœtus.

Zénon et les Stoïciens distinguaient l'âme raisonnable d'avec l'âme sensitive transmise par la semence.

Marc-Aurèle reconnaissait le corps, l'âme et l'esprit de l'homme, et croyait que c'est la respiration qui produit et entretient le principe de la vie.

- Saint-Paul, Bacon, Gassendi et beaucoup d'autres ont également admis l'âme et l'esprit, ou l'âme intellectuelle et l'âme irrationnelle. Bacon pensait que cette dernière nous est commune avec les brutes. Les idées de Van-Helmont étaient à peu près analogues, puisqu'il admettait aussi l'âme, le corps et un principe immatériel, intelligent, mais périssable, régissant tous les organes et déterminant leur action.

Descartes n'a reconnu que deux sortes d'êtres : les esprits et la matière; en conséquence, il n'a admis que l'âme et le corps. L'âme et la pensée ont été pour lui la même chose. Ceux qui ont partagé ses opinions, ont formé deux sectes : celle des mécanistes et celle des animistes.

Nous ne chercherons pas à approfondir ces diverses opinions, de même que nous ne tenons pas à n'en omettre aucune; notre but n'étant pas de nous livrer à des recherches métaphysiques sur l'existence de l'âme et sur sa nature, mais seulement d'en venir à faire connaître quelles ont été les idées diverses sur le principe de la vie, ce qui se rattache intimement au sujet que nous traitons. Ainsi, nous laisserons Leibnitz et ses monades, Cudworth et ses natures plastiques et tous ceux qui ont payé tour à tour leur tribut de rêveries absurdes, pour nous arrêter à deux sectes plus dignes de notre attention, celle de Boërhawe et les *mécanistes*, et celle de Stahl et les *animistes*.

Les premiers pensèrent que toutes nos fonctions sont le résultat de mouvemens en quelque sorte innés.

Les *animistes* attribuent à l'âme pensante tous les phénomènes de la vie, dans l'état de santé, et dans celui de maladie. D'après eux, l'âme a toujours une fin utile dans les désordres qu'elle suscite, elle se propose d'agir, comme doit faire une nature prévoyante et conservatrice, et si les désordres sont poussés trop loin, c'est une erreur de sa part. Ainsi, la fièvre a été considérée comme une lutte établie entre la cause destructrice et l'agent vigilent, mais bien maladroit de notre conservation.

Haller a victorieusement combattu cette hypothèse, en prouvant que la faculté attribuée à l'âme, par Stahl, est loin d'être favorable au retour de l'harmonie dans nos fonctions, lorsqu'elle a cessé d'exister. En effet, si par suite d'une plaie ou d'une fracture qui tendraient naturellement à la guérison, il survient une fièvre consécutive qui fasse périr le malade, il est difficile d'y voir l'œuvre de ce principe conservateur ; et comme l'a fort bien observé Haller, les effets de la terreur qui s'opposent à la fuite, ne peuvent non plus être attribués à une âme prévoyante.

Il est vrai que Stahl accusait le péché originel d'être la cause des erreurs de l'âme, qu'il admettait une loi de la nature qui veut que le faible soit destiné à être la proie du fort. En admettant cette loi qui nous paraît exister, il n'en demeure pas moins constant que très-souvent la nature ajoute à la cause qui vient de léser nos organes, ou de troubler l'exercice de leurs fonctions, des phénomènes qui tendent à augmenter le désordre et le danger que court le malade. On ne peut penser que la vie soit un phénomène de l'âme, considérée comme émanation divine et immortelle, puisque le principe qui la produit et l'entretient, existe nécessairement chez les brutes et même dans les végétaux. Quel est-il cependant? sera-ce l'oxigène, que nous avons vu être indispensable à l'entretien de la vie? mais ce gaz ne peut animer la matière lorsque la vie y a cessé. Sera-ce le fluide électro-magnétique, que l'on présume être celui que transmettent les nerfs pour entretenir la sensibilité et l'action de tous nos organes? mais peu de tems après la mort, ce fluide ne trouve plus nos parties sensibles à son excitation. En cela, comme pour tout ce qui approche des connaissances prochaines des phénomènes de la nature, notre raison doit admirer les œuvres du Créateur, et savoir se résigner à ignorer ce qu'il ne nous est pas permis d'approfondir.

Ce principe inconnu, nommé archée par Van Helmont, principe vital par Bartez, il faut l'admettre, non comme être spécial, mais comme un mode d'où résulte la vie, et dont la cessation produit la mort. Telle a été la pensée de Bichat, lorsqu'il a défini la vie, *l'ensemble des fonctions qui résistent à la mort.* Cette définition, critiquée par M. Adelon, en ce qu'elle semble personnifier la mort, ne paraît pas aussi vicieuse, si, au lieu de s'attacher aux mots, on ne s'arrête qu'au sens. Bichat a voulu exprimer que la vie consiste dans l'ensemble des fonctions qui font résister la matière organisée aux lois générales de la physique et de la chimie, lesquelles ne peuvent entretenir la vie, et doivent nécessairement causer la mort. M. Richerand la définit, *un ensemble de phénomènes qui se succèdent pendant un tems limité dans les corps organisés.* M. Adelon en donne la définition suivante:

« La vie est *un mode d'activité, d'existence dans lequel on commence à être par une* naissance, *on croit par* intus-susception, *on finit par une* mort, *et pendant la durée de l'existence qui est* limitée, *on se conserve comme un individu par* nutrition, *comme espèce par une* reproduction, *et l'on passe par divers* âges.

Ces définitions plus ou moins analogues, plus ou moins concises, expriment aussi bien que possible, que c'est à l'ensemble d'une réunion de fonctions propres à nos divers organes que nous devons l'entretien de notre existence. Mais si nous savons positivement que l'exercice de la plupart des fonctions propres à notre organisation est nécessaire à l'entretien de la vie, que leur cessation amène inévitablement la mort, nous ignorons complétement quel est le principe qui donne l'impulsion aux mouvemens vitaux de la matière organisée et qui l'y entretient.

CHAPITRE V.

DE LA MORT.

Naître, vivre et mourir, telle est l'origine, l'état et la fin de tous les êtres organisés, végétaux et animaux. La vie anime la matière pendant un tems plus ou moins long ; mais cet état ne peut durer toujours. Les organes cessent peu à peu de remplir les fonctions qui leur sont confiées, et il arrive un terme où n'agissant plus, la matière est de nouveau soumise aux lois physiques et chimiques, qui, par des mutations infinies, la feront servir à la formation de nouveaux êtres. Leur fin n'est donc que la destruction des individus, et non celle de la matière qui les compose, puisque rien n'est perdu dans la nature, et que les mêmes principes servent successivement à former, non-seulement les êtres semblables, mais encore ceux les plus opposés.

Avant la naissance et depuis ce moment, nous avons puisé autour de nous les principes de notre organisation, qui ont servi à notre développement, et à remplacer les pertes que la mutation de nos molécules constituantes nous fait éprouver continuellement ; or, si notre organisation était telle, que la texture de nos organes, sans cesse réparée par la nutrition, restât toujours la même ; si, par l'exercice de leurs fonctions, ils ne perdaient rien de leur aptitude à les remplir, il n'y aurait pas de raison pour que la vie cessât autrement que par maladie, ou par cause violente ; nous ne serions pas exposés aux infirmités de la vieillesse et à la mort sénile. Mais il n'en est pas ainsi, et d'après ce que nous avons dit en traitant des âges, on a pu voir que la mort doit inévitablement arriver, lorsque l'état de nos viscères ne permet plus qu'ils entretiennent l'existence.

Ne connaissant pas le principe de la vie, ne pouvant la considérer que comme un état dû à l'exercice de plusieurs fonctions, il nous est impossible de nous rendre raison de la mort, autrement qu'en la considérant comme le résultat de la cessation de ces mêmes fonctions. Ici nous devons observer, que cette manière d'envisager la mort, collectivement chez tous les êtres, et qui est bien certainement la seule à l'égard des végétaux et des autres animaux, ne touche en rien à ce qui est relatif à l'existence future de l'âme, ne devant nous occuper que des phénomènes physiologiques, nous ne pouvons considérer la mort que relativement à eux, et d'ailleurs, l'auteur qui aurait à traiter à la fois, des fonctions de la vie et de l'émanation divine qui distingue l'homme des autres êtres de la création, ne devrait pas moins considérer la mort sous le même point de vue que nous; puisqu'il est bien constant, quelle que soit l'influence que l'on accorde à l'âme sur les fonctions des organes, que ce sera toujours par la cessation de ces mêmes fonctions, que la mort arrivera et que l'âme cessera d'être unie au corps.

La mort a lieu accidentellement, par suite de maladies et par les progrès de l'âge.

Dans la mort accidentelle, on peut distinguer : 1° la mort violente, due à l'action mécanique d'un corps qui produit le déchirement ou la désorganisation d'un, ou de plusieurs des tissus indispensables à la vie; 2° la mort par privation des principes essentiels à notre existence; tels que les alimens, les boissons (*inanition*); celle d'un air contenant en proportion suffisante, le gaz oxigène (*asphyxie*); 3° la mort qui résulte du contact intérieur ou extérieur, de gaz délétères, de substances corrosives, et de celle qui éteignent l'action nerveuse (*empoisonnement*).

La mort qui termine les maladies qui n'ont pu être combattues efficacement, a quelquefois lieu par suite du désordre qu'elles ont produit dans les fonctions de nos organes, d'autres fois, par la désorganisation ou la destruction de leurs tissus.

Souvent elle arrive avant que l'état des viscères soit parvenu au point de ne pouvoir plus servir à l'entretien de la vie; mais l'affaiblissement extrême du malade ne lui permettant plus de se débarrasser des mucosités qui engouent les voies aériennes, la mort a lieu par suffocation. D'autres fois, la vie cesse sans qu'il existe des lésions appréciables, dans ces cas, qui sont les plus rares, elle résulte sans doute d'un trouble que la maladie ou la douleur produisent dans les fonctions du système nerveux qui arrête son action.

La mort sénile, devenue la moins commune dans notre état de civilisation, a beaucoup de rapports avec celle qui termine les maladies chroniques : en effet, dans la caducité, si parfois il n'y a pas d'organe spécialement affecté (ce qui est fort rare), ils le sont tous d'une manière notable : les mouvemens du cœur sont plus lents, les vaisseaux sanguins sont moins contractiles et souvent ossifiés, les poumons sont devenus moins perméables à l'air et la quantité de celui qui y pénètre encore n'est plus convenablement employée à vivifier le sang ; les fonctions des organes digestifs sont aussi languissantes ; le cerveau et les nerfs se sont durcis et depuis long-tems ont perdu graduellement leurs facultés ; enfin un des viscères principaux (le poumon, le cœur et le cerveau), plus altéré que les autres cesse d'agir et la vie finit.

La mort peut être instantanée comme dans l'apoplexie foudroyante, etc., suivant les cas accidentels ou maladifs, ne survenir que plus ou moins long-tems après la cause qui devra la produire. Elle peut résulter seulement de la lésion primitive, comme lorsqu'un vaisseau considérable a été ouvert, etc., ou n'avoir lieu que par la

violence des symptômes consécutifs qui sont survenus.

Dans la plupart des maladies chroniques, dont
le siége n'est pas au cerveau, la destruction est
graduelle, et bien que, dans les derniers tems,
cet organe s'affaiblisse ainsi que tous les autres,
les malades conservent communément, du moins
en partie, leurs facultés morales. Dans les morts
violentes, dans les maladies aiguës, dans celles
qui siégent au centre nerveux, et dans la mort sénile, les derniers momens sont toujours accom-
pagnés d'un état comateux ou délirant qui fait que
l'homme moral n'existe plus avant la cessation de
la vie [1].

Les cadavres des personnes âgées, ou qui meurent
après une longue maladie, ne présentent pas les
mêmes phénomènes que ceux des personnes, qui
succombent à une maladie de courte durée. Chez
les premiers la roideur cadavérique est beaucoup
moindre; comme ils sont plus desséchés, ils sont
aussi moins putrescibles. Dans la mort violente
ou prompte, dans celle qui frappe les individus
peu avancés en âge, les cadavres pleins de suc se
putréfient plus rapidement; les muscles sont plus
long-tems incitables par le fluide galvanique, leur

(1) Nous engageons nos lecteurs à lire ce que Buffon a
écrit sur la mort, dans son *Histoire naturelle de l'Homme;*
ils y trouveront les réflexions les plus sages et les plus vraies
sur cette partie du sujet que nous traitons.

contraction est plus durable, la chaleur animale se conserve davantage.

Il est de toute probabilité que si l'homme n'eût jamais transgressé les lois de la nature, s'il n'eût point abusé de ses facultés et qu'il n'en eût fait usage qu'au tems prescrit par elle, son organisation plus forte lui eût permis d'atteindre le but d'une plus longue carrière, exempt de maladies et d'infirmités. S'il était donné à l'homme, tel que l'a fait notre état social, de pouvoir maîtriser les passions qui l'agitent pendant la plus grande partie de son existence, il pourrait encore couler des jours paisibles que terminerait une mort plus éloignée et plus calme. Mais quels sont ceux, parmi nous, dont la vie fut exempte d'orages? Dans l'enfance, que de chagrins causés par la sévérité mal entendue de parens durs et de maîtres absurdes. Dans la jeunesse, dans cet âge des plus douces illusions, et qui devrait être celui du bonheur le plus parfait, les sentimens, où nous ne devrions trouver que la félicité la plus pure, sont souvent la source des tourmens les plus violens. Lorsqu'on est parvenu à cette époque, où, forcé par l'expérience à ne plus voir les choses telles que les avaient dépeintes une imagination vive, un cœur généreux, il faut se résoudre à reconnaître la réalité ; combien elle paraît hideuse quand on commence à l'envisager! combien de fois n'a-t-il pas fallu être dupe avant que de consentir à être désabusé! Il faut

bien pourtant s'y résoudre, et la société ne se lasse
de détruire le charme que lorsqu'elle nous a
forcés à la connaître dans toute sa laideur. C'est
alors seulement que l'homme peut avoir des rapports avec ses semblables, sans être constamment
trompé; c'est lorsqu'il est devenu méfiant et froid,
lorsque l'intérêt et l'ambition sont les mobiles de
toutes ses démarches, et que l'égoïsme dicte toutes
ses actions. Dans la vieillesse, le tableau est encore
plus rembruni, le cœur se ferme de plus en plus
aux douces affections, l'égoïsme augmente proportionnellement et souvent l'avarice est la seule idole
à laquelle on sacrifie à cet âge.

Si telle est l'image de la vie, si chacune de ses
périodes est marquée par des impressions pénibles,
pourquoi redoute-t-on la mort? comment n'y voit-
on pas plus généralement le calme qui succède à
l'orage, le port où doivent cesser tous nos maux?
C'est que, malgré leur réalité, la nature nous a
inspiré le sentiment de notre conservation, et que
si, dans chacune de ses périodes, nous avons à
souffrir, à tout âge, aussi, nous avons des liens qui
nous font tenir à l'existence, des affections qui
nous la font aimer.

Dans l'enfance, l'amour des parens est très-vif,
il est le seul sentiment dominant. Cette époque, la
moins pénible et où on apprécie le moins les vicis-
situdes auxquelles on sera exposé, est cependant
celle où l'on quitte la vie avec le plus d'indiffé-

rence. Dans la jeunesse, il est rare que l'amitié ou l'amour n'occupent tout notre cœur et ne rendent notre existence nécessaire au bonheur d'une autre personne; il ne peut donc être indifférent de renoncer à celui que nous goûtons en le faisant partager. Nous sentons trop bien le désespoir que nous causerait la perte de l'objet aimé, pour ne pas redouter le triste résultat de notre mort, et la preuve que l'amour est alors le sentiment qui attache le plus à la vie, c'est que trop souvent on en fait avec joie le sacrifice, lorsque l'on perd ce que l'on aime, ou que c'est le seul moyen de résister à la volonté que l'on ne peut fléchir.

Quand l'homme est devenu chef de famille, indépendamment des sentimens peu généreux qui peuvent lui faire aimer la vie, il y tient encore par des liens plus purs et plus sacrés, et, lors même qu'il serait malheureux sous d'autres rapports, il ne saurait envisager la mort sans effroi. L'union qu'il a contractée, l'existence des enfans qui en sont résultés lui imposent des devoirs qu'il sait que personne ne peut remplir comme lui; d'ailleurs, quelle que soit sa situation, il trouve ordinairement des consolations et des plaisirs au sein de sa famille. Comment ne serait-il pas sensible aux tendres sollicitudes d'une épouse qu'il aime; l'attachement et les caresses de ses enfans pourraient-ils ne pas être pour lui une source durable d'un bonheur pur et vrai? La mort de l'homme attaché à sa famille, et que tourmente l'idée de l'avenir de ceux qu'il chérit, doit être la plus cruelle de toutes. La plus désirable est celle de l'homme de bien, qui, après avoir traversé la vie en cherchant à être utile à ses semblables et s'être remplacé dans la société par des enfans dignes de lui, auxquels il n'est désormais plus nécessaire, a su se résigner à payer le tribut inévitable. C'est dans cette situation que l'on peut dire avec Cabanis « que la mort ne peut épouvanter que les » imaginations faibles, incapables d'apprécier au » juste ce qu'elles quittent, et ce qu'elles vont re- » trouver; ou les âmes coupables qui, souvent » au regret du passé, si mal mis à profit pour leur » bonheur, joignent les terreurs vengeresses d'un » avenir douteux. Pour un esprit sage, pour une » conscience pure, la mort n'est que le terme de » la vie : *c'est le soir d'un beau jour.* »

FIN.

TABLE DES MATIÈRES.

DEUXIÈME PARTIE.

TROISIÈME PARTIE.

FIN DE LA TABLE.